自律神経にいいこと超大全

順天堂大学医学部教授
小林弘幸

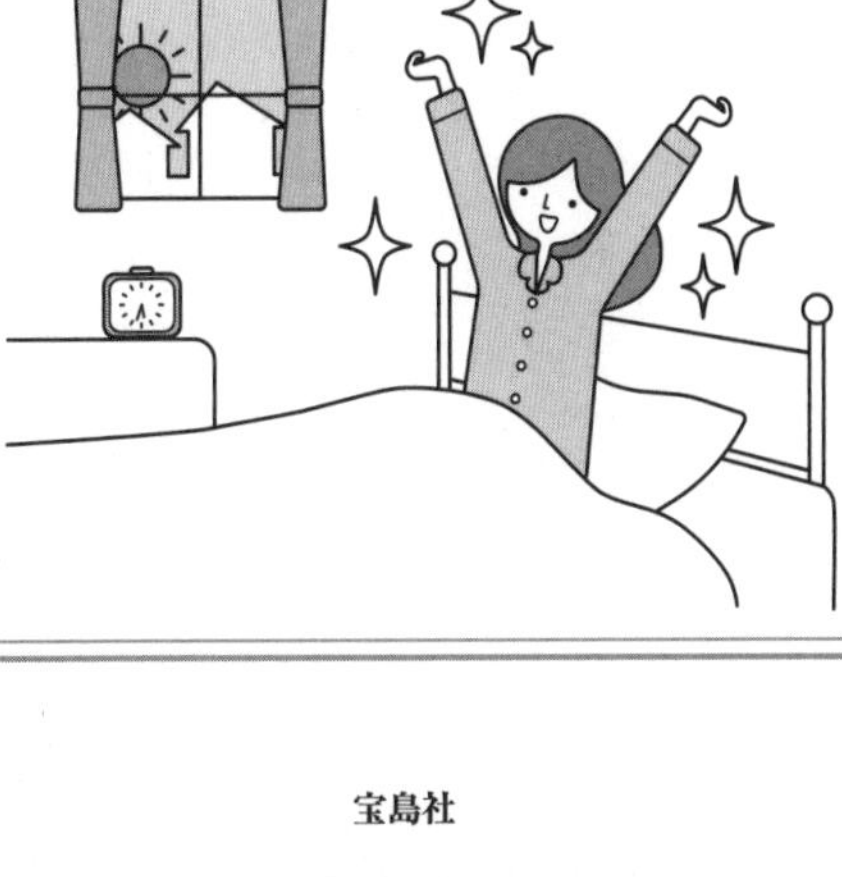

宝島社

はじめに

ライフワークとして「自律神経」の研究に取り組んできた私にとって、新型コロナウイルス感染症の拡大は、医師人生における大きな転機になったといえそうです。

3度にわたる「緊急事態宣言」、「まん延防止等重点措置」が発令されたこの一年ほど、「自律神経」の持つ意義が高まりを見せたことは過去においてありませんでした。

なぜならば、「自律神経」と感染症予防は切っても切りはなすことができない密接な関係を持っているからです。

生活習慣として「自律神経」の働きを高めていくことで、免疫力は格段にアップし、感染症の予防にも効果が上がります。

本書では「自律神経にいいこと」をふんだんに紹介し、自律神経を整える実践的な方法を念入りにお教えしますので、新型コロナウイルスやインフルエンザウイルスをはじめとする感染症予防に役立ててほしいと思います。

一般には「感染症予防」というと、目に見えない「ウイルス」という相手に対し、漠然とした恐怖感を抱く人が多いかもしれません。正しく予防するぶんには問題ないのですが、過剰に恐れおののく必要はまったくないことを、ここであらためて強調しておきたいのです。

実際に外来診療する私の実感としては、2020年3月以降、過剰に恐怖心を抱くことで、メンタルヘルスを損なう患者さんが増加しているように思えます。

外来診療をおこなっていると、「熱がある」「呼吸が苦しい」と訴える患者さんが多くいらっしゃいます。

けれども、患者さんの熱を測ってみると平熱の36・5℃。呼吸もパルスオキシメータで動脈血液の酸素飽和度を測ると、99％とまったくの正常値なのです。つまり、新型コロナウイルスにやられる以前の段階で、異変をきたしているのが「メンタルヘルス」ということなのです。

感染症への恐怖に加えて、仕事や経済的な不安も重なり、いまや日本中の人たちが免疫力が低下する悪循環＝悪いサイクルにはまっているのではないでしょうか。

やみくもに恐怖心を抱いているだけでは自律神経が乱れ、免疫力が低下し、感染しやすい体をみすみすつくり出しているようなものです。

仮に症状そのものが治まったとしても、ストレスによってメンタルに甚大なダメージをこうむってしまうのが最大の問題です。東日本大震災（放射性物質）を上まわるスケールの目に見えない「恐怖」や「不安」で、日本全国の人々がメンタルの不調に見舞われているという惨状です。

私が長年にわたって研究してきた「自律神経」や「腸内環境」を整え「免疫力」を高めるメソッドは、メンタルを良好な状態に引き上げるための有効な対処法です。

感染症との闘いは「自分との闘い」、すなわちメンタルケアそのもの。

このことが、医療の現場に携わっている私から読者の方々に送るメッセージです。勇気を持って、いっしょにがんばりましょう。

2021年5月吉日　小林弘幸

自律神経にいいこと超大全 CONTENTS

序章 自律神経の仕組みとは？
疲れ、イライラ、不安もコレが原因だった!?

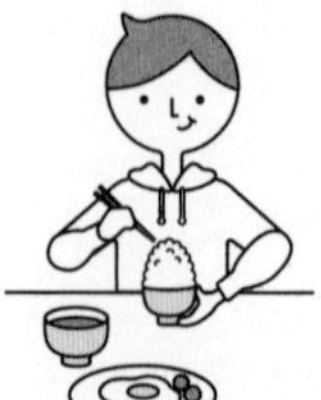

第1章 自律神経にいい一日の習慣
── 毎日のルーティンを見直して体質改善！

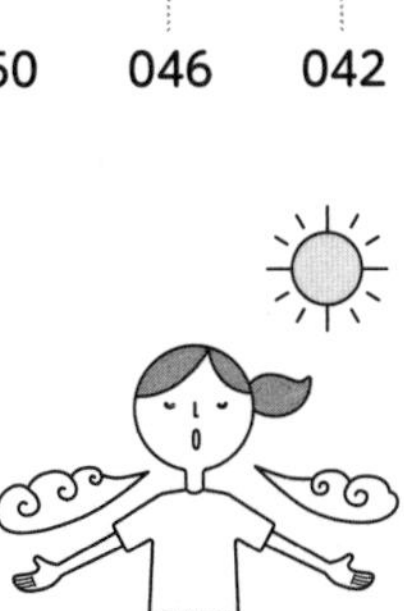

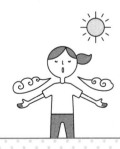

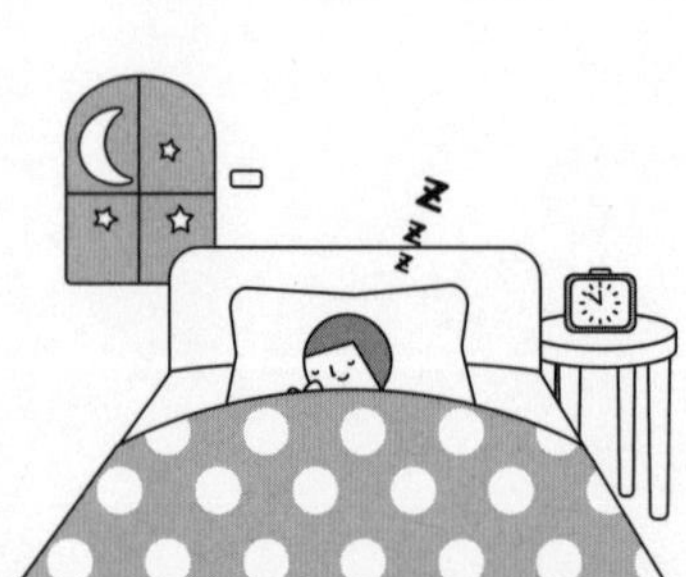

第2章

腸活で自律神経を整える
——腸内環境を整えて底力をつける！

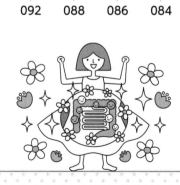

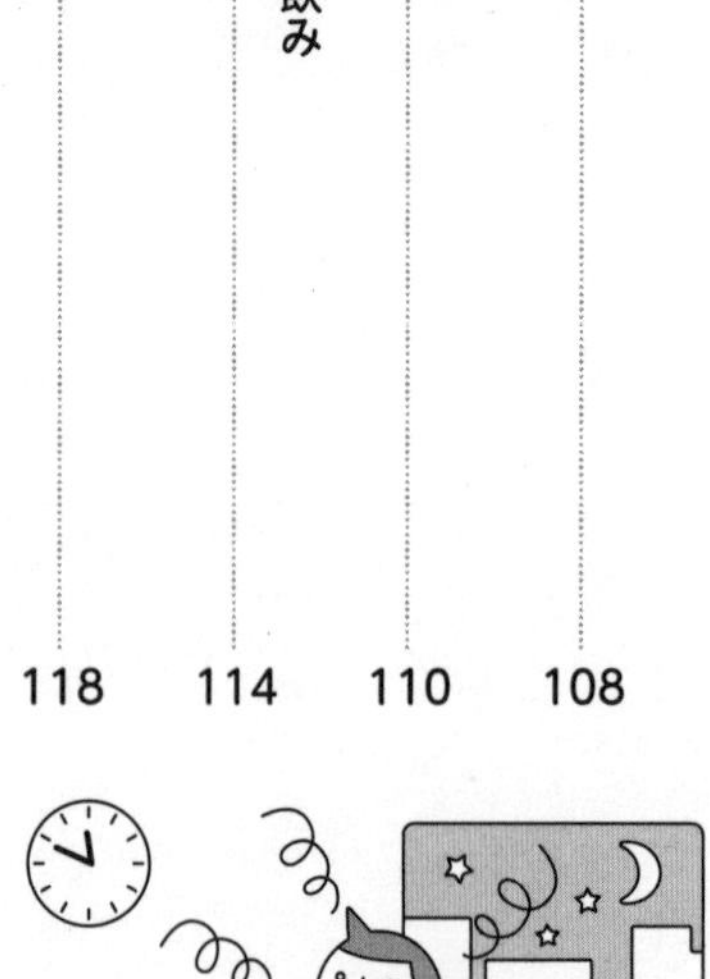
ANNPAN

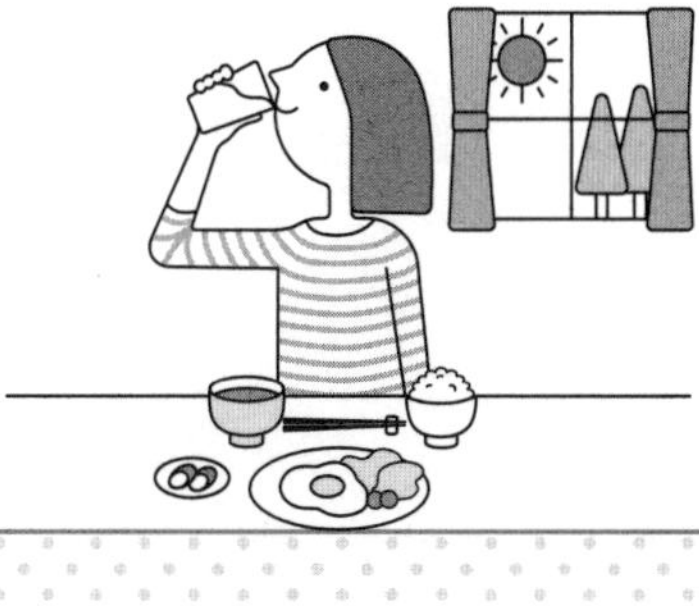

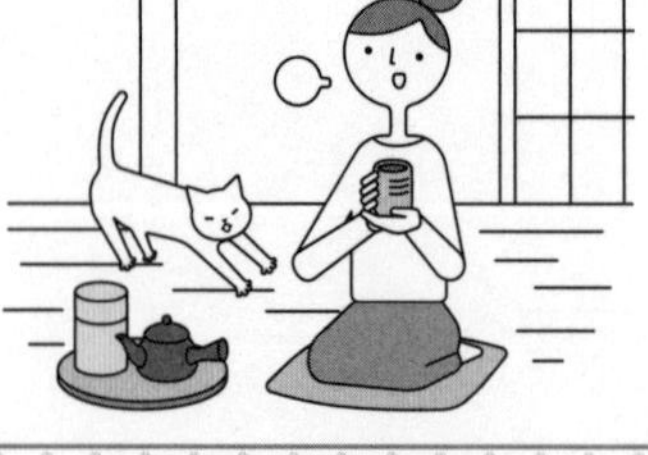

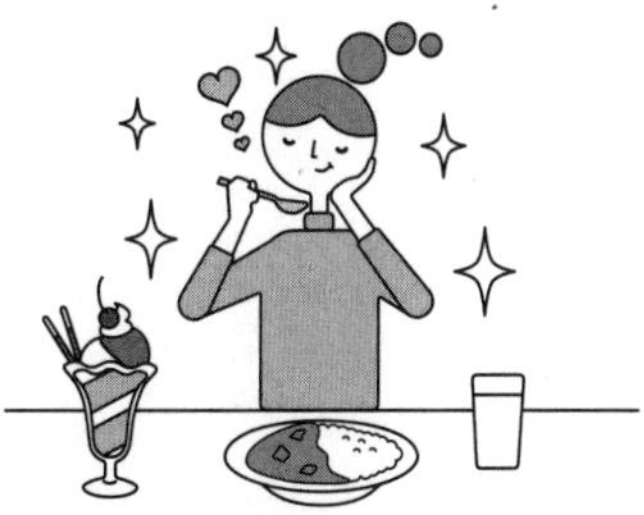

第3章 自律神経にいい休息の方法

ひと工夫で簡単にリラックス！

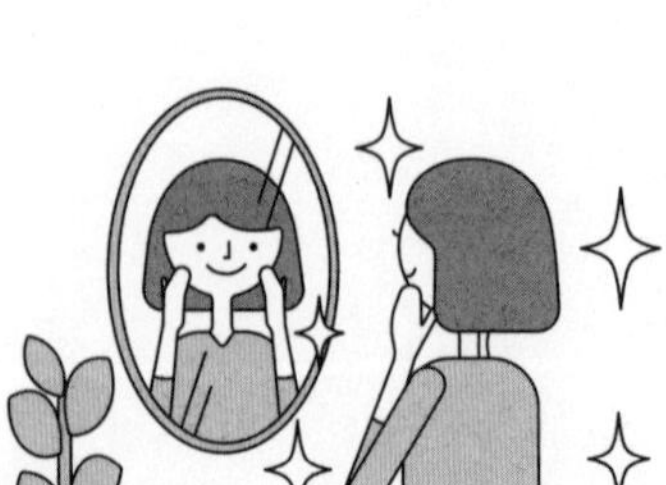

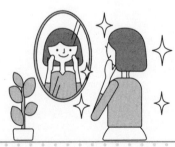

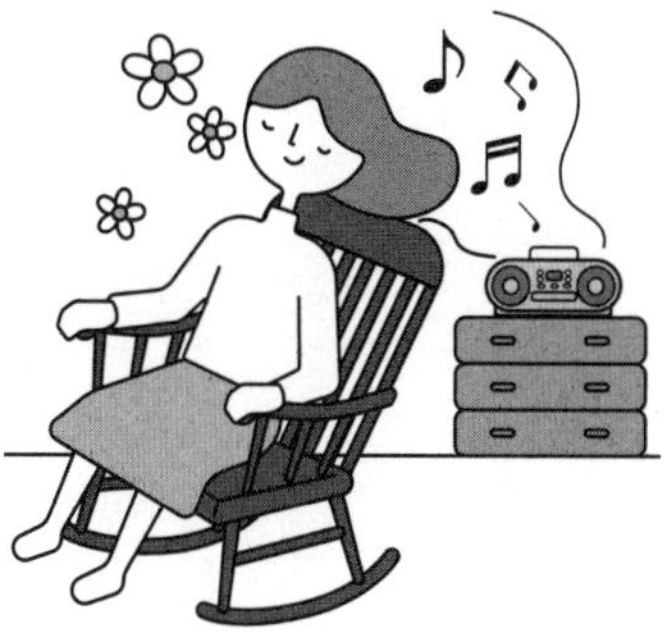

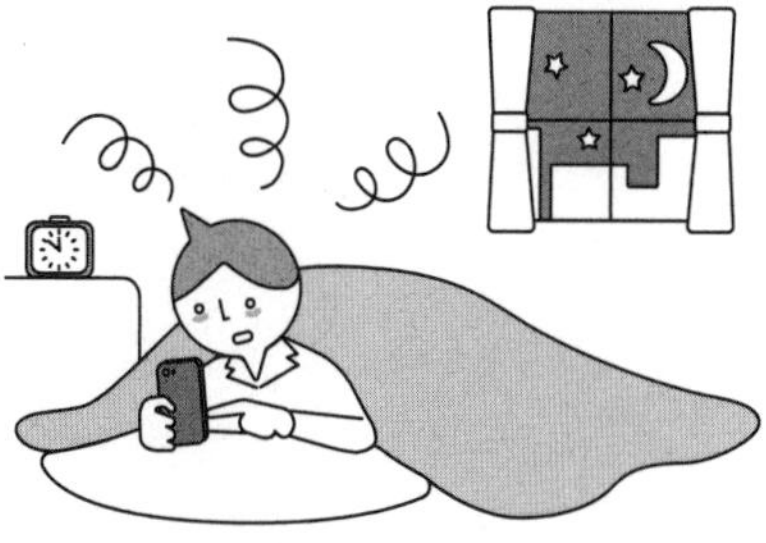

第4章 今日から実践しよう！ 日常でできる自律神経にいい習慣

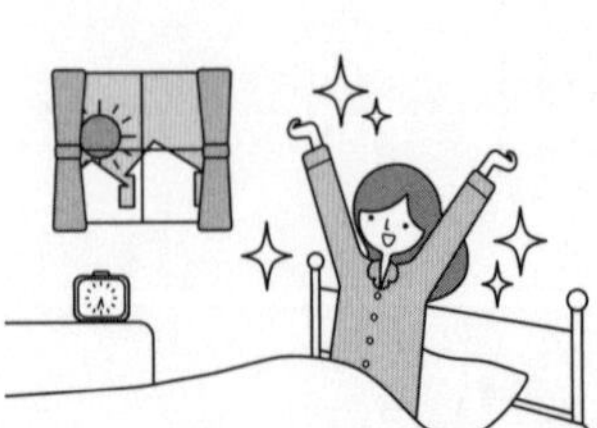

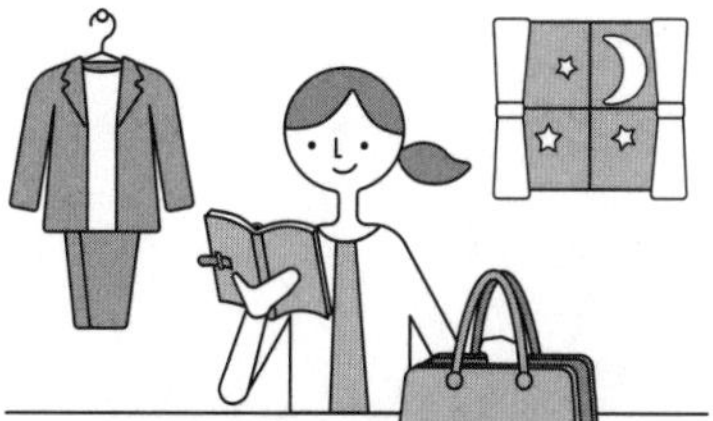

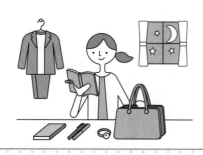

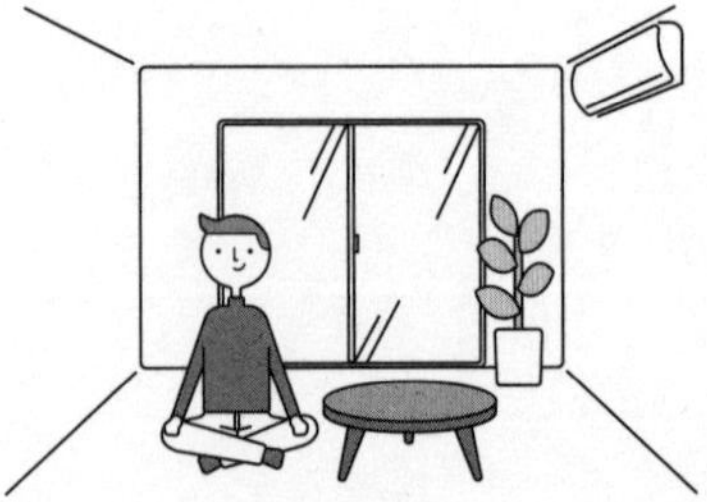

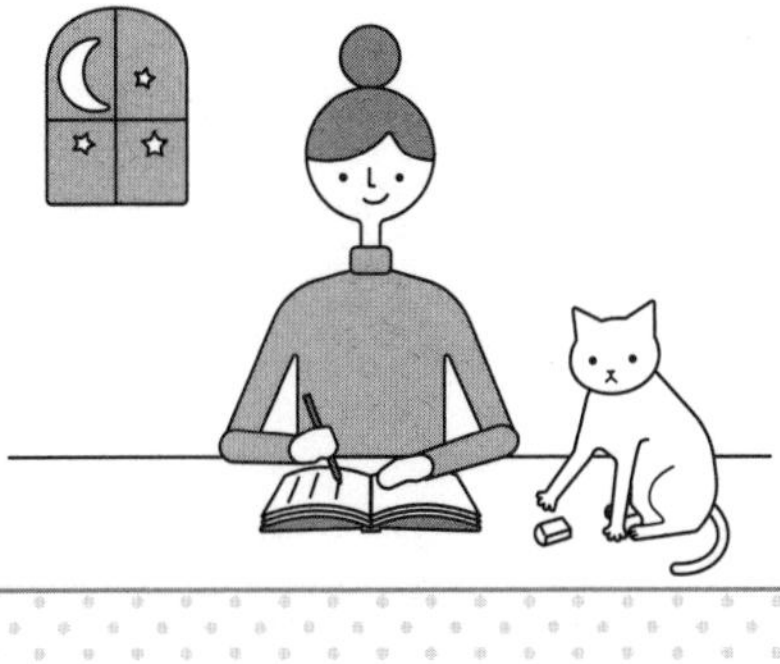

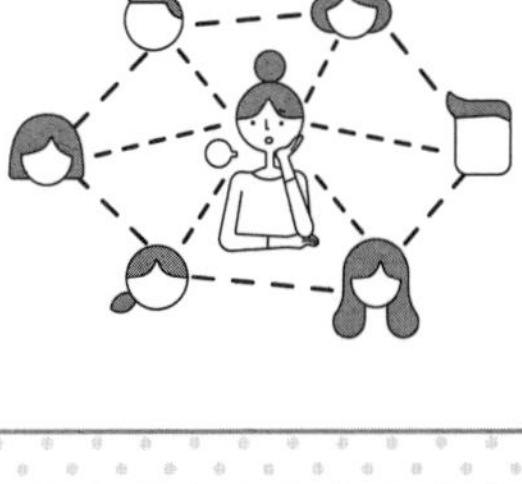

自律神経にまつわる名言

自律神経が乱れた人からは素敵オーラも出ない

小林弘幸

順天堂大学医学部教授

序章

疲れ、イライラ、不安もコレが原因だった!?

自律神経の仕組みとは?

「自律神経とは何か？」と聞かれて即答できる人は
なかなかいないもの。なかなか実体をつかみづらい
「自律神経」の正体をとらえる！

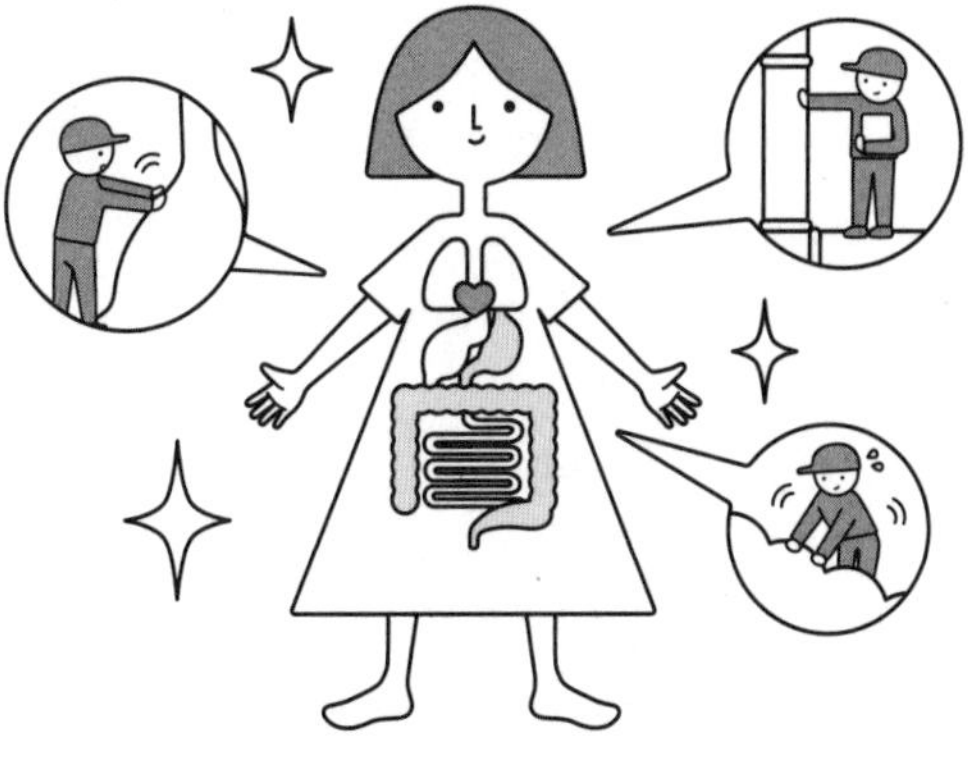

人間の生命活動に欠かせないライフラインを支える「自律神経」

KEYWORD ＞ 自律神経

「呼吸」および内臓器官のすべてや血管をコントロールする神経である。

つまり、自律神経とは私たち人間の生命活動の根幹＝ライフラインを支えている神経ともいえる。

自律神経が整うと血流がよくなり、腸の働きが活性化する。

自律神経が整うことの効能としては、免疫力アップ、快眠快便、若返り、肩こりや冷えの改善、うつ解消、仕事のパフォーマンス向

自律神経が整うことで得られる効果・効能

「自律神経」とはいったいどのようなものなのだろうか。

近年、日常生活でもよく聞かれるようになった「自律神経」という言葉だが、もうひとつ正確に実体をつかみきれていない人も多いことだろう。

自律神経は、人間の生命活動に欠かせない

上といったものが挙げられる。

自律神経が整うことによって、私たちの心身のパフォーマンスは、もっともよい状態で機能する。腸の働きがよくなり、便秘が改善する。肝臓の機能が上がり、瞳はいきいきと輝き、肌や髪や爪も、みずみずしい美しさ、若さを取り戻す。

全身の細胞のすみずみにまで質のよい血液が行きわたるようになり、血行不良から生じていた肩こりや片頭痛、加齢による更年期障害なども改善される。

さらに、脳の働きが活性化して、仕事や勉強などのパフォーマンスも向上する。

また、心の部分でいえば、むやみに焦ったり、カッとなったり、イライラしたりすることが少なくなり、うつや無気力、気分の落ち込みなども改善される。

心にも体にも、やる気と活力がみなぎり、気持ちは前向きに明るく、いきいき、はつらつとしてくる。

自律神経のバランスを高いレベルで整えることによって、心身の状態が大きく左右されるということだ。

自律神経を整えることは、私たちの心身の

自律神経　知っ得MEMO

若さと心身の健康を保つには自律神経を整えるのが効果的

私は順天堂医院の医師として、長年、心身の健康の鍵である自律神経の研究をつづけてきた。自律神経がストレスや加齢によって乱れることは、あらゆる「不調」の要因ともなる。若く健康でありたい人は自律神経を整えるのが近道なのだ。

健康のみならず、明日の人生を輝かせる鍵にもなるのである。

自律神経のバランスを整えると免疫力が高まる

自律神経のバランスが整うと、免疫の中心的役割を担う白血球のバランスがよくなり、免疫力がアップする。

交感神経が過剰に優位になった状態がつづくと、健康維持に必要な常在菌まで殺してしまい、免疫力が下がる。

一方、副交感神経が過剰に優位になると、抗原に過敏になって、アレルギーを起こしやすくなるのである。

自律神経を整えることは、免疫力を高めることに直結するといえる。

病気になりにくい、芯から強い体をつくるためにも、自律神経を整えるよう日頃から習慣づけたいものだ。

どんなに痩せて、スマートな体形になったとしても、病気になってしまえば台無しである。健康だからこそ、仕事でも遊びでも、やりたいことに思いきり向かっていける。私は医師として、そんなケースを多数見てきた。

自律神経のバランスを乱す最大の要因はストレス

しかしながら、現代のストレス社会においては、「自律神経が整った状態」を維持することがなかなか難しい。

なぜなら、ストレスこそが、自律神経のバランスを乱す最大の敵だからである。

もちろん、加齢や不規則な生活、暴飲暴食など、自律神経のバランスを乱すものは多様

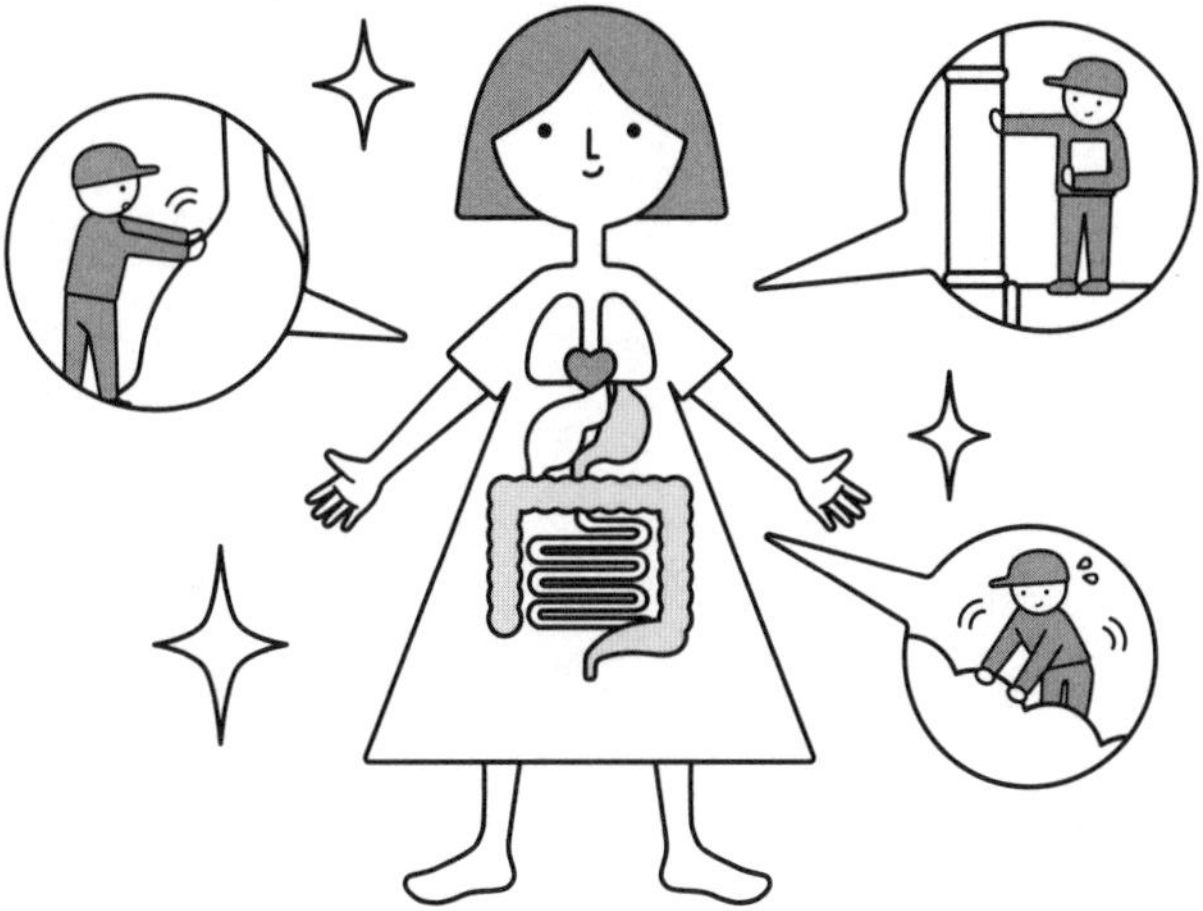

に存在するものの、なかでもいちばんの元凶はストレスである。これは私の研究でも、明らかになってきた。

ストレスは自律神経を乱れさせる最大の要因なので、好きな音楽を聴いたり、自然に接したり、部屋を片づけたりなど、ふだんの習慣に「メンタルケア」の要素を取り入れていくといいだろう。

全世界の人々にとって感染症の拡大防止が喫緊の課題となっている昨今、自律神経を整えるアプローチは、効果的な感染症対策として注目を集めている。

自律神経を整え、腸内環境を改善させることで免疫力はアップする。

生活習慣によって乱れた自律神経を整えるためには、呼吸・運動・食事・睡眠といった要素を改善すると効果が上がるだろう。

緊張の「交感神経」とリラックスの「副交感神経」のバランス

KEYWORD ＞ 交感神経、副交感神経

バランスがとれている状態が「自律神経が整った状態」

心身の重要な役割を担っている自律神経は「交感神経」と「副交感神経」という2種類の神経から構成される。

「交感神経」と「副交感神経」は、それぞれ働きが異なるので説明しておきたい。

「交感神経」とは、体をクルマにたとえた場合、「アクセル」の役割を果たす神経である。

交感神経が優位になると、心身ともにアクティブな状態になり、血管が収縮し、血圧が上昇、気分が高揚して「緊張」の状態に向かう。

一方、「副交感神経」をクルマにたとえるとブレーキにあたる。副交感神経の働きが優位になると、心身ともにリラックスした状態になる。血管がゆるみ、血圧が低下、気分は落ち着いて「弛緩」（冷静で穏やか）の状態に向かう。

クルマの運転でも、アクセルとブレーキの

自律神経と体の反応

交感神経優位 ▼ 緊張状態		副交感神経優位 ▼ リラックス状態
上がる	血圧	下がる
収縮	血管	拡張
停滞	血流	スムーズ
多い	顆粒球	少ない
少ない	リンパ球	多い

バランスがとれていることが大切なように、自律神経も、交感神経と副交感神経ともに、働きのバランスがとれている状態が理想だ。つまり、交感神経、副交感神経、どちらの働きも極端に低くなったり、高くなったりすることなく、安定して機能している状態というのが、「自律神経が整った状態」といえる。

自律神経　知っ得MEMO

自律神経のバランスを乱す元凶はストレス

現代のストレス社会では交感神経が過剰に優位になりがちで、「自律神経のバランスが整った状態」を維持することがなかなか困難だ。加齢、不規則な生活、暴飲暴食もバランスを乱す要因であるが、いちばんの元凶はストレスなのである。

生命活動を維持するだけでなく自律神経を整える「食事」と「呼吸」

KEYWORD 〉呼吸

生命活動に欠かせない血管と呼吸をコントロール

私は医師として、すでに30年近く自律神経の研究に打ち込んできた。

長きにわたる研究の結果、心身の若さや健康においても、パフォーマンスの向上においても、自律神経の働きがきわめて重要な鍵を握っていることが、ますます明らかになってきたといえる。

さらに、その自律神経のバランスを整えるためには、何よりも「食事」と「呼吸」が大事だということもはっきりしてきた。

でも、それはなぜなのだろうか。

自律神経と「食事」および「呼吸」の関係性について説明する前に、まずはここで、「自律神経とは何か」ということについて、かんたんに説明しておきたい。

自律神経をひと言でいえば、内臓器官のすべて、とりわけ血管をコントロールしている重要度の高い神経である。

また、人間の生命活動に欠かせない「呼吸」も、じつは自律神経がコントロールしている機能である。

自律神経とはすなわち、「私たち人間の生命活動の根幹＝ライフラインを支えている重要な神経」ともいえるのだ。

交感神経と副交感神経のバランスを整える

自律神経は、「交感神経」と「副交感神経」という2種類の神経から構成されている。

交感神経の働きが上がると、心身ともにアクティブな状態になる。

血管は収縮し、血圧は上昇、気分も高揚し、心身ともにいわゆる「イケイケ」のような、アグレッシブな状態になり、緊張の状態に向かっていく。

一方、副交感神経の働きが上がると、体はリラックス＝弛緩の状態に向かう。

血管は、適度な状態でゆるみ、血圧は低下し、気分は落ち着いて、冷静で穏やかな状態に向かっていく。

クルマの運転でも、アクセルとブレーキの

自律神経　知っ得MEMO

深い呼吸は
自律神経を整え
メンタルも安定

呼吸と血流、自律神経は密接に関係している。起床したときや就寝時、不安や恐怖に襲われそうになったときは深い呼吸を意識してみよう。小さな心がけが、パニックをはじめとする悪循環から抜け出せるかどうかの大きな差につながるのだ。

バランスがうまくとれていることが大事なように、自律神経も、交感神経と副交感神経、どちらか一方の働きに偏るのは、けっして望ましい状態ではない。

理想的なのは、交感神経と副交感神経がともに高いレベルで活動し、なおかつ両方のバランスが整っており、安定して機能している状態である。

こうしたとき、私たち人間の心身は、もっともよい状態で機能する。

ビジネスやスポーツでのいいパフォーマンスを発揮しなければならないときだけでなく、外見的・内面的な健康、人を引きつける魅力的なオーラといったものにも作用を及ぼすことだろう。いかに自律神経のバランスを高いレベルで整えるかによって、結果が大きく異なってくるのだ。

自律神経＝血流の状態と密接な関係を持つ「呼吸」

その鍵を握っているのが、じつは、「食事」と「呼吸」である。

「食事」が重要というと、体にとって必要な栄養を摂取する目的で、一般の方にもイメージが湧きやすいだろう。

しかし、「呼吸」はどのような点で、生命活動の根幹における重要な役割を占めているのだろうか。

「呼吸」というのは、自律神経＝血流の状態と密接な関係を持っているのである。

たとえば、呼吸が速く、浅くなったときには、自律神経が乱れ、血流が悪くなり、腸内環境が悪化し、パニックをはじめとするメンタルヘルスの不調につながっていく。

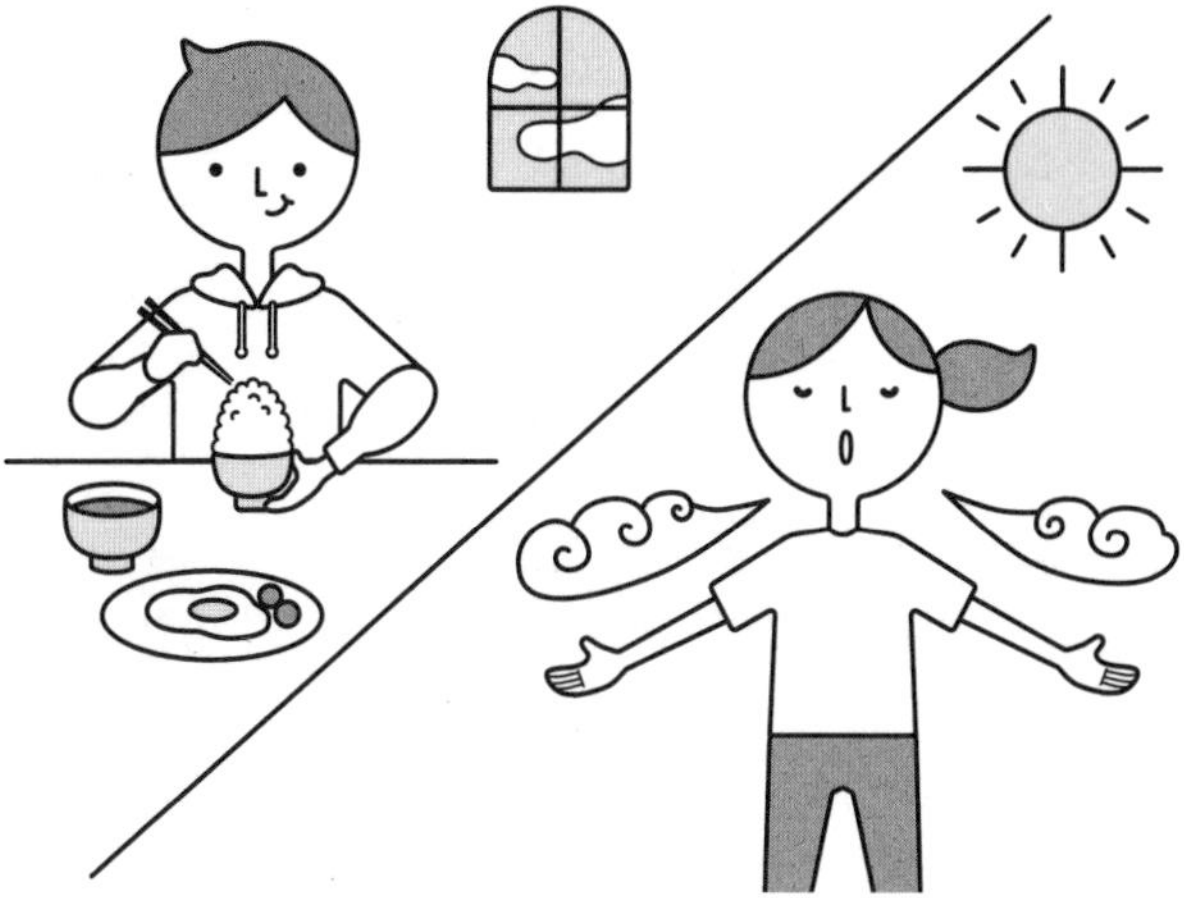

意識的にゆっくりと深い呼吸を心がければ、自律神経が整い、血流がよくなり、腸内の機能が改善され、メンタルの安定をもたらしてくれるのだ。

心臓の鼓動や血流とは異なり、呼吸の速い・遅いは意思的に制御することができる。

四六時中、呼吸を意識しつづけることは難しいが、起床時や就寝時、不安感にさいなまれたときは、どうかゆっくりと深い呼吸を実践してほしい。

生活習慣のちょっとした心がけひとつで、悪循環から脱却する大きな差につながるだろう。

「食事」と「呼吸」というのは、私たち人間が生きていくうえでもっとも大事なものであるだけでなく、自律神経を整えるためにもやはり必要不可欠なものなのである。

免疫システムの中心は血液にあり！自律神経が整えば免疫力もアップする

KEYWORD ＞ 免疫力

免疫系と血管系のトラブルが病気になる原因

生活習慣に取り入れることができる「自律神経にいいこと」の具体的なメソッドをレクチャーする前に、自律神経と免疫力の相関関係について解説していきたい。

たとえば、健康な人が病気になる。医学的にいうと、その原因は大きく分けて二つしかない。一つは「免疫系」のトラブル、もう一つは「血管系」のトラブルである。

この二つのトラブルは、どちらも自律神経の働きと密接に関わっている。私たちの体には、病気から体を守る「免疫」というシステムが備わっている。細菌やウイルスに感染することによって発症する病気、つまり「感染症」から体を守ってくれるのが「免疫」機能である。

同じ環境で、同じように仕事をしていたとしても、風邪をひきやすい人と、ひきにくい人がいる。両者の違いは「免疫力」の高さによ

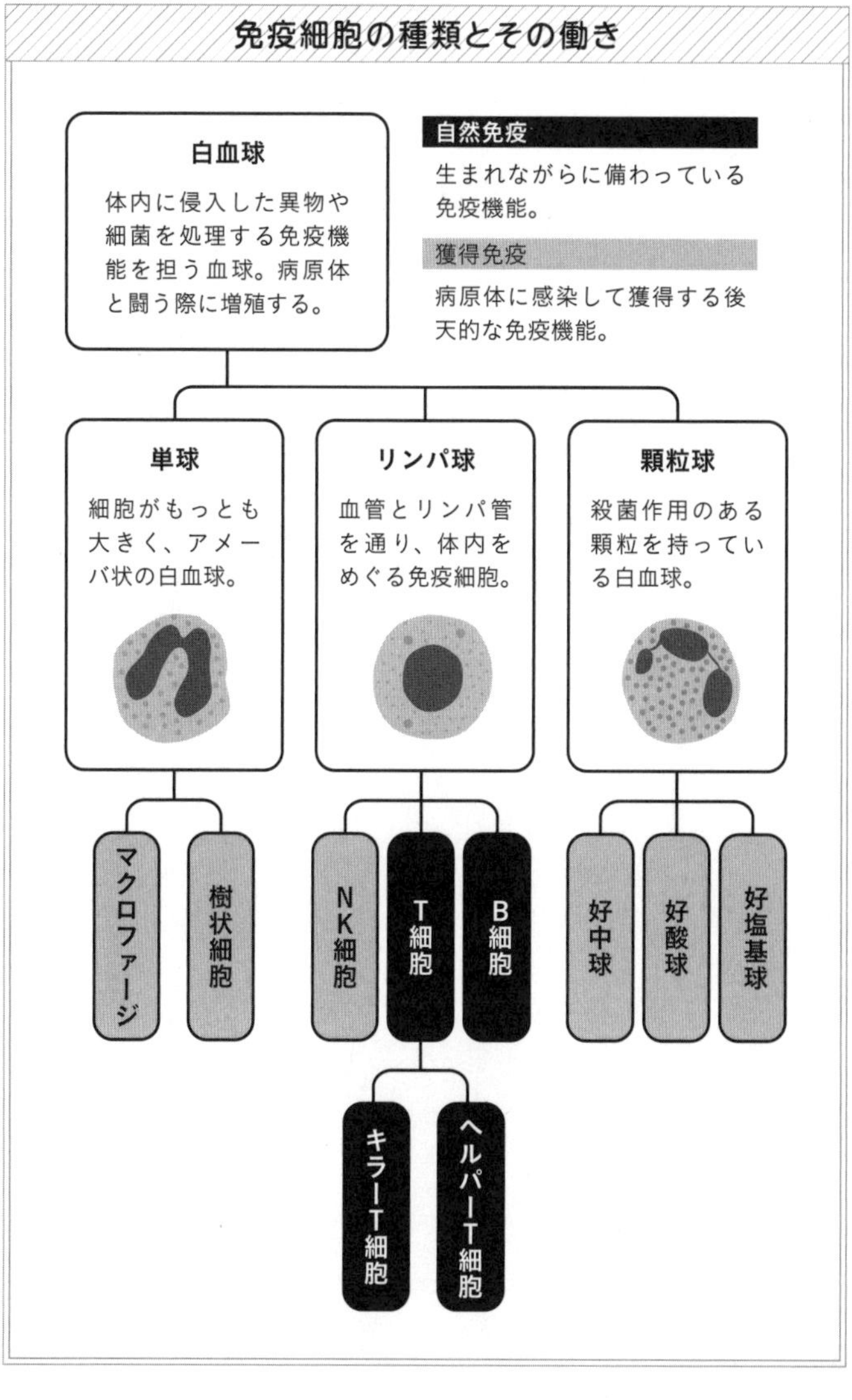
免疫細胞の種類とその働き
白血球
体内に侵入した異物や細菌を処理する免疫機能を担う血球。病原体と闘う際に増殖する。
自然免疫
生まれながらに備わっている免疫機能。
獲得免疫
病原体に感染して獲得する後天的な免疫機能。
単球
細胞がもっとも大きく、アメーバ状の白血球。
リンパ球
血管とリンパ管を通り、体内をめぐる免疫細胞。
顆粒球
殺菌作用のある顆粒を持っている白血球。
マクロファージ
樹状細胞
NK細胞
T細胞
B細胞
好中球
好酸球
好塩基球
キラーT細胞
ヘルパーT細胞

るものだ。免疫力が高ければ、体に侵入した細菌やウイルスをしっかり排除できるので発病しないが、免疫力が低いと、体内に入った細菌やウイルスを排除できずに発病してしまう。言い換えれば、「免疫力の高さ」こそが、病気に対する「抵抗力の強さ」といえる。

免疫システムの中心は血液中の白血球

では、風邪からも、がんからも体を守ってくれる大切な免疫システムは、自律神経と、どのように関わってくるのだろうか。

免疫の中心を担っているのは、血液中の「白血球」という成分である。

その白血球には、細菌など比較的大きめの異物を処理する「顆粒球」と、ウイルスなどの小さな異物を処理する「リンパ球」、また細胞質を豊富に持つ「単球」の3つがある。

近年の研究によれば、交感神経が優位になると「顆粒球」が増え、副交感神経が優位になると、「リンパ球」が増える特性があることがわかってきた。

自律神経のバランスがよいと白血球のバランスもよくなり、顆粒球、リンパ球ともに、免疫力が高まるのである。逆に、自律神経のバランスが乱れると、白血球のバランスが崩れ、体全体の免疫力も低下してしまうわけだ。さらに問題なのは、交感神経が過剰に優位になった状態である。

交感神経が優位になり顆粒球が増えると、基本的には感染症に対する抵抗力が高くなる。ところが、交感神経が過剰に優位な状態がつづくと、状況はガラリと変わってくる。

顆粒球は異物を取り込み、みずから持つ「分解酵素」と「活性酸素」によって、異物を処理する働きを持っている。

たいして細菌＝異物がないのに、顆粒球が増え過ぎると、健康維持に必要な「常在菌」まで殺してしまう。かえって免疫力を下げてしまう結果がもたらされるのである。

自律神経の乱れは瞬時に影響が出るわけではない

一方で、副交感神経が過剰に優位になるのも、やはり問題だ。副交感神経が優位になるとリンパ球が増えるので、基本的には抗原に対する反応が速くなり、ウイルスに感染しにくくなる。しかし、副交感神経が過剰に優位になり、リンパ球が増え過ぎると、抗原に過敏になり、わずかな抗原にも反応してしまう疾患＝「アレルギー」を起こしやすくなるのだ。


つまり、顆粒球、リンパ球ともに「免疫力」を高めるという意味で、自律神経のバランスを整えることが最大のポイントといえる。自律神経の変化が免疫の状態に反映されるまでには、ある程度の時間差が生じる。

自律神経は、ストレス、食事、睡眠不足など、わずかな刺激で左右されるものの、瞬時に影響が出るわけではない。

たとえば、仕事の都合でひと晩徹夜してしまったとき、もちろん副交感神経の働きは下がり、交感神経が優位になるのだが、すぐに顆粒球が増え過ぎてしまうわけではない。

食事術などでリカバリーし、腸内環境＝自律神経のバランスを整えると、免疫力の低下は防止することができる。病気になる前に、まずは自律神経を整えて、ぜひ免疫力を高めていただければと思う。

自律神経にまつわる名言

健康法にしても食事法にしても
生活習慣にしても
何千年ものあいだ
受け継がれてきたものには
たしかな理由がある

小林弘幸

順天堂大学医学部教授

第1章

毎日のルーティンを見直して体質改善！

自律神経にいい一日の習慣

自律神経のバランスを整える鍵は「生活習慣」にあり。
食事や朝の必須習慣などルーティンを見直して、
自律神経がバランスよく働くようにしよう。

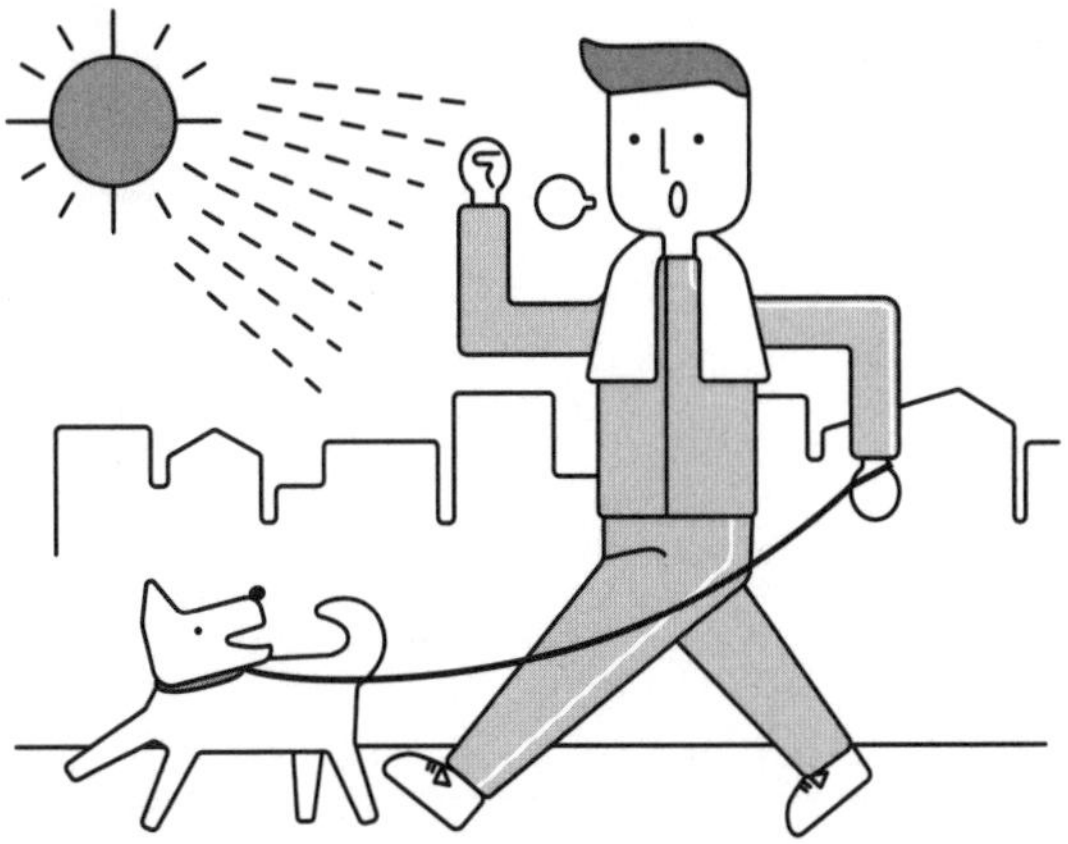

朝食は活動モードの切り替えスイッチ！「おいしく食べる」ことで自律神経が整う

KEYWORD ＞ ストレスフリー

朝食は自律神経のモードを切り替えるスイッチ

　自律神経のバランスを、高いレベルで整える鍵の一つが「食事」である。

　一日3食、一定のインターバルでとることが大事だが、朝はあまり食欲がなくて食べられない、忙しくて食べる暇がない、という人も多いだろう。

　朝食は自律神経を「お休みモード」から「活動モード」に切り替える重要なスイッチの役割を持つ。

　食べ物が胃に入ることで腸を刺激し、ぜんどう運動も活発になり、夜に消化吸収を済ませた老廃物を、スムーズに排出する助けとなる。

　また、朝食は自律神経のみならず、ホルモンの分泌をよくし、免疫力を高め、心身のパフォーマンスをアップさせる効果もある。こうした理由からも、できるだけ朝食はとるよ

朝食が活動モードへと切り替える

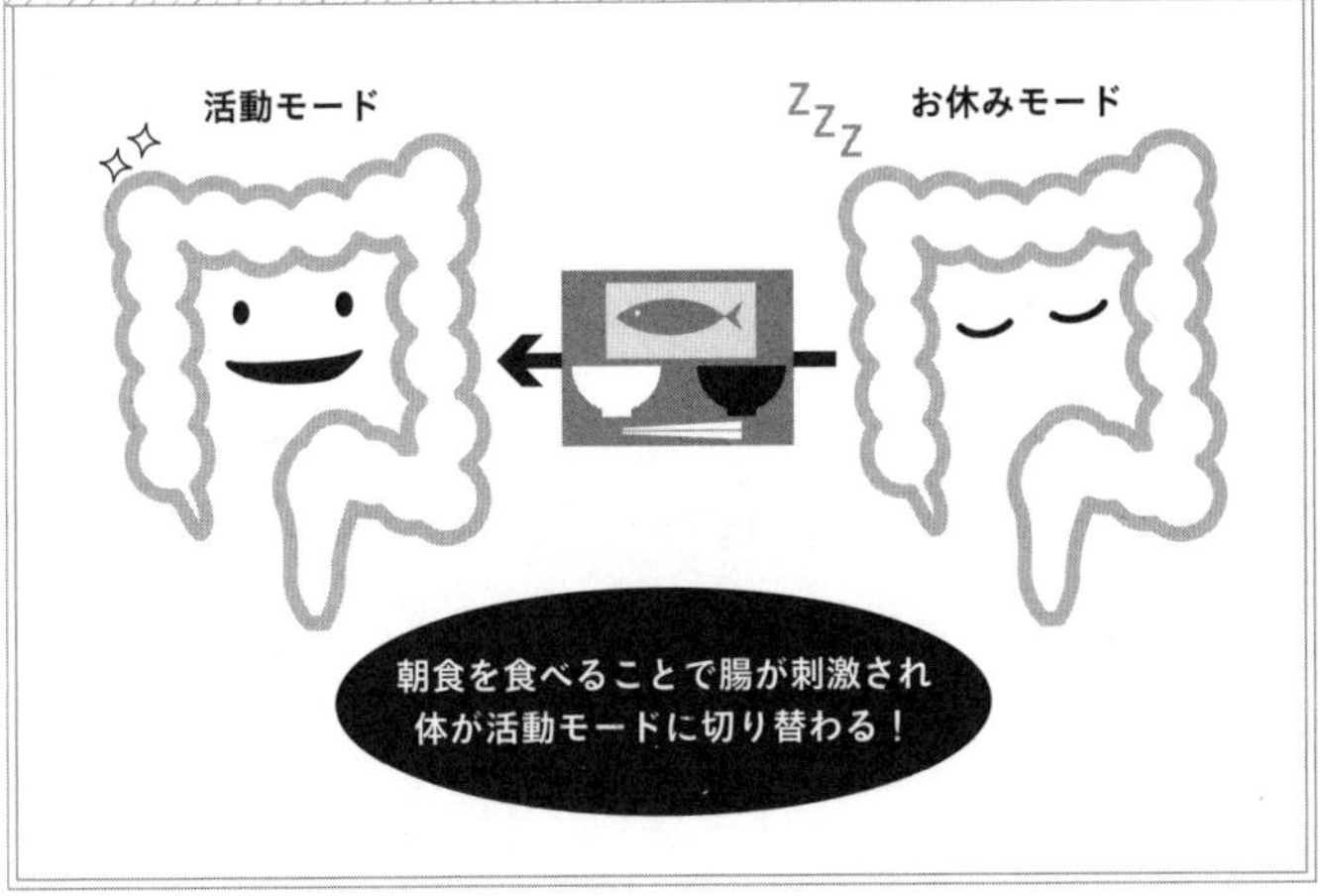
活動モード
お休みモード
Z Z Z
朝食を食べることで腸が刺激され
体が活動モードに切り替わる！

うにしたい。

これまで朝食をほとんどとらない生活スタイルをしていた人なら、たとえば、バナナ1本の朝食から始めてみてもいい。

手軽にさっと食べることができ、カロリーも十分、ミネラルや食物繊維も多いので、腸内環境を整えるにもぴったりなのだ。

自律神経　知っ得MEMO

時間がない朝に おすすめの 時短レシピ

朝食をつくる暇がない、という人に私がよく食べる時短レシピを紹介しよう。グラノーラに、はちみつとヨーグルトをかけるだけで、食物繊維と乳酸菌、血糖値の上昇を抑えるオリゴ糖をとることができる。時間がない朝におすすめだ。

自律神経を整える朝食のポイントは「ストレスフリー」

自律神経を整える朝食のポイントとしては、朝食のとり方が「ストレスフリー」であること。

ベースラインとしては、あくまで「おいしい」ということが大事なのだ。

ヨーロッパの格言に「朝食は金、昼食は銀、夕食は銅」、あるいは「朝は王様のように、昼は貴族のように、夜は貧者のように食べよ」という言葉がある。

「王様のようにたくさん、よい物を、しっかり食べなければ」と深刻に思い詰める必要はない。忙しく働くなかで、王様のように食べようとすれば、かえってストレスになってしまう。要は、食べるときの気持ちと、どう向き合うのかが肝心なのだ。

頭のどこかで、「なるべく、バランスよく」ということだけ意識して、あとはそのとき自分が「おいしい」と思えるものを、しっかり楽しんで食べることだ。

コンビニのものでも何でも食べたいものを食べる

ストレスフリーな朝食であれば、バナナ1本でも、コンビニのおにぎりとカップみそ汁でもかまわない。自分が「おいしい」と思うものを食べればよいのだ。「何々を食べなければいけない」と決めつける考え方は避けたい。

以前はコンビニの食事が不健康で、「コンビニは悪」のようにいわれる風潮もあったが、そんなことはない。私自身、朝昼晩、しょっ

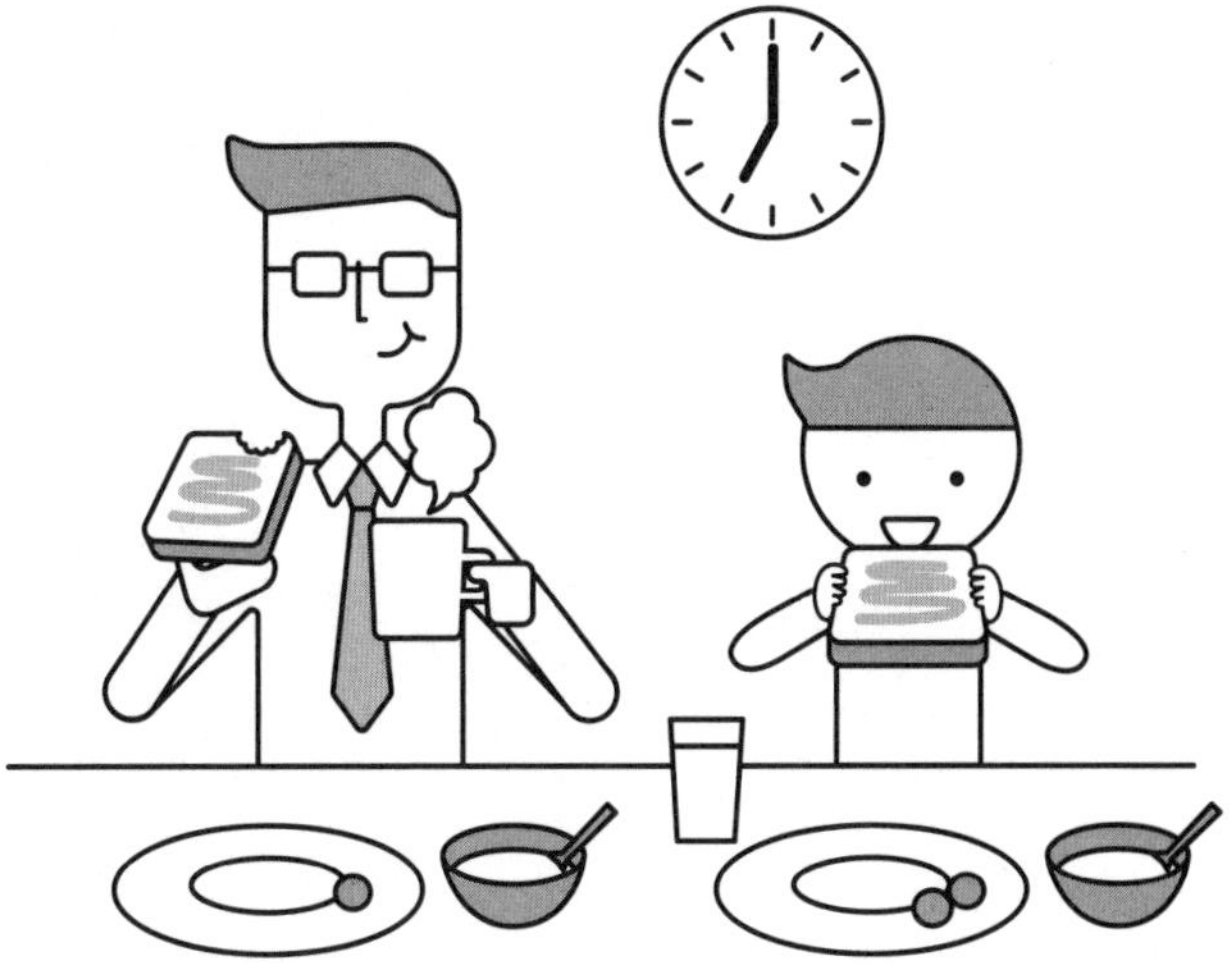

ちゅうコンビニを利用しているが、コンビニの食べ物をまずいと思ったことはない。

現代社会において、日々のハードワークをこなしていくうえで、手軽なコンビニを利用しなければ、食事をとってパフォーマンスを維持するのは難しいのではないだろうか。

朝食をとる際のポイントは、「何をどれだけ食べるか」ではなく、「ストレスなく『おいしい』ものを選び、楽しんで食べる」ということだ。

朝食は、一日のエネルギーとパワーを補給するだけでなく、そのとり方しだいで自律神経を整え、パフォーマンスを上げ、さらに免疫力までアップさせることができる。朝食こそパワーの源であり、「力めし」といえる。朝からおいしい「力めし」を楽しんで、一日の底力をつけよう。

朝日をしっかり浴びることで幸せホルモン「セロトニン」を促す

KEYWORD セロトニン

朝日を浴びて体内時計をリセット体のリズムを整える

太陽は人間の生活にも体にも欠かせない存在である。

人間の体温やホルモン分泌などを調整している「体内時計」というのは、25時間周期で動いている。

しかし、地球の一日は24時間であるため、人間の体と太陽の周期には少しずれがある。

このずれを調整しているのが、太陽の光である。

つまり、毎朝、太陽の光を浴びることで「体内時計」をしっかり働かせ、睡眠と覚醒のリズムを整えることができる。

また、朝はちょうど、自律神経が副交感神経から交感神経に切り替わるタイミングでもある。

朝日を浴びることで、徐々に副交感神経から交感神経が優位になっていくように調整す

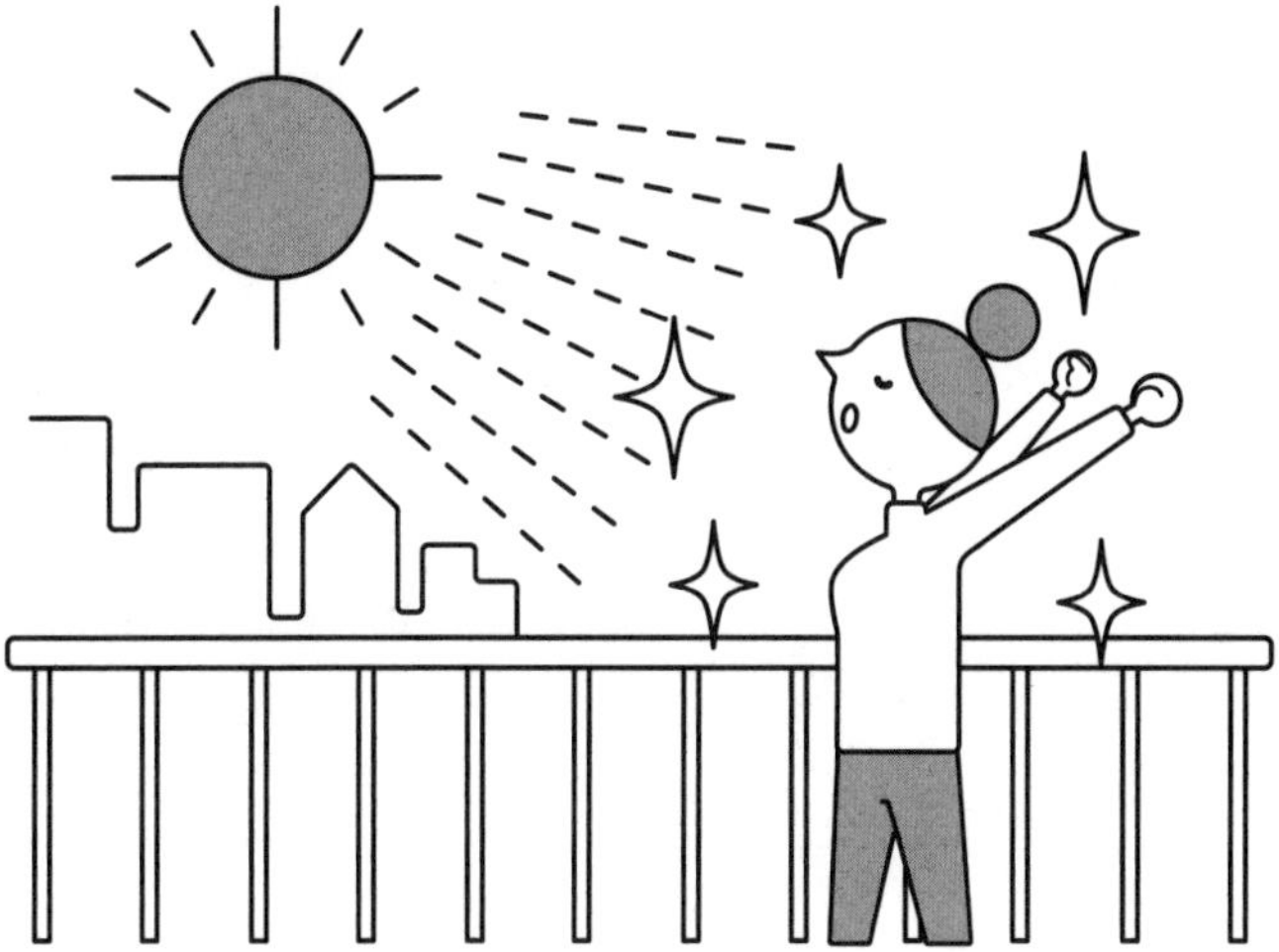

ることができる。
自律神経のバランスが整えば、一日をすっきりとした気分で始めることができ、腸内環境も整う。
昔から「早起きは三文の徳」と言うように、「朝」は体にとって非常に大事な時間というわけだ。

自律神経　知っ得MEMO

朝日を浴びるとメリットいっぱいすぐできる工夫

セロトニンを原料とするメラトニンには、免疫力を高め病気を予防する効果もある。朝起きたらすぐにカーテンを開け朝日を浴びよう。カーテンは遮光ではなく光を通すものがいい。日当たりが悪い場合はベランダや玄関に出よう。

朝日をしっかり浴びると
セロトニンが分泌される

朝、しっかり太陽の光を浴びなければ、副交感神経と交感神経の切り替えがスムーズにいかず、自律神経が乱れてしまう。自律神経の乱れは免疫力の低下や、食欲不振、便秘や下痢などの体調不良を引き起こす。

自律神経のバランスの乱れは、体調を崩すだけでなく、やる気が起きないなど、心にも影響を及ぼす。メンタルの不調も自律神経と深い関わりがあるのだ。

うつ病の人は、そうでない人に比べて、脳内のセロトニンの分泌量が少ない。セロトニンは「幸福物質・快感物質」ともいわれ、人間の幸福感に関わっている物質だ。

セロトニンは、ほぼ95%が腸壁でつくられており、残りの数パーセントは脳内でつくられる。

腸と脳は自律神経を介して密接につながっており、腸内環境が悪くなると、脳内でのセロトニンの分泌も減少してしまう。

幸福物質のセロトニンの分泌が低下してしまうと、気力の低下、やる気の低下、ひいてはうつ症状などをはじめとするメンタルの不調を招くこともある。

前述のとおりセロトニンの95%は腸内でつくられているので、腸内環境を整えることがセロトニンを分泌させる近道である。腸内環境を整えるためには、自律神経のバランスを保つよう心がけたい。

朝日を浴びると、自律神経のバランスが整うと同時に、脳内からのセロトニンの分泌も増やすことができる。

セロトニンとメラトニンの分泌量

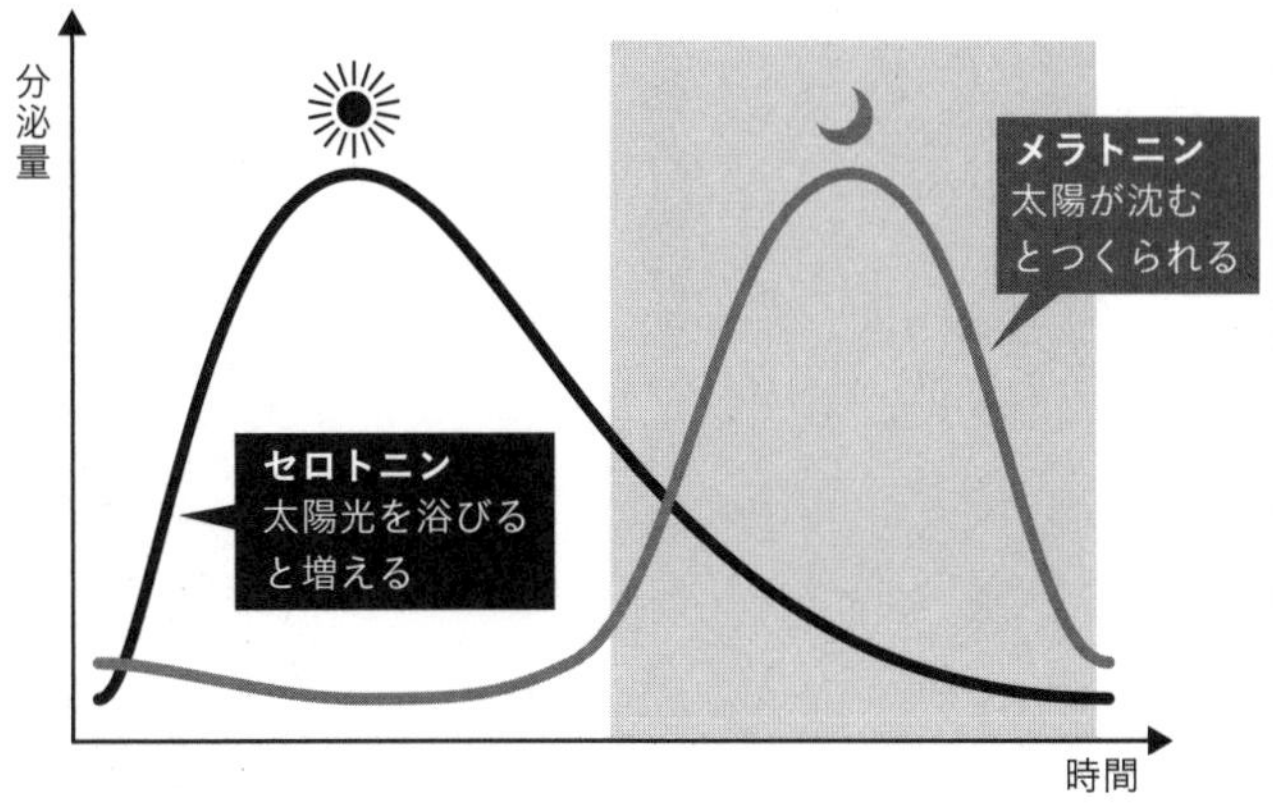

セロトニンの分泌が増えると メラトニンの分泌も増える

朝、太陽の光を浴びて、セロトニンを取り込んでおくと、夜には睡眠ホルモンであるメラトニンがしっかり分泌される。セロトニンはメラトニンの原料になるので、セロトニンが日中、活性化することで、夜のメラトニンの分泌量が増える。睡眠が促され、質の高い睡眠につながるというわけだ。

質の高い睡眠は、自律神経のバランスを保つことにつながり、朝日を浴びることが心身にとってよいサイクルをもたらしてくれる。

朝が苦手な人は、いつもより30分、早起きをするといいだろう。気にするとかえってストレスになってしまう。がんばり過ぎないことが、習慣化への第一歩と心得よう。

一日は体重・尿・便のチェックからスタート色や形状など毎日、観察しよう

KEYWORD 〉便

体重は正直
心身の乱れは数字に表れる

体重は嘘をつかない。自制がきかず、暴飲暴食をするとその結果はすぐに体重に反映される。自律神経を乱すようなよくない食べ方をしていると、体重に数字となって表れるのである。

毎朝、体重計に乗って、自分の体重を把握するというのはとても大事なことである。理想をいえば、朝、晩の一日2回、体重計に乗ると、その日の腸内環境のコンディションをより細かくチェックすることができる。腸内環境が整っていれば、夜寝ているあいだにエネルギーが消費されるので、前日の晩の体重から1キロほど減っているはずだ。

1日、2日のあいだに3キロも4キロも増えているようなことがあれば、自律神経を乱すような間違った食べ方をしていたと思い当たるだろう。

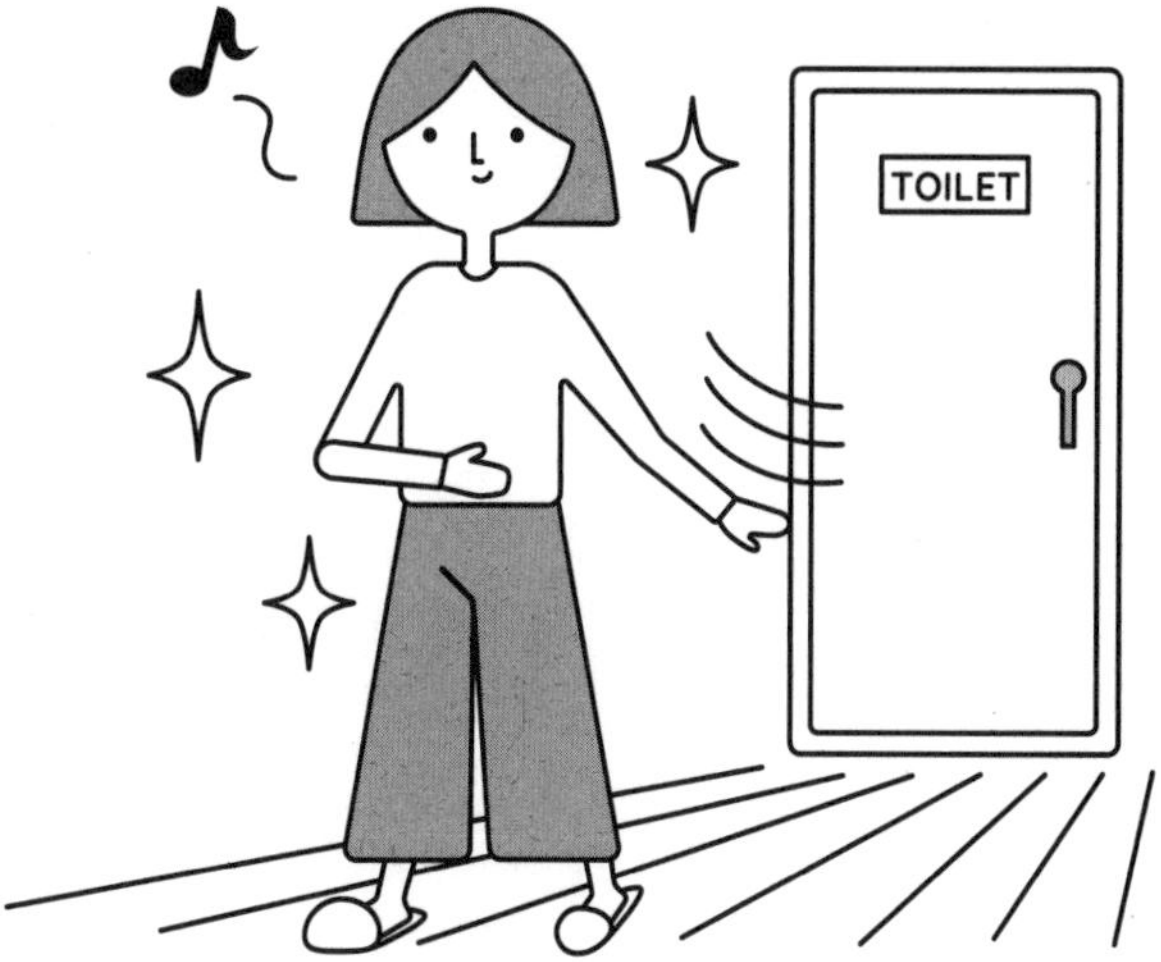

自律神経　知っ得MEMO

加齢とともに増える
頻尿や尿漏れ
まずは回数の確認を

加齢とともに、特に女性に頻尿や尿漏れに悩む人が増える。尿や便の回数を記録し、食事や生活に応じて変化があるかどうか確認しよう。あまり神経質になるとそれがストレスとなり、かえって症状が悪化することもあるので注意。

とはいえ、昨日より１００グラム増えた減ったと一喜一憂して、気にし過ぎるのはよくない。ストレスは逆に自律神経を乱してしまう。自分のベスト体重から、プラスマイナス２キロを目安に管理するとよいだろう。もしも短期間で２キロ以上増えているということがあれば、暴飲暴食やストレス、不規則な生活などで自律神経が乱れ、胃腸の働きが鈍ってしまっているということになる。

体重が増え過ぎていたら食事のメニューを見直したり、運動を取り入れたりして、生活習慣を改善してベスト体重を維持できるようにすることが必要だ。

逆に短期間で急激に体重が減少しているという場合も、心身の不調が反映されていることがある。急激な体重減少は免疫力も下げる恐れがあるので、なるべく早めに健康チェックを受けるようにしよう。

尿で注目すべきは「色」濃い色は脱水の恐れあり

体重と同時に、毎日自分の心身の状態をセルフチェックできる方法が、「尿」と「便」のチェックだ。

尿と便は健康状態を見る指標となるので、毎日観察し確認することで、病気の早期発見にもつながる。

尿を観察する際に注目したいのは、その「色」だ。いつもより濃い色になっていたら、体内の水分が不足している可能性がある。夏場は夜寝ているあいだに大量の水分が体から失われるので、脱水状態になっている恐れがある。いつもより濃い色の尿が出たら、多めに水を飲むなどして水分量を調整しよう。

尿をチェックすることで、糖尿病や腎臓、前立腺のトラブルなどに気づく可能性もある。色だけでなく、泡立ちや臭い、残尿感や排尿時の痛み、血液の混入などを総合的にチェックすることが重要だ。毎日、観察し確認していれば、「いつもと違う」兆候を見逃さずに気づくことができるだろう。

「いい便」「悪い便」の見分け方

いい便

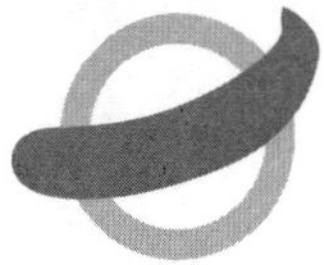

- 水の中に浮く
- いきまなくてもスルッと出る
- 臭いがきつくない
- 黄色か黄褐色
- 練り歯磨き粉より少し硬め

悪い便

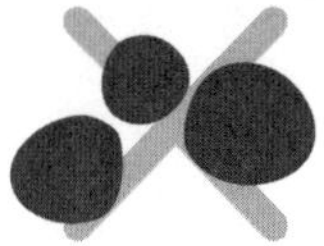

- 水の中に沈む
- 強くいきまないと出ない
- 臭いがきつい
- 茶色や黒褐色
- コロコロ小さな粒、または硬くて大きな塊

理想の便は「スルッと出るバナナ便」

便を観察する際は、色や形、硬さなどを確認する。理想的なのはバナナ状の便だ。スルッと痛みなくバナナ便が出ていれば、腸内環境も整っているといえる。便が水に沈んでいないかも確認しよう。水に浮けば、それは食物繊維がしっかりとれている証拠だ。

黄褐色ではなく、茶色や黒褐色だったり、硬くて大きな塊だったり、逆にコロコロ小さな粒だったりしたら、腸内環境が乱れている可能性がある。便秘や下痢がつづいているなら、体の不調のシグナルかもしれない。

体重、尿、便の状態はあくまでも目安なので、勝手な自己判断は禁物とはいえ、注意深く観察することがセルフケアの基本なのである。

睡眠中に失った水分を補給しよう 朝は目覚めの1杯の水を飲む

KEYWORD 水分

水は自律神経のバランスにも大きな影響を与えている

人間の体の60％は水分でできている。そのうち75％が細胞のなかに、残りの25％は血液やリンパ液などに含まれる。水は生命を維持するのに欠かせないものであると同時に、自律神経のバランスにも深く関わっている。

「水を飲む」という行為によって、胃腸の神経が適度に刺激され、副交感神経の働きが高まり、その結果、乱れていた自律神経のバランスが整えられるのだ。

とくに朝は、副交感神経優位な状態から交感神経優位に切り替わる時間帯で、副交感神経が低下しやすい。このとき副交感神経が過度に低下すると、朝からイライラしやすくなってしまう。

しかし、コップ1杯の水を飲むことで腸が活発に動き、副交感神経を刺激して下がり過ぎが抑えられる。そうすることで自律神経の

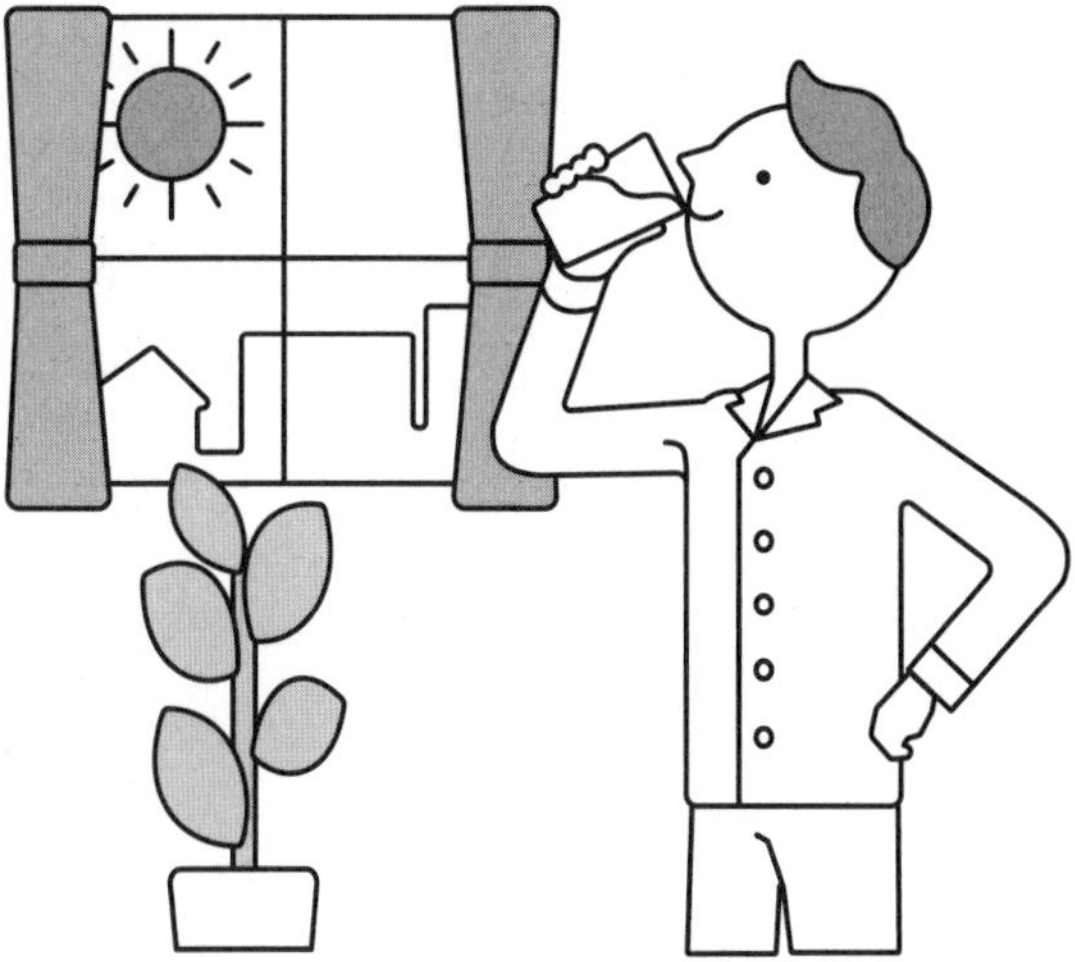

バランスが整い免疫力も高まるだろう。
朝起きたら軽くうがいをし、そのあとに常温の水をコップ1杯、飲むようにしよう。飲むときは、「一気に」飲むのがポイント。勢いよく飲んだほうが腸への刺激が起こりやすくなり、腸のぜんどう運動のスイッチが入って、スムーズな排便につながっていくからだ。

自律神経　知っ得MEMO

イライラしたときに水を飲むと落ち着くわけ

極度に緊張していたり、無性にイライラしたり、パニックに陥りそうになったりしたとき、水をひと口飲むと心が落ち着いたことはないだろうか？　胃腸が刺激されて副交感神経が活発になることで、メンタル面にも作用するのだ。

腸が働けば自律神経も免疫力もアップ！朝のストレッチで腸をしっかり目覚めさせる

KEYWORD ＞ストレッチ

朝の目覚めが悪いと腸の調子も上がらない

寝て起きたばかりの朝は、体が縮こまってしまっていたり、頭がボーッとした状態だったりして、調子が出るまでに時間がかかることがある。朝の目覚めが悪いと、その日一日、なんだか体がだるい、やる気が出ない、気分が乗らない、という経験をした人は多いことだろう。

朝、目覚めが悪いと、腸も同じように調子が上がらず、本来のパフォーマンスを発揮できない。逆に考えれば朝、すっきりと起きることができれば腸の動きもスムーズになり、その日一日しっかりと働いてくれる。腸が元気になれば、必然的に免疫力もアップするはずだ。

腸の動きをよくするには、飲食による内側からのアプローチが欠かせないが、運動など外側からのアプローチも有効だ。

体を目覚めさせ腸の調子を上げるために、朝起きて、3~5分程度のストレッチをするといいだろう。

ストレッチによって腸に適度な刺激が与えられ、ぜんどう運動が促される。腸の調子が上がれば、スムーズな朝の排便へとつながっていく。

腸を目覚めさせる5つの簡単ストレッチ

朝、起きてすぐにできる5つの簡単なストレッチを紹介しよう。

①「簡単ツイスト」

あお向けになってお腹の力を抜いた姿勢から、両ひざを立ててそろえ、直角に曲げる。息を吐きながら、両ひざをそろえたままゆっくり左右に倒す。キュッとお腹をひねるのがポイントだ。

②「体側伸ばし」

まっすぐに立ち両脇をしっかり伸ばし、頭上で手首をクロスさせる。息を吐きながらゆっくり上体を横に倒し、しっかり伸びたら

自律神経　知っ得MEMO

便秘の解消にも効く
腸を外側から
刺激する方法

腸は外側からの刺激に敏感だ。便秘などのお腹の不調を感じるときにも、腸を外側からマッサージするのがおすすめだ。「お腹しぼりのストレッチ」の要領で便の溜まりやすい場所をつかみ、骨盤を回して刺激を与えるとよい。

元へ戻す。反対側にも同様に。次に上体をゆっくり前に倒し、伸びたら戻す。

③「腸刺激ストレッチ」

うつ伏せになり、ひざを曲げ、両手で支えながら上体を反らし30秒ほどキープ。ゆっくり深呼吸する。次に腰の下にクッションを敷いてあお向けになり、ひざを立て、手を胸の上でクロスさせ両肩をつかむ。おへそが見えるように、上体を浮かせる。呼吸をしながら20回繰り返す。腹筋の強化にもつながる。

④「上半身を伸ばすストレッチ」

両足を肩幅くらい開いて立ち、両腕をまっすぐ前方に伸ばす。そのまま一方の手でもう片方の手をつかみ、つかんだ手をゆっくり横に引っ張り、上体を伸ばす。手を持ち替えて、反対側の腕を引っ張り、左右交互に繰り返す。

⑤「お腹しぼりのストレッチ」

両足を肩幅に広げて立つ。両手で大腸のあたりのお腹をしっかりとつかみ、呼吸しながらお腹を反らしたり、お腹をしぼったりする。両手でギュッとお腹をしぼりながら、ゆっくりと息を吐き、体を前に倒す。この動作を5~10回繰り返す。

ストレッチをすることで腸の目覚めが促されると同時に、副交感神経の働きもアップし、自律神経のバランスも改善される。

その日の気分や体調によって最適なストレッチを選び、組み合わせるとよいだろう。一日1分でもいいから毎日おこない、習慣として身につけたい。

小林式　腸を活発にする「体側伸ばし」

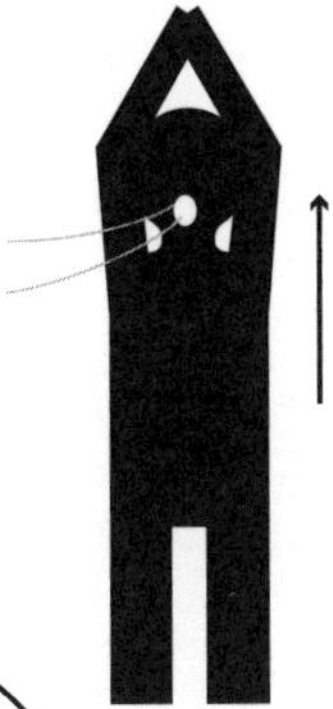

1

両足を肩幅くらいに開いて立ち、両手を交差させて頭の上に上げる。息を吸いながら肩甲骨を寄せるようイメージする。

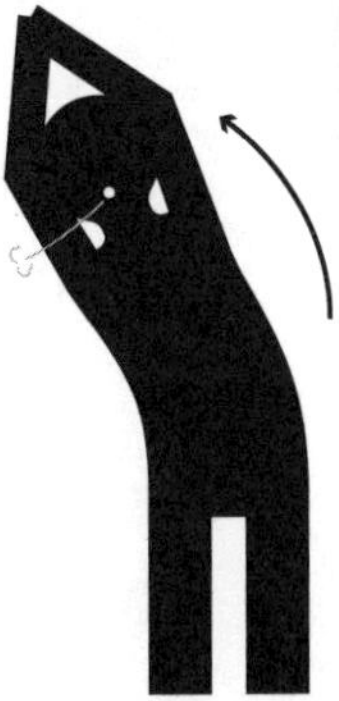

2

息を吐きながら上半身をゆっくりと横に倒し、体側が伸びきったらゆっくり戻す。同様に反対側もおこなう。

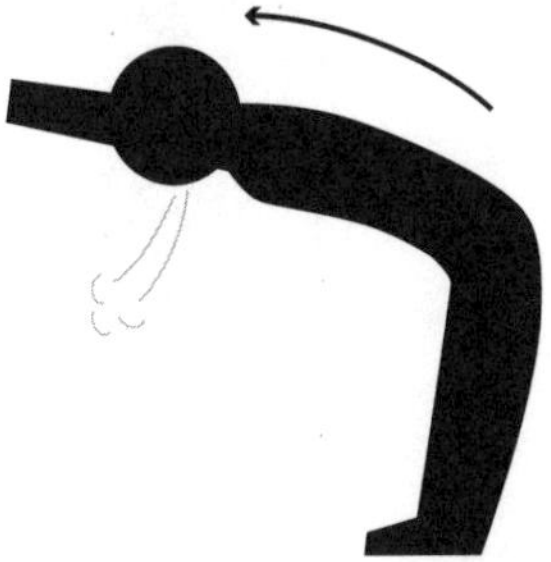

3

息を吐きながら上半身をゆっくり前に倒し、息を吸いながら元に戻す。

1～**3**を何度か繰り返す。

体のずれを正常に戻す！朝食で「時計遺伝子」をすみやかに始動させる

KEYWORD ＞ 時計遺伝子

体のサイクル＝「体内時計」を正常に保ち健康を維持する

人間の体には、ほぼ24時間周期で、新陳代謝やホルモン分泌などがスムーズにおこなわれるようにする機能が、生まれながらにして備わっている。

それが、いわゆる「体内時計」、あるいは「サーカディアンリズム」といわれている機能。この周期はじつは24時間よりも少し長いといわれていて、つまり、地球の自転周期とは微妙にずれている（42ページも参照）。

そこへきて、不規則な生活やストレスからくる不眠などで、本来ならば寝ている時間に起きていたり、食事をとる回数や時間が極端に不規則になったりすると、そのずれはますます大きくなってしまう。

体内時計がずれると、ホルモン分泌や新陳代謝が不調になり、ストレスが溜まりやすくなったり、生活習慣病を引き起こしたりしてしまう。

メンタル面でも、気分の落ち込みやうつ病などを招いてしまうこともあるから注意してほしい。

体のサイクル＝体内時計を正常に保つことが、心身の健康を保つためにはもっとも大事なのである。

体内に組み込まれた「サーカディアンリズム」

摂食、体温の変動や神経伝達物質の分泌など、さまざまな生命活動に関わる「サーカディアンリズム」。睡眠と覚醒にも影響を及ぼし、朝になると起きる、夜になると寝るというリズムを毎日繰り返すのも、このサーカディアンリズムによるもの。

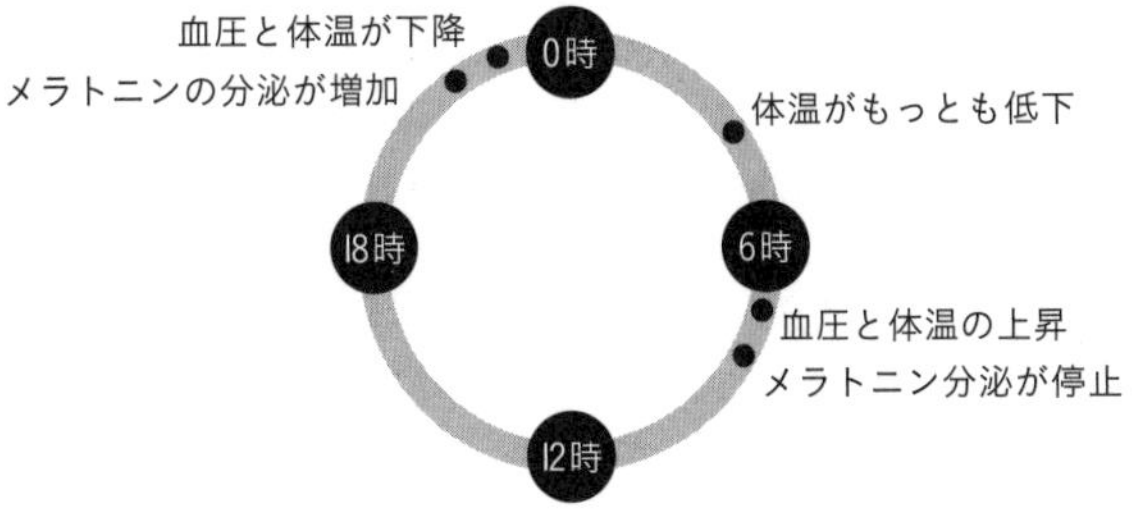

自律神経　知っ得MEMO

**時差ボケにも効く！
体内時計を保つ
３点セット**

時差ボケの解消に効果的なのが、「起き抜けの水」「太陽の光」「おいしい朝食」の３点セットだ。海外出張や、シフト勤務、夜勤などで朝晩のリズムがとりにくい人は、ぜひこの３点セットを楽しく意識して試してみてほしい。

細胞の各所にある「時計遺伝子」が「体内時計」を管理する

最近の研究で、体内時計を正常に保つための鍵を握っているのは、人間の細胞の各所にある「時計遺伝子」だということがわかってきた。時計遺伝子は、その存在を最初に発見し、仕組みを解明したアメリカの3人の博士が2017年にノーベル生理学・医学賞を受賞したことで、世に知られるようになった遺伝子だ。

時計遺伝子は、人間の「体内時計」を管理している。ホルモンの分泌を正しく促すのみならず、自律神経を整え、私たちの肉体を生き生きと若々しく健康に維持するための重要な役割も担っている。

時計遺伝子をきちんと始動させ、活性化させればさせるほど、自律神経のみならず、ホルモンの分泌もよくなり、全身の細胞が生き生きとよみがえることが可能になってくるのだ。

時計遺伝子を働かせるための二つのポイント

「時間栄養学」の研究者によると、時計遺伝子を活発に働かせるための鍵は、一つ目が「太陽の光」、二つ目が「食事のとり方」だという。目覚めて、朝日を浴びるとその刺激が脳にあるメインの時計遺伝子に伝わり、それを合図として体内時計がリセットされる。体内時計のずれが修正され、体のリズム、自律神経のバランスが整えられるのだ。

朝食をとることによって、内臓や細胞の各所にある末梢の時計遺伝子も活性化され、体

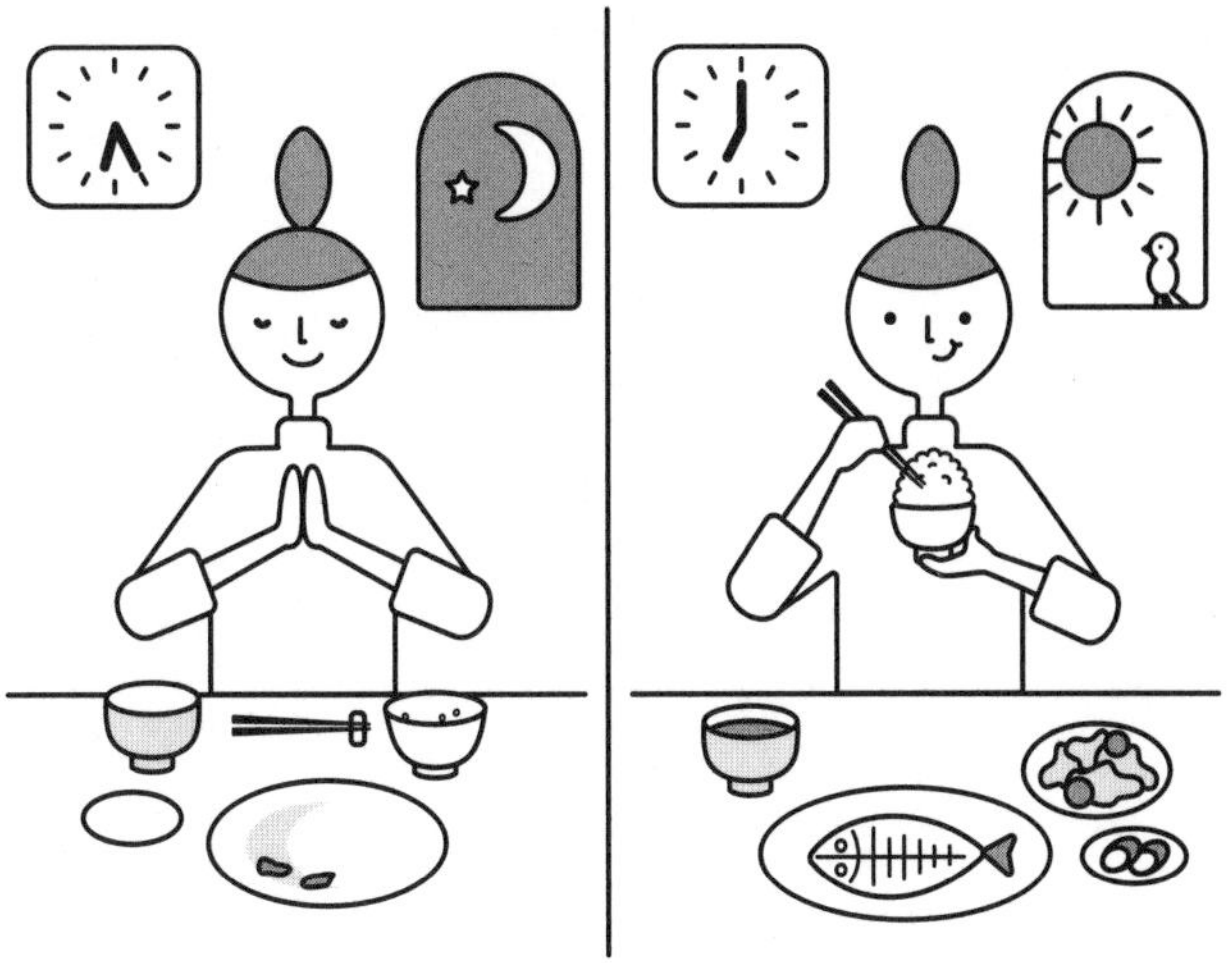

内時計のリズムが整う。ただ朝食をとるということではなく、その「とり方」が重要になってくる。
最新の研究によると、時計遺伝子を活性化させる朝食は、「絶食した時間・量・質に比例する」のだという。「前日の夕食を食べ終えてからの時間が長いこと」「翌朝の朝食はバランスのよいもの（質の高いもの）をしっかりと食べること」が時計遺伝子を活性化させるポイントになるということだ。夕食はなるべく早めに済ませて、朝食までの時間を長くするとよいだろう。
朝食は好きなものを食べるのが基本とはいえ、時計遺伝子を意識するなら、質にも気を配ろう。アミノ酸や良質の脂質、炭水化物、ビタミンやミネラルをバランスよく食べれば、時計遺伝子はその役割を果たすはずだ。

朝食後のトイレタイムで排便のリズムをつくる
腸を刺激するマッサージも効果あり

KEYWORD ＞ 排便

排便のタイミングは「朝」
出なくてもトイレを習慣に

腸の働き方から見て、排便のタイミングは「朝」が理想的だ。夜、眠っているあいだは副交感神経の活動が高まっている時間であり、腸がもっとも活発に消化・吸収をおこなう時間でもある。

食べたものの栄養分はまず小腸が消化吸収し、そのあとの残りカスが大腸に送られ、便につくり替えられる。固形になった便はS状結腸に溜まって、朝には排便の準備が整っているという流れだ。朝食を食べたあとに便意を感じるのは、空の胃に食物が入ることで腸が刺激され、腸が動き出し、ぜんどう運動を始めるためだ。つまり、朝食後に便意をもよおすのは自然のリズムといえる。

そうしたことから、排便の理想的な時間は「朝」、とくに「朝食後」だ。

排便のリズムがつかめない人は、とりあえ

便が溜まりやすい腸の場所

大腸は下腹部に四隅を描くように位置しており、便は肋骨の下と腰骨の四隅に溜まりやすい。つまり、この四隅を外側から刺激するマッサージをすると朝の排便がスムーズに。

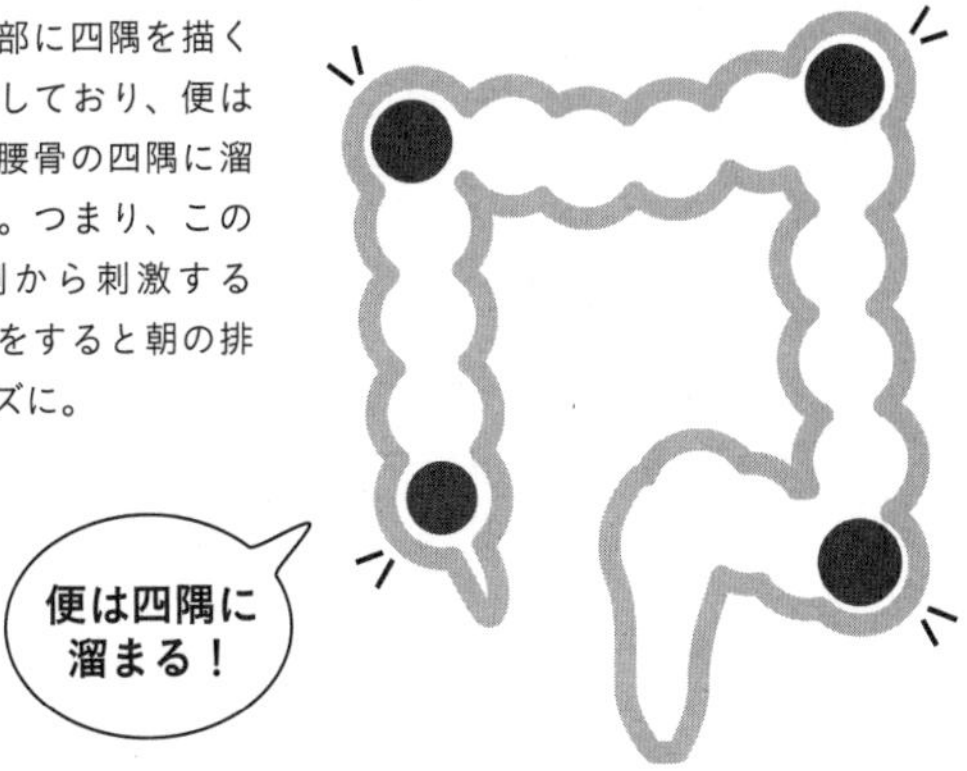

ず朝食後の決まった時間に、毎朝トイレに行くことを習慣にするといいだろう。便意を感じない場合でも、便座に座ることが習慣になれば、自然と便意を促すようになる。

ただし、なかなか便が出ないからといって、無理にいきんだり、長時間トイレにこもる必要はない。いきみ過ぎは体に負担がかかるし、

自律神経　知っ得MEMO

**排便は人それぞれ
自分に合った
ベストリズムを知る**

人によっては排便タイムが朝ではない、または毎日ではなく2、3日に1度ということもあるだろう。排便時に痛みがあったり、お腹が張ったりしないのであればOKだ。排便のベストリズムを把握することが重要である。

交感神経の働きが高まってしまう。そうすると、体は緊張状態になり、余計に便が出にくくなってしまう。

スムーズな排便をおこなうには、副交感神経の働きが高まっていてリラックスしている状態のほうがよい。

逆に、便意を我慢すると便秘になってしまうこともあるので、便意を感じたらすぐにトイレに行くようにしたい。

腸マッサージで排便を促す

腸は、皮膚の上からつかめる唯一の臓器であり、外部からの刺激に敏感という特徴を持つ。刺激を与えると、腸の働きを促すことができるのだ。

腸には便が滞りやすい場所がある。大腸は下腹部に大きな四角を描く形で位置している。

便が滞りがちになるところはカーブしている四隅、肋骨の下と左右の腰骨のあたりだ。大腸の曲がり角である「四隅」をダイレクトに刺激することで、腸のぜんどう運動を誘発し、排便を促すことができる。

次に紹介する簡単な腸マッサージの方法を覚えれば、トイレの前や便秘のときにも有効である。

①「お腹つかみマッサージ」

大腸の「四隅」を意識しながら、左手で左の肋骨の下、右手で右の腰骨のあたりをギュッとつかみ、ゆっくりもみほぐす。次は両手とも上下の位置を入れ替えてマッサージする。

超〜簡単にできる「の」の字マッサージ

へそを中心に「の」の字を描くように時計回りにマッサージする。便が詰まりやすい大腸の四隅を意識しておこなうと、より効果的。便意はあるのになかなか出ない人は、トイレのなかや便座に座りながらおこなうのもおすすめ。

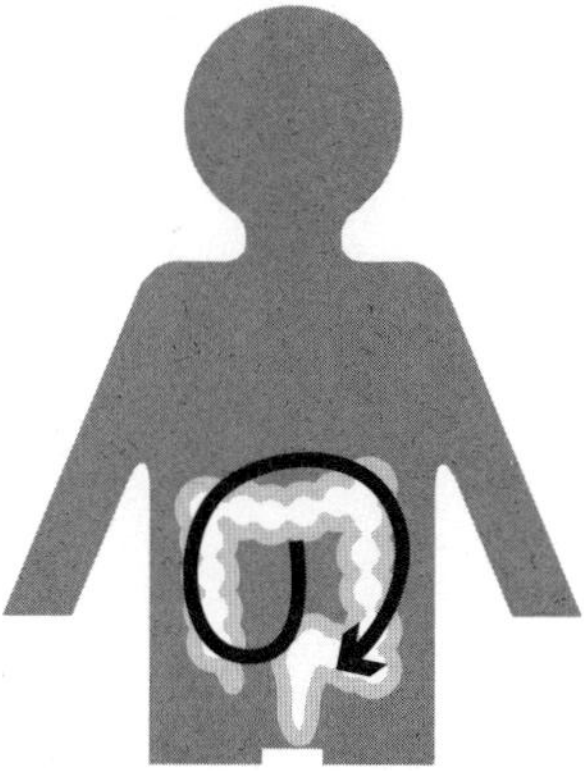

②「『の』の字マッサージ」

おへそを中心に「の」の字を描くように、時計回りにマッサージする。腸がカーブしている曲がり角をイメージするといいだろう。

③「ツボ押しマッサージ」

排便を促すのに効果があるといわれているツボを刺激するのも効果的だ。

おへその真横のそれぞれ指3本分くらい横にあるツボが「天枢《てんすう》」、そこから指3本分下がったところにあるのが「大巨《だいこ》」というツボだ。二つのツボをこぶしでギュッと押し込むようにマッサージする。

さまざまな腸マッサージを試みながら、定期的な朝の排便リズムをつかむように心がけよう。

朝、散歩や軽い運動をしたあと仕事に向かえば自律神経が安定する！

KEYWORD ＞ DMN

一日のスタートは散歩から「ぼんやりする」のは脳にもいい

気持ちよく一日のスタートを切るためには、朝の時間の使い方が重要である。

毎朝起きてから出勤するまでの時間におすすめなのが、軽い運動だ。運動といっても散歩程度でよい。

急激な運動は体に負担をかけてしまうが、歩くことはほどよい運動になり、血流がアップし、免疫力も高まるのだ。

朝は、自律神経が副交感神経優位から交感神経優位へとスイッチが切り替わる時間帯である。

早朝、散歩をして、空を眺めながら外の空気をたっぷりと吸い込み、ぼんやりとしているうちに、自律神経がスムーズに切り替わり、体内のリズムが整ってくる。

「ぼんやりする」というのは、脳にとってもよい効果がある。ぼんやりしているとき、脳

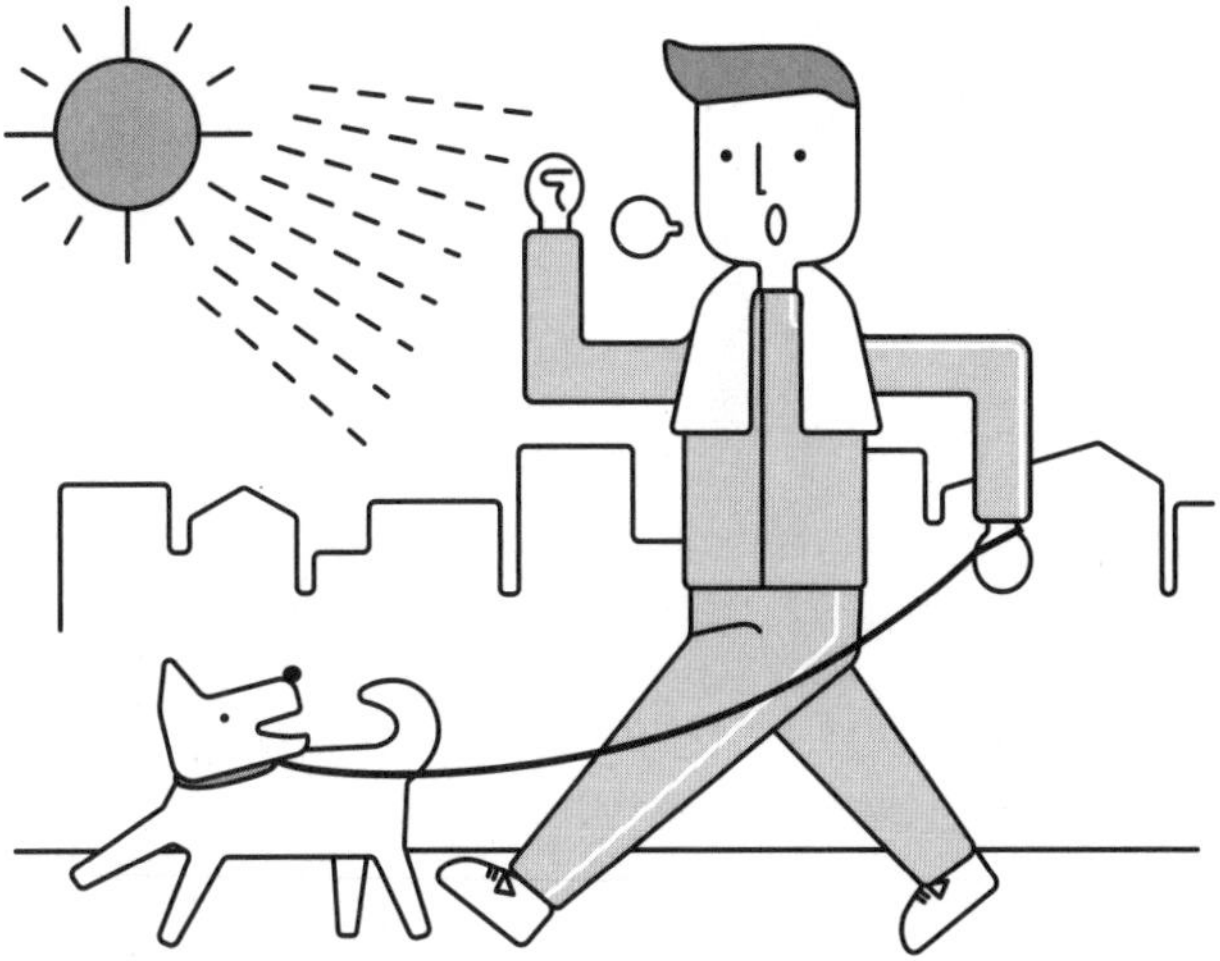

は「デフォルト・モード・ネットワーク（DMN）」という脳内システムに移行している。

DMNとは簡単に説明すると、何も考えない無意識の状態にすることで、脳が次の意識的な行動の準備をすることができるという神経回路システムだ。

DMNが正常に働いていれば、脳内の情報

自律神経　知っ得MEMO

メリットいっぱい 誰でも手軽にできる スクワットのすすめ

私は毎朝、仕事に行く前に30回、スクワットも行うようにしている。スクワットはどこでもできて、道具もいらないので、じつに手軽で便利だ。正しいフォームでやれば、足腰だけでなく、腸の筋肉や骨盤底筋群も鍛えられる。

がスッキリと整理され、想像力が高まるといわれている。

日中、仕事で脳のパフォーマンスを最大限に上げるためにも朝の時間に散歩をして、ぼんやりとした時間を持つことは有効といえるだろう。

緊張した時間の割合が多い人ほど、肩の力を抜いてぼんやりする時間を持ったほうがリフレッシュできる。

30分の有酸素運動で免疫力もアップする

朝、散歩をすることのメリットはまだある。有酸素運動を30分すると、全身に酸素が回り、脳の血流もよくなる。アルファ波が出ることで活性化され、免疫力もアップする。

余裕があれば筋トレなどを取り入れてもよいが、無理をする必要はない。

朝は体に負担のかからない散歩やウオーキング程度の軽い運動に留めておけば十分といえる。

運動不足になると、腸の動きが悪くなり、腸内環境が悪化して、ストレスも溜まってしまいがちだ。

とはいえ、朝、なかなか運動する時間がとれないという人もいることだろう。その場合は、仕事に行くときはなるべく歩くように心がけよう。

日常生活でもできる限りエレベーターやエスカレーターを使わずに、階段を使うようにするなど、意識して体を動かすのが望ましいだろう。

ほんのささいなことだが、それだけでストレスも、腸内環境の良しあしも大きく変わっ

血流がアップする歩き方の３つのポイント

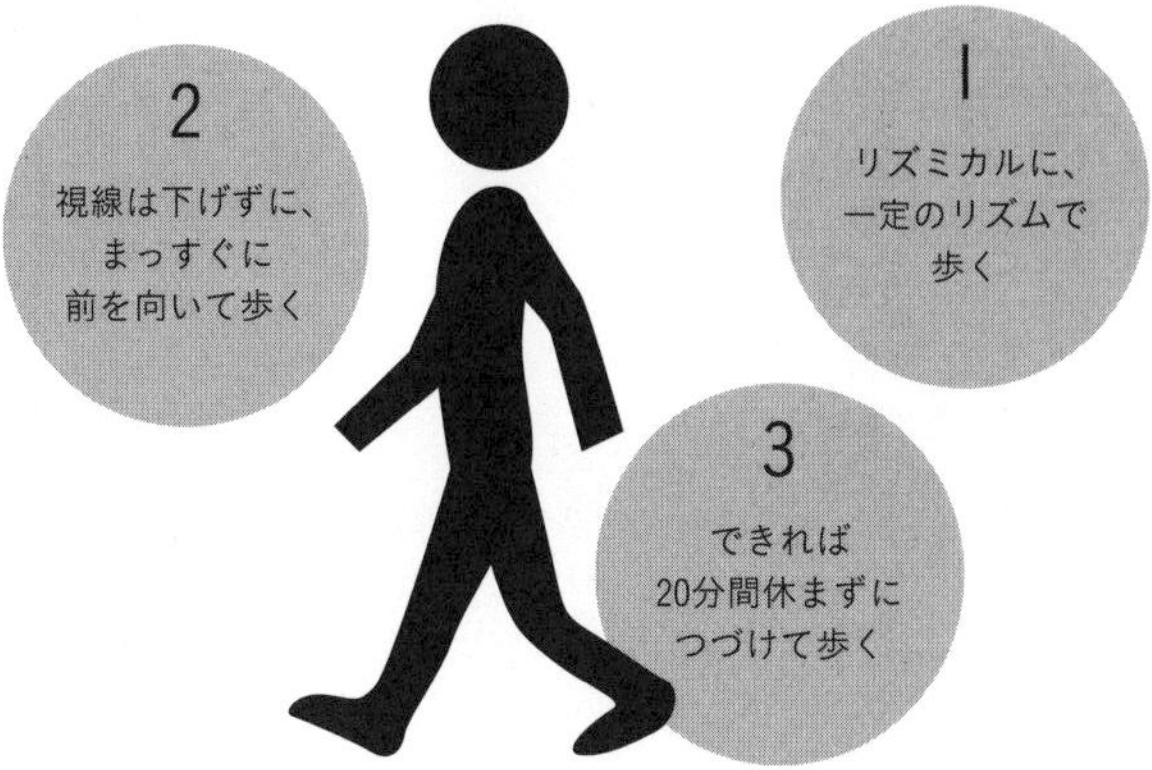
1
リズミカルに、
一定のリズムで
歩く
2
視線は下げずに、
まっすぐに
前を向いて歩く
3
できれば
20分間休まずに
つづけて歩く

てくるはずだ。

歩くときは姿勢に気をつけて背筋を伸ばしてリズミカルに

理想的な歩き方は、背筋を伸ばして、肩の力を抜き、リズミカルに歩くこと。

頭の中心がまっすぐ空につながっているような意識で首を伸ばし、脚からではなく、おへそから前に出すように心がけるといいだろう。

そうすれば気道がまっすぐになって呼吸がしやすくなり、体内に取り込む酸素が増加する。その結果、末梢の血管が一瞬で拡張し、全身の細胞に酸素と栄養が行きわたる。酸素が体のすみずみまで十分に補給されていれば、自律神経のバランスも安定する効果が得られる。

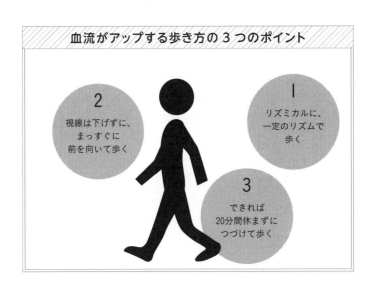

仕事や家事のすきま時間にできる簡単ストレッチで体をほぐす

KEYWORD ＞ すきま時間

日本人は座り過ぎ座りっぱなしのリスクを避ける

オーストラリアの研究機関の調査によると、日本人は世界一座っている時間が長いのだそうだ。その時間は一日平均7時間だという。デスクワークの人はもちろん就業時間中は座って仕事をしているだろうし、自宅に帰ってからも座ってテレビやスマホを見ている、という人が多いのではないだろうか。結果として、一日中座りっぱなしというわけだ。

人は座っていると病気になるリスクが上がる。人間の体は立って動くようにできているからだ。長時間座っていると、血流が悪くなり、肥満やがん、糖尿病や心筋梗塞など、さまざまな弊害が生じやすくなる。

ジムに通っていたり、週に何度か運動の習慣を持っているという人でも、ふだんの生活で座っている時間が長ければリスクは上がる。

座り過ぎ大国ニッポン

オーストラリアのシドニー大学などが2012年に発表した調査結果で、日本人の座る平均時間は約420分＝7時間に対し、世界20カ国の平均時間は約300分＝5時間ということがわかった。

明治安田厚生事業団体力医学研究所の2019年の調査では１日９時間以上座っている成人は、７時間未満と比べて糖尿病をわずらう可能性が2.5倍高くなるとの結果も出ている。

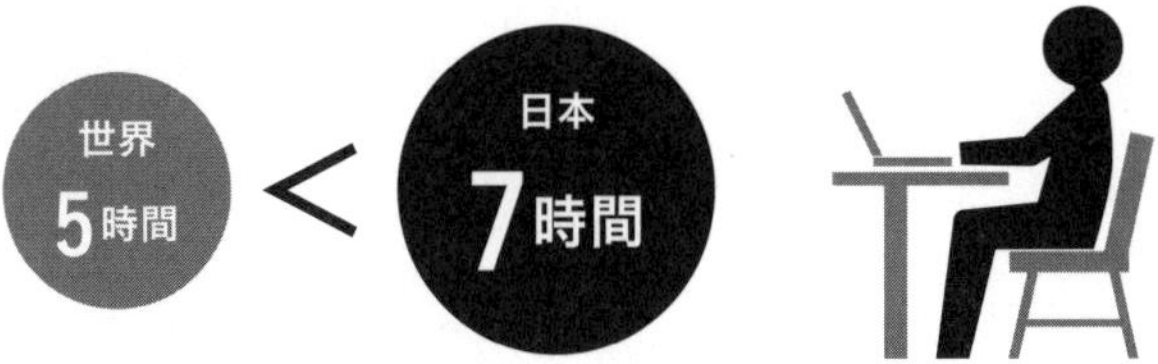

腸の働きを促すためにすきま時間に体をほぐす

同じ姿勢で固まったままだと、筋肉が収縮した状態がつづいて血流が悪くなり、腸の動きも悪くなる。すると、免疫力も下がってしまい、感染症にもかかりやすくなる。

自律神経　知っ得MEMO

寿命が縮む!?
WHOも警告する
座り過ぎのリスク

WHOによると、座り過ぎの生活は喫煙や飲酒と同様に、生活習慣病などを引き起こすリスクがあるという。また、座ったままテレビを１時間見ると寿命が22分縮むという調査結果もある。座り過ぎは健康を脅かす大問題なのだ。

座りっぱなしの状態を避けるためにも、立ち上がって腰を回したり、背中を伸ばしたりして、腸に外側から刺激を与えるとよい。首を回したり、手足を動かして、同じ姿勢でいることを避けよう。目安は1時間座ったら、数分のストレッチを行うこと。

仕事の合間や食後の休憩中、家事などのすきま時間に気分転換を兼ねておこなえば、上がりっぱなしだった交感神経が落ち着いて、腸のぜんどう運動が促されるだろう。

すきま時間にできる簡単ストレッチ

すきま時間の簡単なストレッチで、腸に体の外側から刺激を与え、活性化させることができる。仕事や家事のすきま時間を見つけて、無理せずにできる範囲でおこなうとよいだろう。

①「肩甲骨をゆるめる」

片腕を前に出し、ひじを曲げ手首を上に持ってくる。反対側の手でひじを固定し、手首をグルグル回す。これを左右同様に5回ほどおこなう。

②「股関節をゆるめる」

椅子に深く座り、片足を反対側のひざの上に乗せ、足首をグルグル回す。左右の足を同様におこなう。

③「腰回し」

背筋を伸ばして立ち、左手で肋骨の下、右手で腰骨の上を強くつかむ。そして肛門を締めながら、腰を右回り、左回りに大きく8回回す。左右の手を入れ替えて同様におこなう。

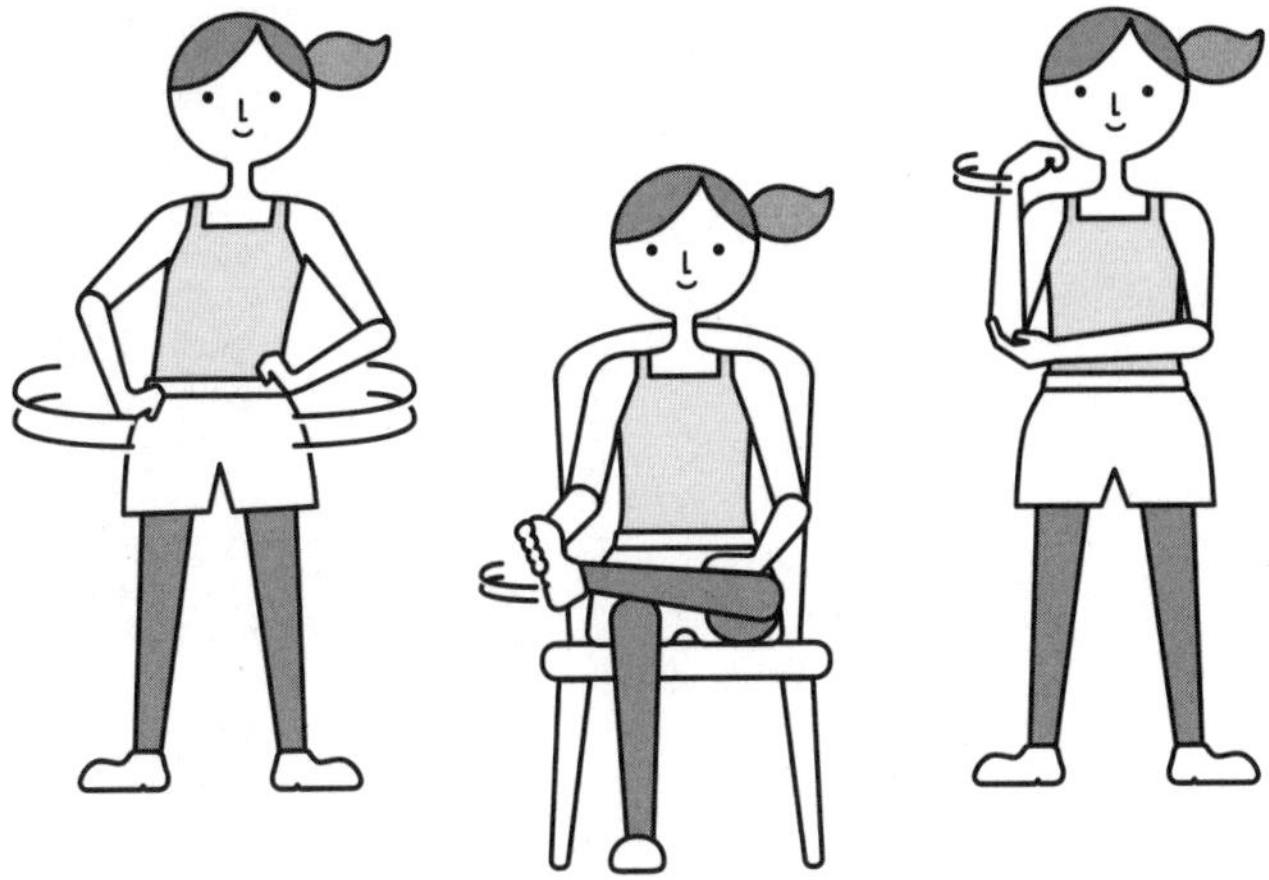

④「**足首ゆらし**」

足首をつかんで片足立ちになり、かかとをお尻に引き寄せ、そのままの姿勢で足首を10秒間ブラブラゆらす。

かかとをつかんでいないほうの手は腰にあてる。バランスがとれないときはどこかにつかまる。

⑤「**お腹ひねり**」

椅子に腰掛けて右脚を上にした体勢で両脚を組み、上にした脚の方向にお腹をひねる。このとき右手で椅子の背をつかみ、左手で脚が動かないように押さえる。左側も同様にお腹をひねる。

仕事や家事の合間に時間ができたら、これらの簡単ストレッチで自律神経を整えよう。

午後からのパフォーマンスを最大限に上げる！昼食は重要な中継ぎピッチャー

KEYWORD 昼食

食べることに集中して自律神経をバランスアップ

「疲れない体」をつくるためには、昼食はとったほうが望ましい。

昼食とは、野球にたとえれば、その日一日を勝利に導く大切な「中継ぎ」ピッチャーといえる。午後からのパフォーマンスを上げるためにも、昼食は欠かせない。

昼食でのポイントは、食事を楽しむことである。気になることがあっても、「おいしい」ものを楽しんで食べることに集中することが重要だ。なぜなら、何か別のことを考えながら食べていると、胃液の分泌も腸のぜんどう運動も弱くなり、うまく消化できなくなってしまうからだ。そうなると、せっかくとった食事が心身のエネルギーに変わってくれないうえに、胃もたれ、腸内環境の悪化などを引き起こし、せっかく朝に整えた自律神経のバランスを乱すことになってしまう。ゆっくり

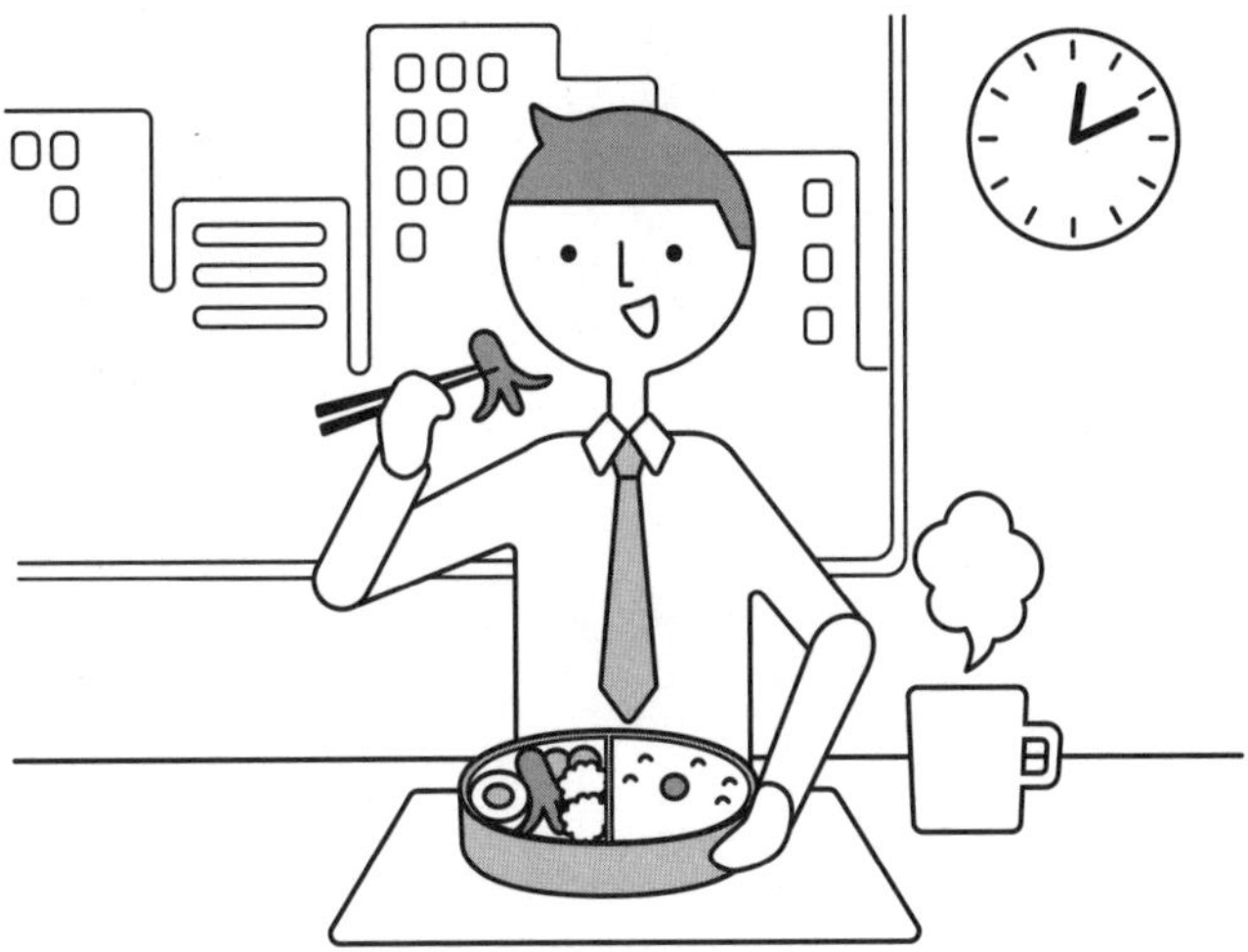

よく噛んで食べれば、消化・吸収＝腸内環境もよくなる。
「食べることに集中する」というのは、それだけで、自律神経を整える効果もある。
ランチタイムは、自律神経を整えるための絶好の「バランスアップタイム」でもあると心得よう。

自律神経　知っ得MEMO

『孤独のグルメ』＝「マインドフルネス式食べ方」のすすめ

食べるのに集中することで、「瞑想」を手軽に実践できる。これが「マインドフルネス」だ。テレビドラマ『孤独のグルメ』のように、心のなかで食べ物の見た目、匂い、味、食感を順番に集中して味わうのがおすすめだ。

夕食は遅くとも夜9時前に終えるのが理想 腹五分目、消化にいいメニューもポイント

KEYWORD ＞ 夕食

夕食を早めにとることで副交感神経のバランスを高める

　副交感神経の働きを高め、腸内環境を整えるには、朝、昼、夕の食事を欠かさないこととともに、その食事をとる「時間」も重要。夕食をとる時間は、早ければ早いほどいい。夕方5時以降、早ければ早いほど、副交感神経のバランスを高める質の高い夕食になる。

　ただし、朝、昼、夕の3食の間隔が短過ぎるのはよくない。なるべくなら、食べたものが小腸を通り過ぎるのに必要な5時間は空けるようにしたい。食事と食事の間隔が近過ぎると、腸にストレスがかかり、腸内環境が乱れる原因になることもある。

　また、「食べ終える時間」もポイントになる。理想は、就寝の3時間前、夜9時までを目安に「おいしい」ものをゆっくり、よく噛んで、楽しんで食べ終えてしまうことだ。

　もし夕食の時間が夜9時を過ぎてしまうの

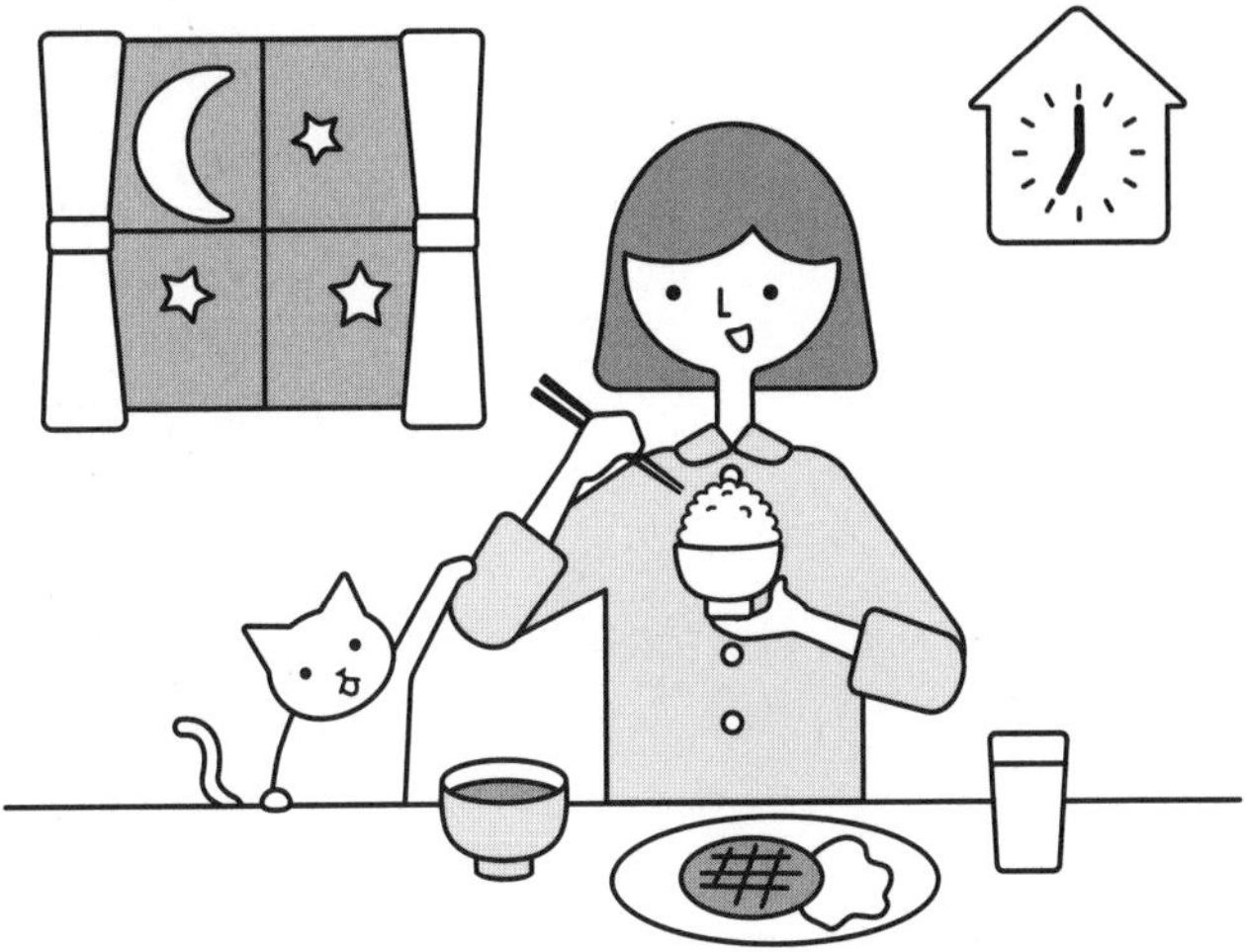

であれば、量を抑えよう。目安は、「腹五分目」。中身も軽めにすること。消化しにくく腸に負担がかかる揚げ物やラーメンなど、炭水化物メインのメニューは避けて、魚や鶏肉など、なるべく脂の少ないタンパク質と野菜を中心にするとよい。これで遅くなった夕食のデメリットを最小限に抑えることができる。

自律神経　知っ得MEMO

焼肉やステーキなど肉をがっつり食べたいときのコツ

夜の暴飲暴食は、翌日の疲れにつながってしまいがち。でも、どうしても肉が食べたいこともあるだろう。がっつり肉を食べるなら、できるだけ早い時間に。また、炭水化物はとらず、付け合わせの野菜だけを食べるのがコツだ。

良質な睡眠をしっかりとる&すっきり目覚めるには夜12時までに眠ること

KEYWORD 就寝

睡眠不足＝質の悪い睡眠は自律神経のバランスを乱す

せっかく食事や運動で自律神経を整えても、睡眠不足、すなわち質の悪い睡眠をとっていたのでは、それが台無しになってしまう。質の悪い睡眠は、自律神経を乱しやすいと、研究を進めるほどに痛感させられる。

若い頃は多少夜更かししても大丈夫でも、年を重ねると大きな影響が出る。睡眠の質が悪く、自律神経のバランスが乱れたままで目覚めた朝は、鏡を見ると、自分自身がぞっとするほどだ。疲れが全身から出ている。

だから私も50代半ばを迎えてから、仕事が終わるのが早ければ夜11時に、遅くとも12時には就寝するよう意識している。これは睡眠時間を長くするということが目的ではなく、腸の消化活動が活発な夜12時に眠っている状態にするためである。夕食後の3時間は副交感神経の活性がピークになるので、それが夜

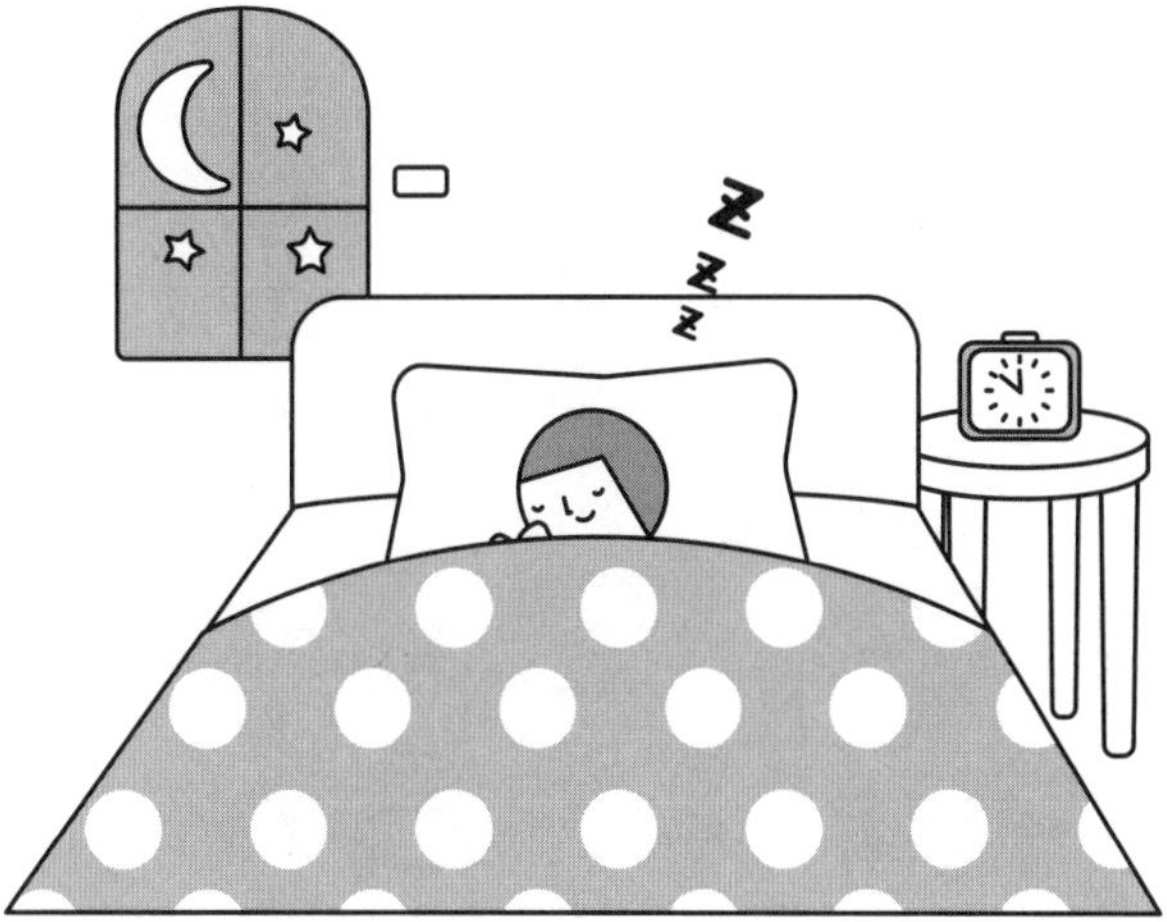

の12時すぎというわけだ。この時間に安眠していれば、副交感神経の働きによって腸内環境が整い、消化・吸収がきちんとおこなわれるのだ。

目標は夜11時、遅くとも12時までには就寝すること。質の高い睡眠によって、翌朝は爽やかな目覚めと快便が約束される。

自律神経　知っ得MEMO

睡眠時間は長ければ長いほどいいわけではない!?

睡眠時間は6.5～7.4時間が健康によいといわれている。しかし、5時間以下より、8時間以上と長い人のほうが、健康を害するリスクが高くなるというデータもある。時間ではなく、いかに質の高い睡眠をとるのかが大事だ。

自律神経にまつわる名言

昔の人がやっていない「ダイエット法」「食事術」には軽々しく飛びつかないほうがいい

小林弘幸

順天堂大学医学部教授

第２章

腸内環境を整えて底力をつける！

腸活で自律神経を整える

腸は「第二の脳」ともいわれる重要な器官であり、
自律神経にも大きな影響を与えている。「腸活」で
腸内環境を良好にし自律神経のバランスを整えよう。

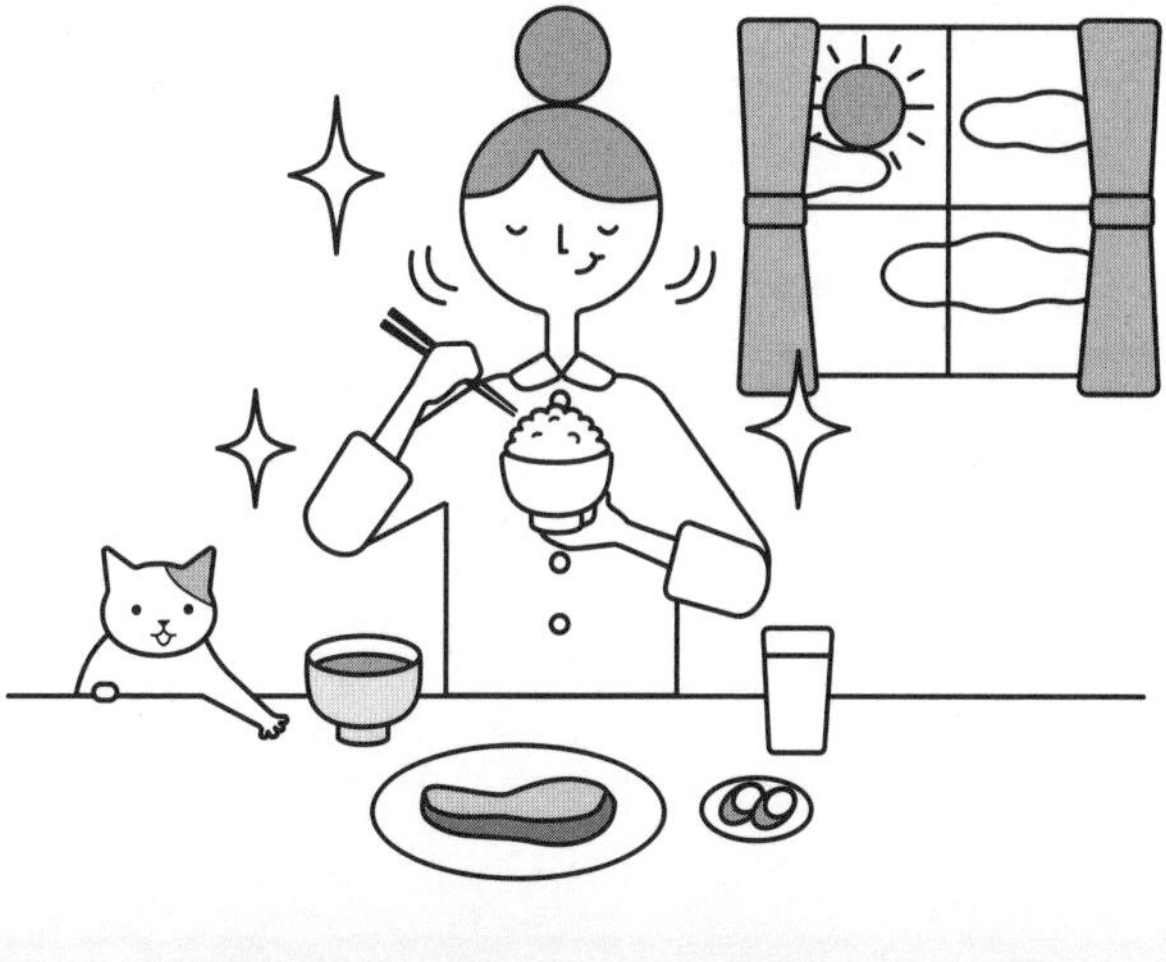

自律神経の一日のリズムに合わせて食事をとることがバランスを保つ

KEYWORD > 食事

交感神経と副交感神経の理想的なバランスの要は「食事」にある

自律神経には活動しているときに活発に働く「交感神経」と、リラックスしているときに活発に働く「副交感神経」がある。交感神経はクルマのアクセルのようなもので、副交感神経はいわばブレーキだ。

交感神経と副交感神経は片方が活発なときはもう片方の働きが抑えられるという特徴があり、一日のなかでバランスをとりながら働いている。

健康な人なら、朝起きてから日中の活動時間のあいだは交感神経が優位になり、夕方から夜にかけては副交感神経が優位になるという、ゆるやかなリズムの波がある。

これがどちらかが極端に優位になるとバランスが崩れ、心身に影響が出てしまう。自律神経の理想的なバランスを保つためには、「食事」が重要な鍵となるのだ。

理想的な自律神経の一日のリズム

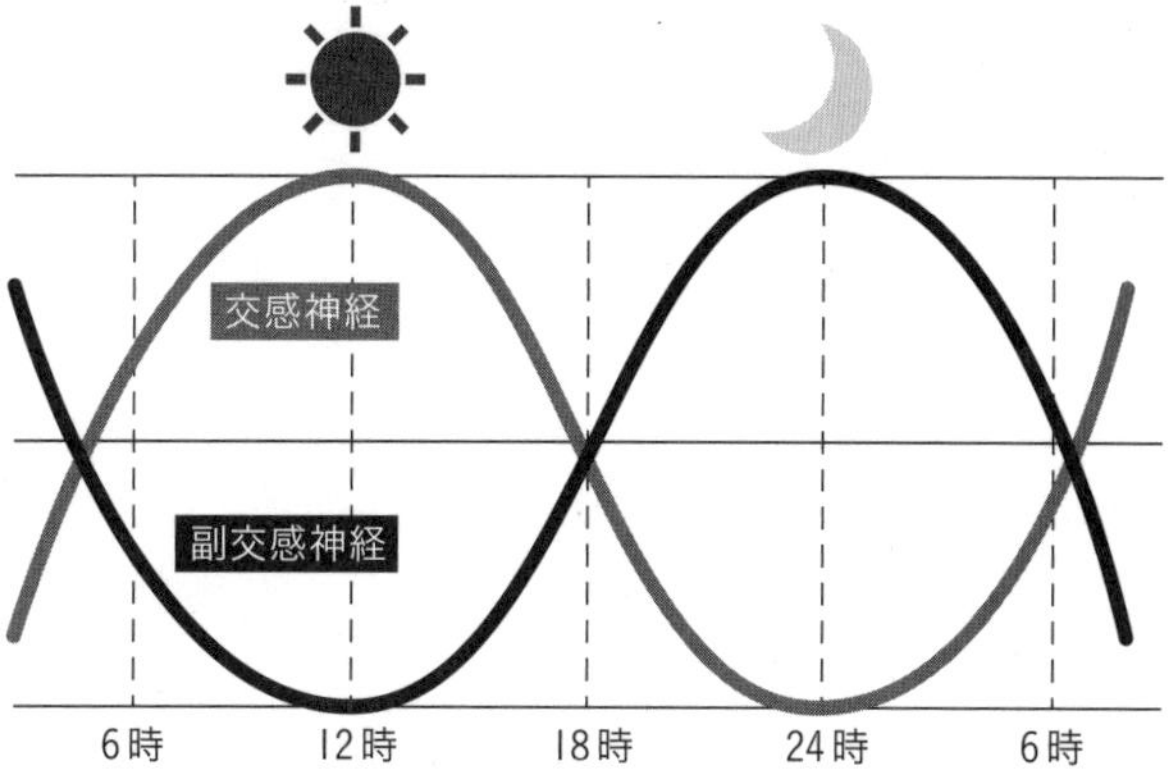

自律神経　知っ得MEMO

長寿の人に肉好きが多いのは理由がある

肉好きな元気な高齢者をよく見かける。自律神経の原料はタンパク質である。植物性より動物性タンパク質のほうが、必須アミノ酸の含有量が多い。肉の良質なタンパク質が自律神経の働きを高めるので、健康を維持できるのだろう。

腸活を成功させる秘訣は「朝」！朝食を抜くのはよくない

朝は自律神経が副交感神経から交感神経に切り替わる時間帯だ。朝食は、そのスイッチを入れるためにも欠かせないものである。朝食を食べることで交感神経が活発になり、すっきりと目が覚める。

また、食事をしたことで腸が刺激され、副交感神経の働きも高まる。二つの自律神経のバランスが高いレベルで保たれ、気持ちのいい一日のスタートを切ることができるのだ。

食欲がないときは、まずは水を飲むのもいいだろう。コップ1杯の水でも腸は刺激され、副交感神経の働きを高めることができる。

朝食を抜いてしまうと昼食後の血糖値の急激な上昇につながってしまう。高血糖は肥満や生活習慣病のリスクとなるので、かならず朝食はとるようにしよう。

昼食の食べ方を工夫し自律神経の急激な変化を防ぐ

午後、昼食をとったあとに会議があったりデスクワークがつづいたりすると、どうしても眠くなってしまうことがある。

これは、食事中は交感神経の働きが活発になっていて、食後は腸が動き出すことによって副交感神経が優位になるという仕組みが関係している。食後、副交感神経が急激に上昇すると、眠気を誘発してしまうのだ。

昼食をとる際は、自律神経の急激な変化を防ぐことが重要である。そのために必要なのは、食事のとり方を工夫することだ。

昼食は、自律神経が急転換しないように、腹八分目の量を、ゆっくりよく噛んで食べるのがポイントである。ゆっくり噛むことにより、交感神経の急上昇を抑えることができ、食事中から副交感神経もゆるやかにアップしていく。それにより、午後の眠気を抑えることができる。もし、ゆっくり食べる時間がなければ、量を少なめにするなど工夫をしよう。

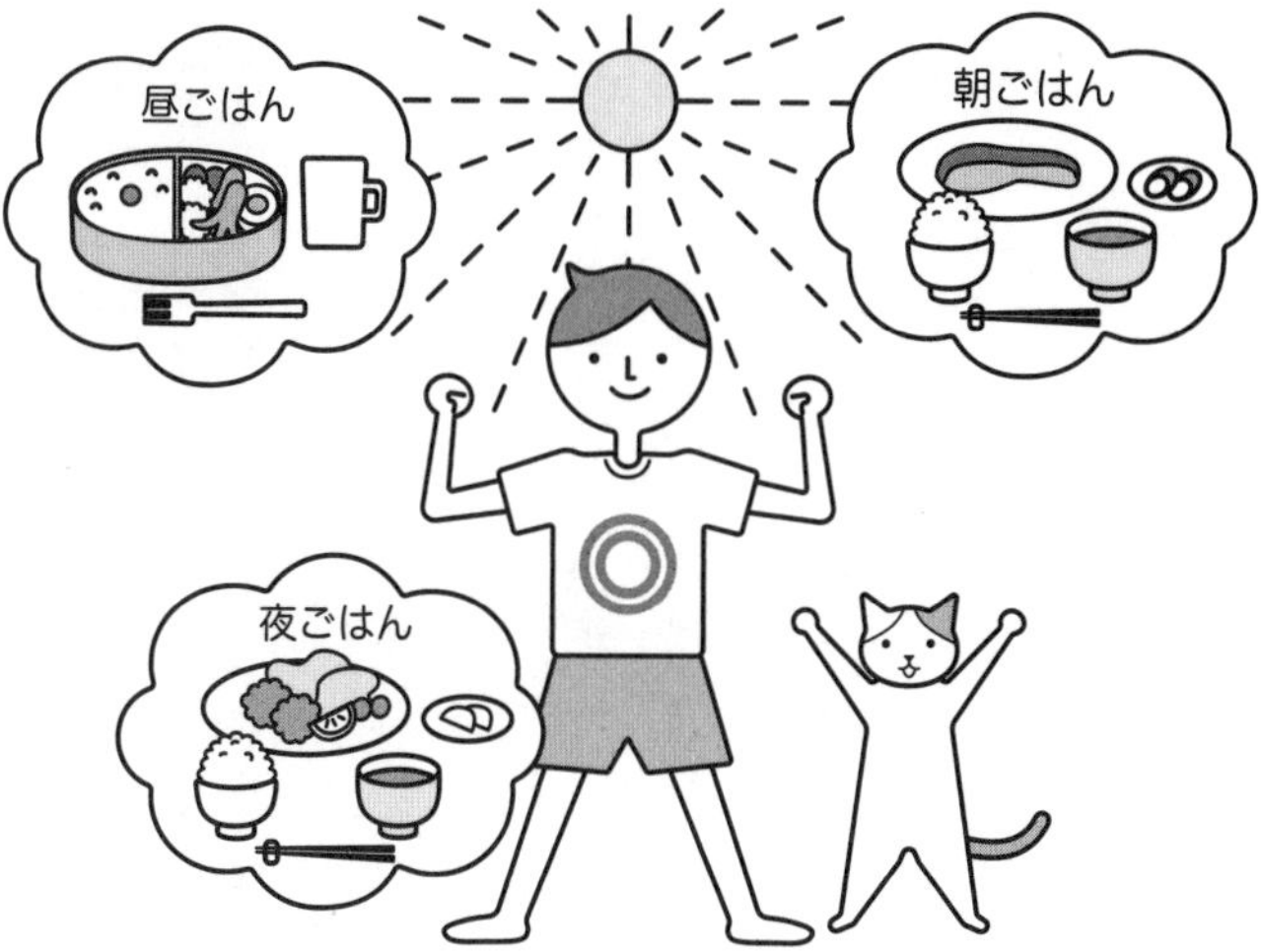

夕食はタンパク質、野菜など栄養価の高いものを

夜は副交感神経が優位に切り替わっていく時間である。副交感神経が高まると、心身はリラックス状態になるが、逆に胃腸の働きは活発になる。

消化吸収が盛んにおこなわれるので、夕食には栄養価の高いタンパク質や野菜をしっかりとることを意識しよう。

そして、夕食は就寝する3時間前までには済ませるようにしたい。食事中は交感神経が活発になっているので、食べてすぐに寝てしまうと、交感神経が高いままで腸の働きを鈍らせてしまう。そうすると胃腸の消化吸収が間に合わず、栄養が脂肪として蓄積されてしまうのだ。

暑さ・寒さでも自律神経のバランスは変動
四季の変化に応じて食事のとり方も変える

KEYWORD 〉気候変動

自律神経のバランスの変化に無理なく即した食生活が理想

自律神経というと、日内変化に目が行きがちだが、一年の動きでいうと、季節によってもバランスが大きく変動している。季節の変わり目は、気温や気圧が大きく変化するため、自律神経が対応できずに体調を崩したり風邪をひいたりすることが多い。

自律神経のバランスが崩れることで、免疫システムにも差し障りが生じ、ウイルスや細菌などに感染してしまいやすい。

大づかみにいうと、気温が上がる夏は副交感神経が優位になりがちで、気温が下がる冬は交感神経が優位になりがちである。

夏に香辛料を使ったものが食べたくなるのは、食欲を増進する作用のみならず、交感神経を高めるのに適した食材だからだ。

冬は体が血管を収縮させ体温を上げようとするので、交感神経の働きが優位になる。胃

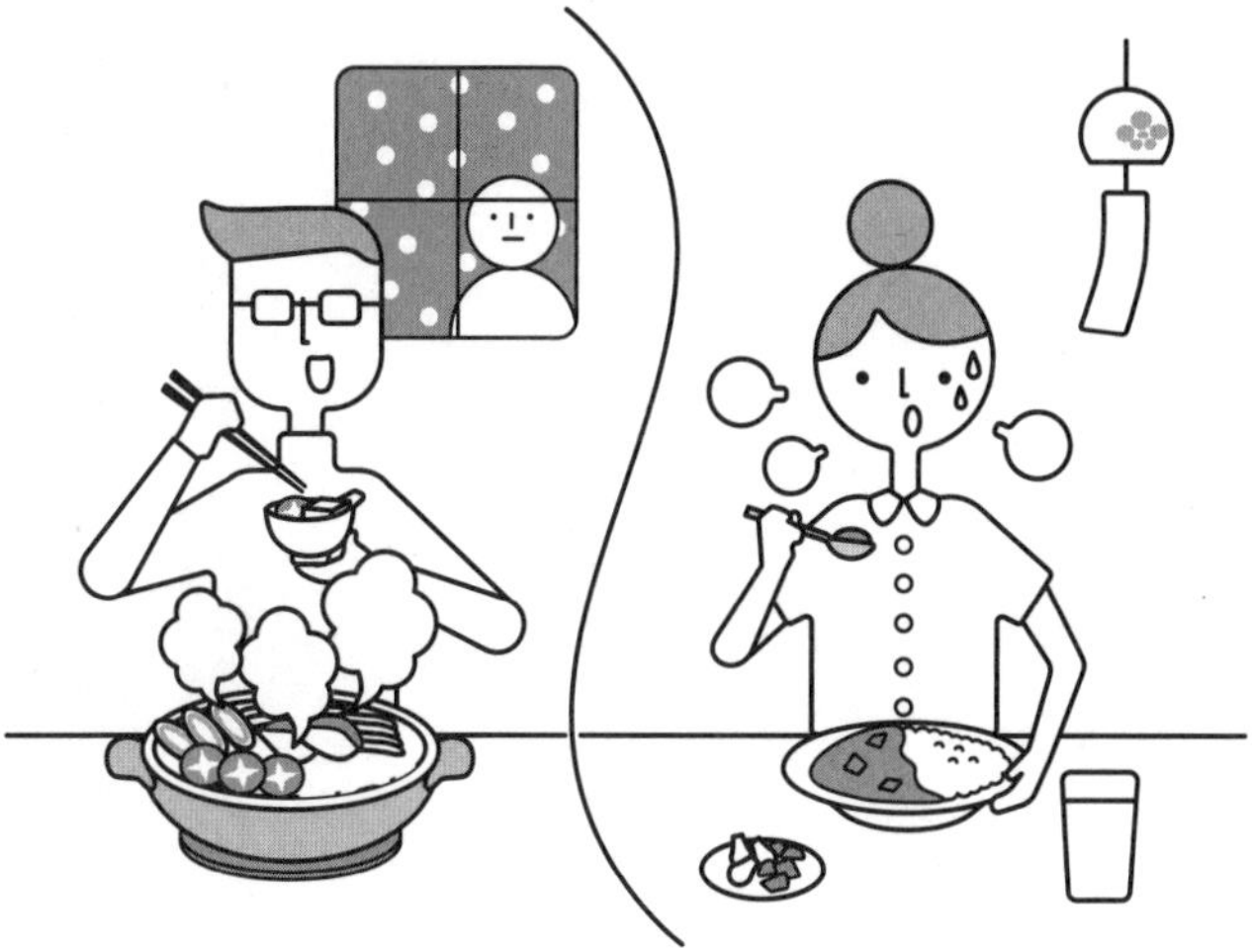

に負担のかかる料理より、消化のよいものを食べたほうが体の働きに即している。

季節の変わり目に体調を崩してしまう人が多いのは、自律神経がうまく対応できていないことが要因といえる。高いレベルで自律神経のバランスを保ち、体調管理に役立てるよう留意してほしい。

自律神経　知っ得MEMO

自律神経のバランスをもっとも崩しがちな春に注意

春は環境の変化にともない自律神経のバランスを崩しがちな季節だ。冬から春へと気候が変動し、交感神経が優位な状態から副交感神経が高まっていく。体調不良からメンタル面に支障をきたすことも、ままあるので要注意だ。

腸内環境を改善することが心身ともに衰えない「底力」のもとになる

KEYWORD 交感神経優位

加齢とストレスの要因によって副交感神経の働きが下がる

体のなかにとり入れた栄養素を吸収し、毒素を排出してくれる腸は、「第二の脳」ともいわれるほど大事な器官である。しかも「腸」は、自律神経のバランスを整えるためにも、極めて重要な役割を果たしている。

なぜなら、腸内環境を改善して腸がしっかり動くようになれば、副交感神経の働きが格段に高まるからだ。それが、年を重ねても衰えない「底力」をもたらしてくれる。

副交感神経の働きは、男性で30歳、女性で40歳をめどにガクンと下がる。しかも現代は、「交感神経優位」のストレス社会。ただでさえ、加齢によって下がった副交感神経の働きが、ストレスによってさらに下がりがちだ。

そうなると、心身ともに「底力」が失われていく。血液の流れ（血流）が悪くなり、心身は緊張し、免疫力や体力も低下して、不眠

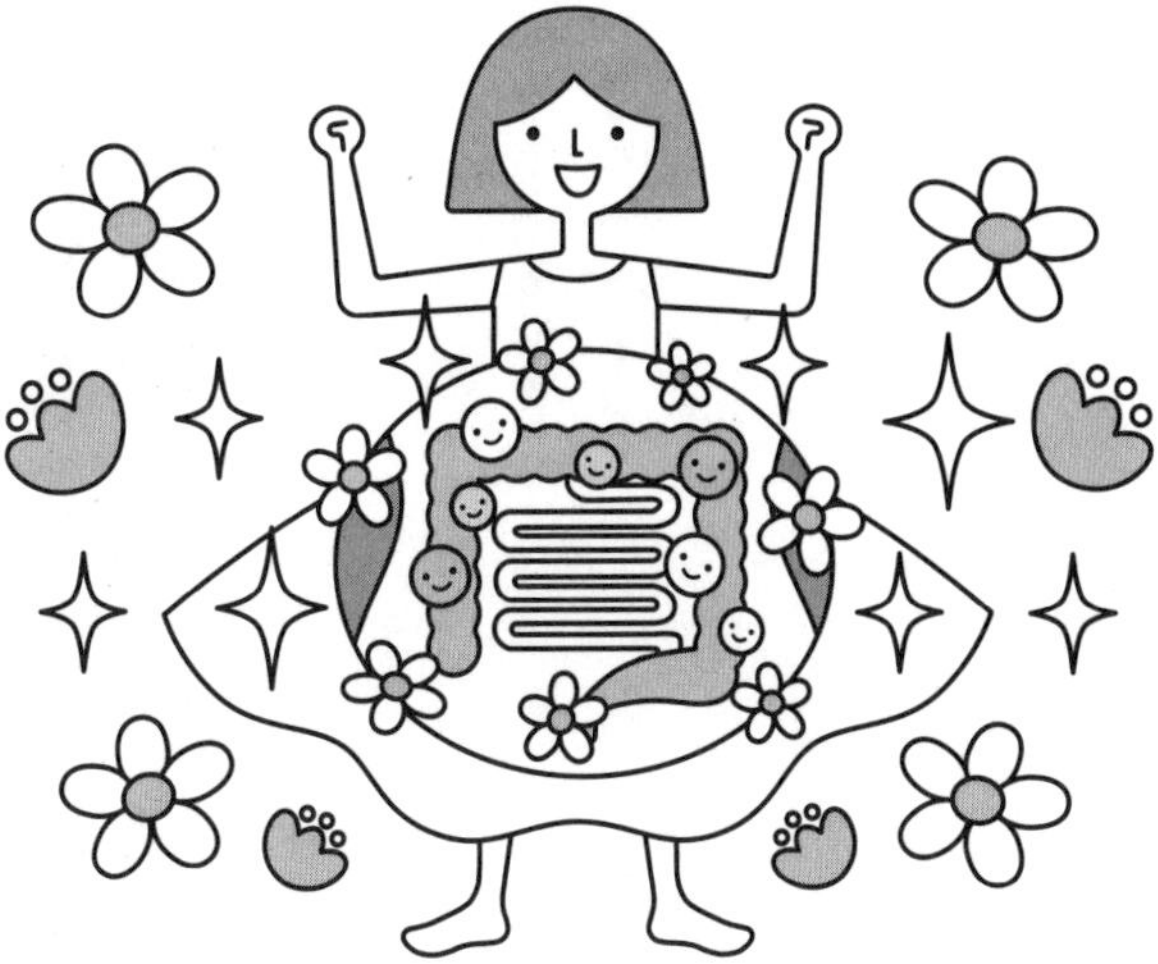

や肩こりなど不具合が出てくる。血流が悪くなり、血液がドロドロになると、臓器の働きが悪化し、代謝は落ちて太りやすくなり、生活習慣病にもなりやすい。

しかし、腸内環境を改善すれば、人生は劇的に変わる。「細胞の生命力」がよみがえり、心身ともに「底力」がついてくるのだ。

自律神経　知っ得MEMO

副交感神経の働きいかんで人生が変わる

私は医師として便秘外来も担当しているが、患者に接していて、腸の環境を変えると人生も変わることを痛感する。腸内環境を改善することで副交感神経の働きが高まると、自律神経のバランスが整い、心身ともに「底力」がついてくるのである。

腸内環境によい栄養素を積極的にとり自律神経のバランスをとる

KEYWORD ＞ 栄養素

抗酸化物質を豊富にとって血液をサラサラにする

自律神経を理想的なバランスで維持するには、「血行」と「腸内環境」を良好に保つことが重要である。

まず、血行をよくするには、栄養バランスの整った食事が欠かせない。

偏った食生活では血液がドロドロになり、血行が滞る原因となる。ドロドロの血液は血管壁に負担をかけ、傷つけることが多い。動脈硬化を引き起こしたり、血管を詰まらせたりすることもある。心疾患や脳血管疾患など命に関わる病気を引き起こすこともあるので、ドロドロの血液を改善して血行をよくする必要がある。

血行をよくするには、抗酸化物質など血液をサラサラにする効果がある栄養素をとると効果的である。

抗酸化物質とは、体のなかの酸化を抑える

＝錆《さ》びさせない物質を指す。ポリフェノールやカロテノイドなど、果物や野菜に含まれる色素や苦みの成分、香り成分などの多くが抗酸化物質である。ビタミン類ではβカロテン、ビタミンC、ビタミンEなどがその代表として知られる。βカロテンはモロヘイヤやニンジンなどの緑黄色野菜に多く含まれ、ビタミンCはパプリカやパセリ、キウイやイチゴに多い。ビタミンEは脂溶性ビタミンで、アーモンドや植物油に多く含まれている。

また、魚や一部の植物油に多く含まれる不飽和脂肪酸をとるのもよい。不飽和脂肪酸は常温で固まりにくく、血中の中性脂肪やコレステロール値を調節する働きがあり、血液をサラサラにする。とくにオリーブオイルなどに含まれるオレイン酸は酸化されにくい脂肪酸だ。イワシやサンマなどに含まれるＤＨＡ（ドコサヘキサエン酸）やＥＰＡ（エイコサペンタエン酸）も不飽和脂肪酸の仲間である。

食物繊維は便通を改善させ腸内環境を整えてくれる

腸の働きをよくし、腸内環境を良好な状態に保つには食物繊維と発酵食品が有効だ。

自律神経　知っ得MEMO

ＵＶ対策のし過ぎでビタミンＤが不足し骨粗しょう症に!?

近年、日光の避け過ぎによるビタミンＤ不足の患者が増えている。ビタミンＤが不足すると、血中のカルシウムが少なくなってしまい、くる病や骨粗しょう症のリスクが高まる。ＵＶ対策もほどほどにしたほうがいいだろう。

食物繊維は人間の消化酵素では消化することができない物質で、分解されることなく小腸を経て大腸まで運ばれる。消化されないためエネルギー源にはならないが、分解されないからこそ腸に届いて有益に働いてくれる。

食物繊維には水溶性食物繊維と不溶性食物繊維がある。

副交感神経を優位にする点では、水溶性食物繊維が有効である。水溶性食物繊維は水に溶けてゲル状になる性質を持っている。便に水分を与えてやわらかくするので、腸内の老廃物をスムーズに排泄する。また、善玉菌と悪玉菌が共存する腸内環境のバランスを整える。

不溶性食物繊維は胃や腸で水分を吸収して大きく膨らむので、腸を刺激してぜんどう運動を活発にしてくれる。

発酵食品には善玉菌が多く含まれ、腸内環境を整えてくれる。みそやヨーグルト、チーズ、漬物、キムチなどが発酵食品だ。

自律神経の機能に働きかける必須アミノ酸を有効に摂取する

タンパク質を構成するアミノ酸は、自律神経の機能に働きかける。体内でつくることができないアミノ酸を必須アミノ酸といい、食品から摂取しなければならない。必須アミノ酸は9種類（イソロイシン、ロイシン、リジン、メチオニン、フェニルアラニン、スレオニン、トリプトファン、バリン、ヒスチジン）あり、それらがバランスよく含まれている卵や肉などをとるのが望ましい。

良質なタンパク質は、自律神経のバランスを整えてくれる。

交感・副交感神経を高める栄養素

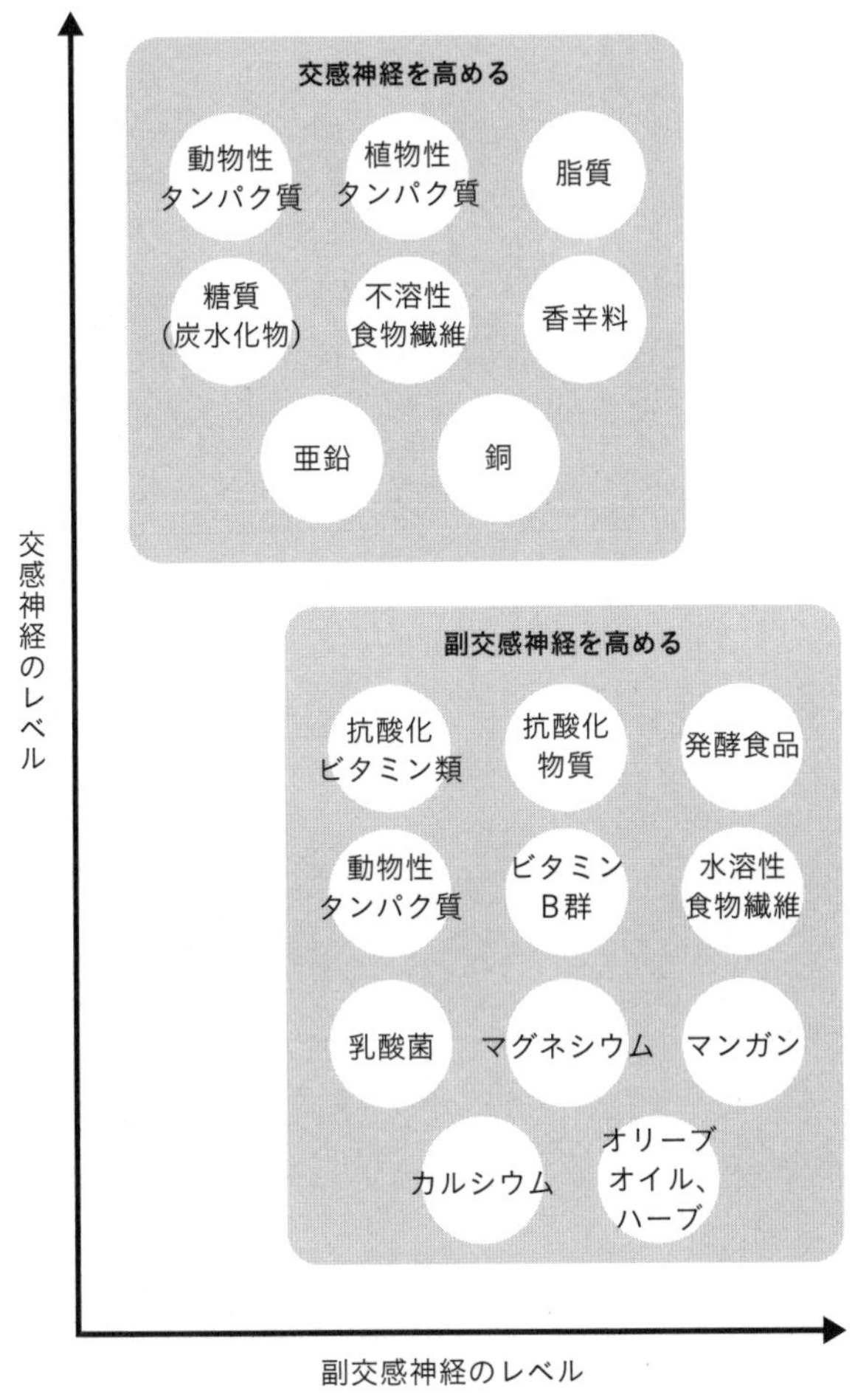
交感神経を高める
動物性タンパク質
植物性タンパク質
脂質
糖質（炭水化物）
不溶性食物繊維
香辛料
亜鉛
銅
副交感神経を高める
抗酸化ビタミン類
抗酸化物質
発酵食品
動物性タンパク質
ビタミンB群
水溶性食物繊維
乳酸菌
マグネシウム
マンガン
カルシウム
オリーブオイル、ハーブ
交感神経のレベル
副交感神経のレベル

腸には適度な刺激が必要
腸内環境を整えるためには一日3食がベスト

KEYWORD＞腸

食事＝腸への刺激という意味で
一日3回の食事がベスト

自律神経のバランスを整え、心身ともに健康に過ごすならば、一日3食とることがベストである。

それはなぜか。一日3食は、「腸内環境」を改善してくれる食べ方でもあるからだ。

世の中には、運動不足、カロリー過多の現代社会においては「一日1食で十分」「一日2食で十分」というようないろいろな意見がある。単に「栄養を補給する」とか、「ダイエットのため」という観点から言えば、それもうなずけないことはない。

ほとんど運動しない人が、一日3食、食べ過ぎてしまえば、もちろんそれはカロリー過多で肥満、メタボの道を進むことになる。

しかし、あえて私が一日3食がベストだと述べるのは、「食事＝腸への刺激」という意味もあるからだ。

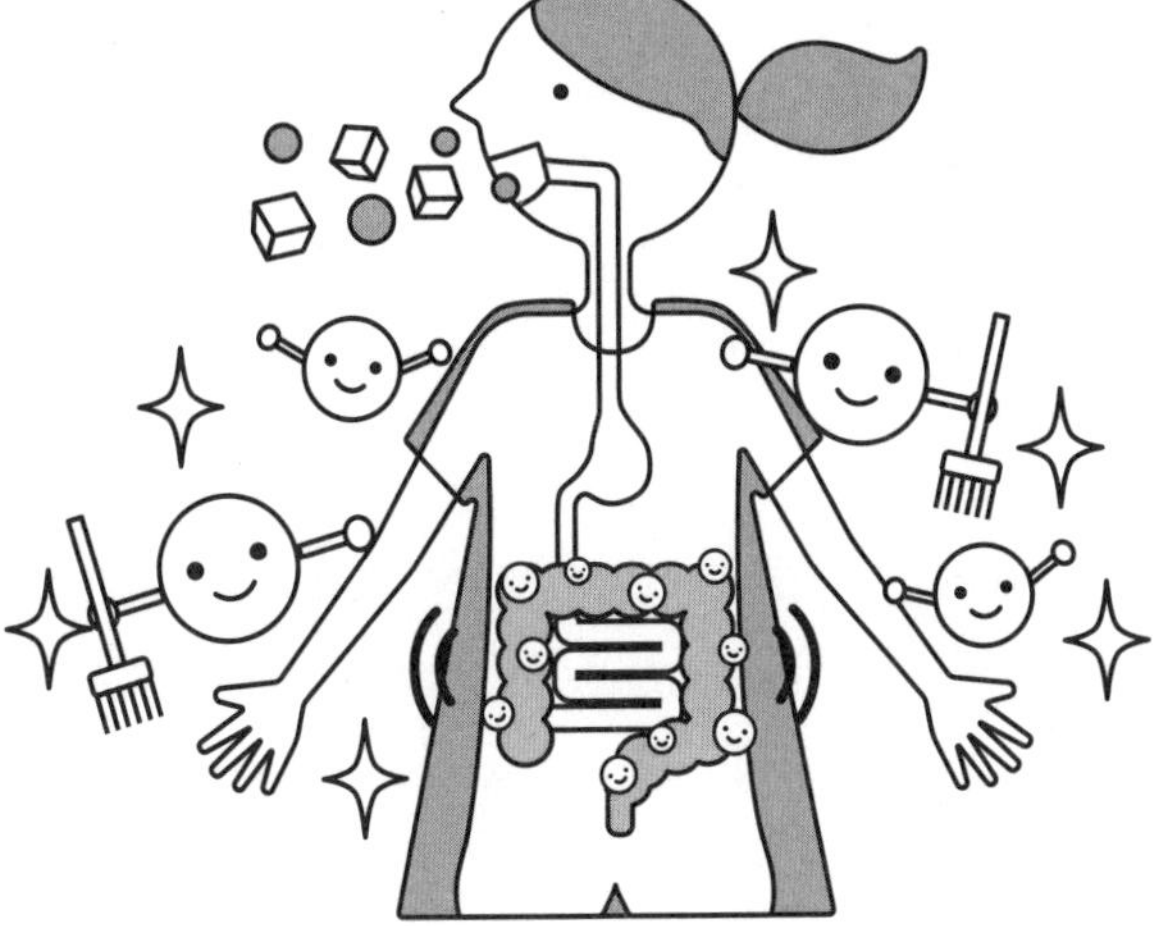

腸には適度な刺激と休息が必要 メンタル的にも食事は一日３回

腸というのは、なかなかユニークな臓器で、刺激が加わると動くという性質を持っている。実際、手術のときに腸をポンとたたくと、グーッと動き出すのだ。便秘のとき、お腹を

自律神経　知っ得MEMO

メタボの防止にも一日２食より３食食べるほうがよい

食事は単なる栄養補給ではなく、腸を動かし自律神経を刺激する役割を果たす。自律神経の小さな変動を一日３回起こすことで、余分な疲れやストレス、脂肪を溜めこまない体になる。メタボ防止には２食より３食のほうがよいのだ。

マッサージすると腸が動き出して排便を促すことができたりするのも同じ原理だ。

そして、じつは「食事」というのも、腸への刺激なのである。

つまり、一日に1回しか食事をしないということは、一日に1回しか腸に刺激を与えられないこと。同じく、一日に2回なら、2回だけしか腸に刺激を与えられないということだ。それでは少な過ぎる。

逆に、一日中、ひっきりなしに食べつづけるというのは、腸への刺激が強過ぎて、腸が疲れてしまう。

腸に適度な刺激と休息を与えるためにも、一日3回の食事がベストなのである。

しかも、食事をすると体温が上がり、噛むことで脳も刺激され活性化する。

また、メンタル的にいえば、ものを「おいしく」食べると、それだけで副交感神経の働きが上がって落ち着くという効果もある。

朝食をいちばんの鍵と考えると便秘も見違えるように改善する

そして、「腸内環境」の改善のためにも、いちばんの鍵は、「朝食」である。

昔から、「朝食は金、昼食は銀、夕食は銅」、3食のなかでも朝食がもっとも重要だといわれてきたのには、やはり、何百年、何千年にもわたって培われてきた先人の深い知恵があるのだ。

実際、長年、頑固な便秘に悩まされ、腸内環境が最悪だった人も、一日3食、とくに朝食を大事にとるということを始めただけで、便秘が解消し、腸内環境も見違えるように改善されたというケースがたくさんある。

「朝食は金 昼食は銀 夕食は銅」はヨーロッパのことわざ

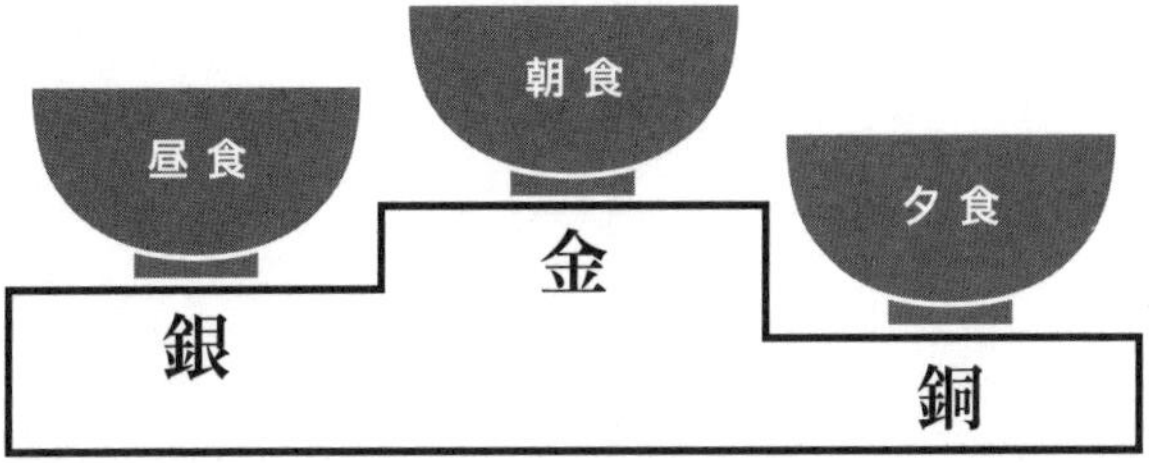

ヨーロッパには「朝食は金 昼食は銀 夕食は銅」ということわざがあり、「朝食は、一日の活動源となるゆえ、しっかりととる」「昼食は、午後の活動に影響を及ぼさない程度にとる」「夕食は、あとは寝るだけだから控えめにとる」という食生活の心得である。

朝食を朝のルーティンにして朝食の内容にもこだわる

これまで朝食をとっていなかった人ほど、効果は大きい。朝食をきちんととるだけで体調がよくなり、一日を元気に過ごせて、性格まで変わってしまうこともあるくらいだ。朝のルーティンに朝食は加えたほうがいいだろう。

そして、朝食はその内容も大事にしなければならない。

肉や魚、卵などの良質なタンパク質に含まれるアミノ酸、青魚やオリーブオイルなどに含まれる不飽和脂肪酸、パンやごはんに含まれる炭水化物、野菜や果物からとれるビタミン類などを、バランスよく摂取することを心がけよう。

朝食には何物にも代えがたい素晴らしい三つの効果がある

KEYWORD ＞ ぜんどう運動

副交感神経を刺激し
ぜんどう運動が活発になる

朝食には、栄養やエネルギーを補給するためだけではない、素晴らしい三つの効果が挙げられる。

一つめは、副交感神経の働きを上げてくれること。

二つめは、血流がよくなること。

三つめは、慌ただしくなりがちな朝に「余裕」を生み出すということ。

まず一つめの副交感神経について、説明しよう。

私たちの腸は、ものを食べると動き出す。朝食をとると、寝ているあいだに休んでいた腸が目覚めて動き出すのだ。

すると、どうなるのだろうか。腸のぜんどう運動は副交感神経に直結しているので、朝食をとるということで、下がりがちな副交感神経の働きがスムーズに上げられるのだ。

朝食の三つの効果

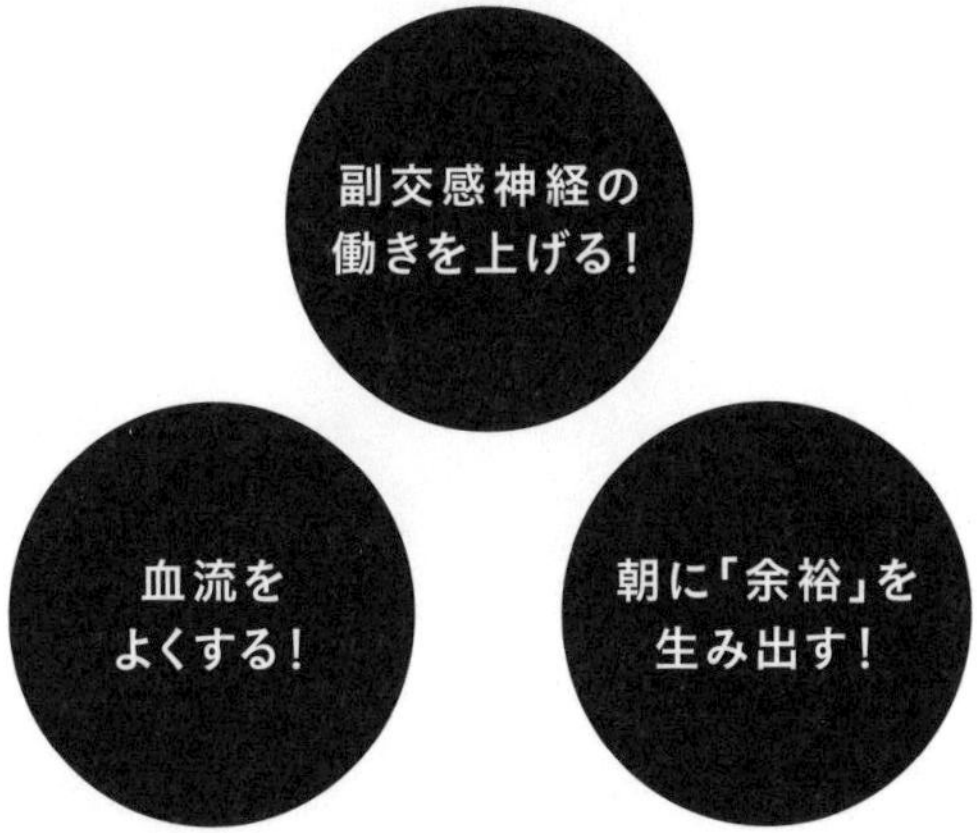
副交感神経の
働きを上げる！
血流を
よくする！
朝に「余裕」を
生み出す！

全身の血流がアップすると体温が上がり脳にも好影響

二つめの血流がよくなるということのメカニズムはこうである。

朝食をとると、消化・吸収の過程で、腸の次に肝臓が働き、肝臓に多くの血液が流れる。

自律神経　知っ得MEMO

実践するパワー・ブレックファスト

米国の超多忙なエリートビジネスマンたちが、朝食の場を利用してミーティングや意見交換をおこなうことを「パワー・ブレックファスト」という。自律神経的にも、仕事の効率のためにも、極めて理にかなったシステムである。

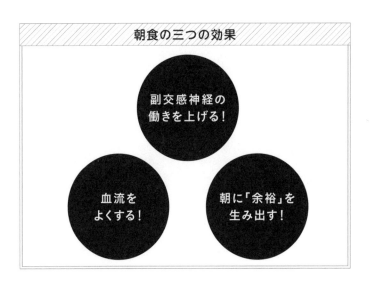

その血液がまずは心臓に流れ、それから全身の細胞をめぐることで、結果として血流がよくなるというわけだ。

たとえば、ものを食べると冷えていた体が温まる、体温が上がるというのも同じ原理だ。

だから、冷え性の人、低血圧の人は、朝食をしっかりとることで、朝の時間が充実したものになるはずだ。

しかも、心臓からの血流は、もちろん脳にも行きわたるので、午前中は頭がぼうっとして仕事にならないということは減り、朝から全開で仕事に取り組めるようになるだろう。

朝食で生まれる「余裕」が一日のパフォーマンスを左右する

そして、三つめの「余裕」を生み出す、これがもっとも強調したい朝食の効果だ。

朝食をしっかり「おいしく」楽しんでとる。そのためには、少なくとも10分、15分は食卓に向かって、落ち着く時間が必要だ。

じつは、その10分、15分がその日一日の私たちの「余裕」のもとになってくれるのだ。

朝食を抜いて、血流も下がり、ぼうっとした頭のまま、ばたばたと慌ただしく一日を始める。そのとき、自律神経のバランスは著しく乱れている。しかも、一度乱れた自律神経をリカバリーするのはかなり大変なので、その日一日、自律神経が乱れがちのまま終わってしまう。

そんな日は、パフォーマンスを発揮できるどころか、仕事上でも思わぬミスをしたり、さまざまな好ましくない結果を招くことも多い。

私自身、もともとは交感神経が高いタイプ

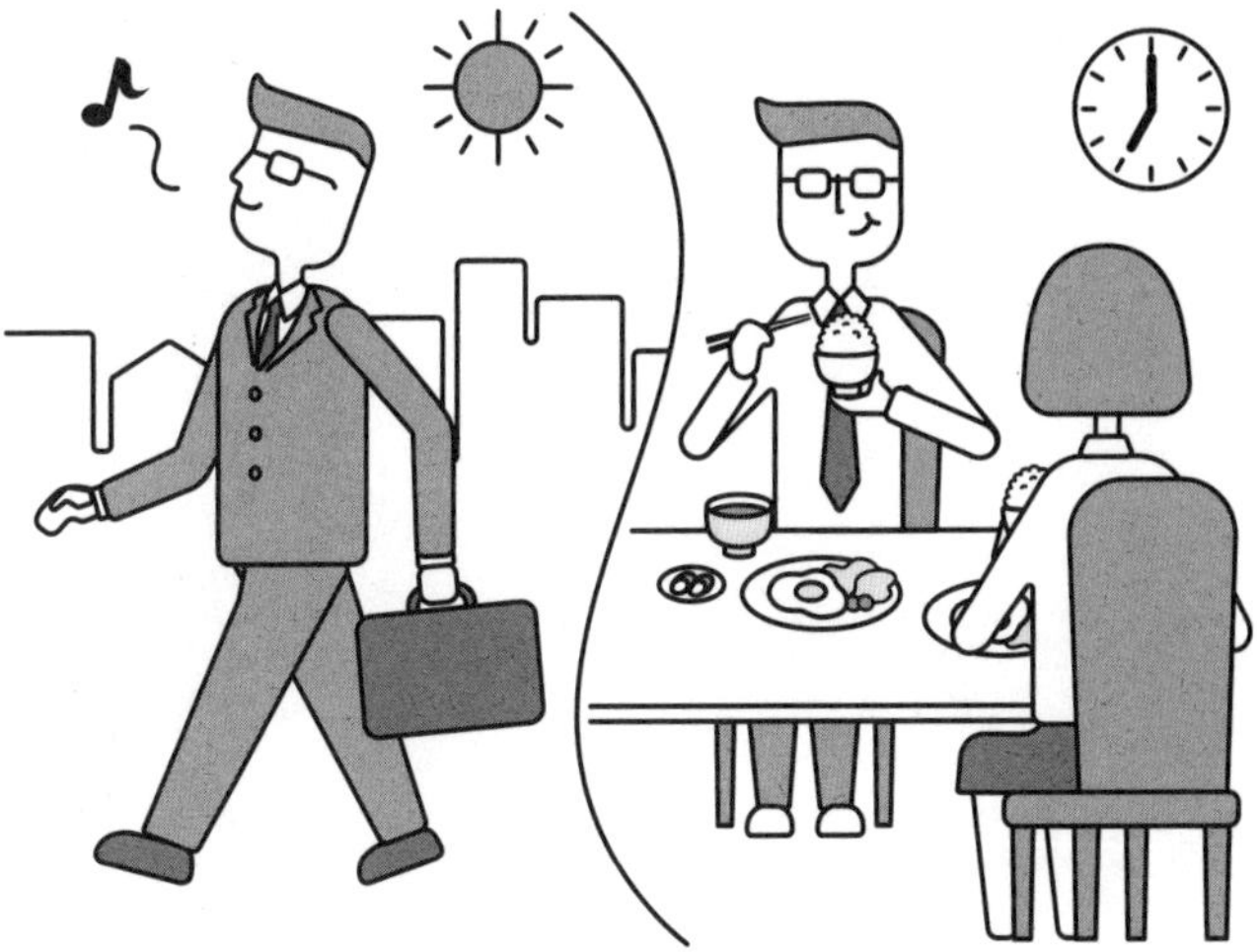

で、ちょっとしたことでカッとなったり、イライラしたりしていたのだが、朝の「余裕」を意識するようになってから、イライラすることが少なくなった。

　すると、仕事上でのパフォーマンスが上がっただけでなく、人間関係も、以前よりずっと快適でストレスのないものになった。

　素敵でカッコいいオーラは、「余裕」から生まれるものだ。

「余裕」のない人からは、素敵オーラは出てこないだろう。

　だとしたら、朝食を抜くということはもったいない習慣といえる。

　朝食は、一日のエネルギーとパワーを補給するだけでなく、自律神経を整え、パフォーマンスを上げ、素敵オーラのもとになる「余裕」を生み出してくれる。

朝4：昼2：夕4の比率でバランスよく食べることがパフォーマンスを向上

KEYWORD＞食生活

パフォーマンスを向上させるにはまずは食生活を変える

朝、昼、夕、一日3回、規則正しく、バランスのよい食事を「おいしく」楽しんで食べることが、自律神経のバランスを安定させることにつながる。

無理なダイエットをしなくても自然にベストの体重・体形をキープすることができ、心身ともに健康で、ここぞというときにも底力を発揮できるポテンシャルも身につく。

そのため、私は、たとえばプロスポーツ選手のパフォーマンス向上の指導をするときも、まずは「食生活」を変えることを最優先事項の一つにしている。

その人を変えようとするとき、その内側（心＝メンタル）から変えるのは至難の業だ。

私自身、もしも誰かから、「まずは、あなたのメンタルや性格を変えて、もっと意志が強い人間になりなさい」と言われても、実行

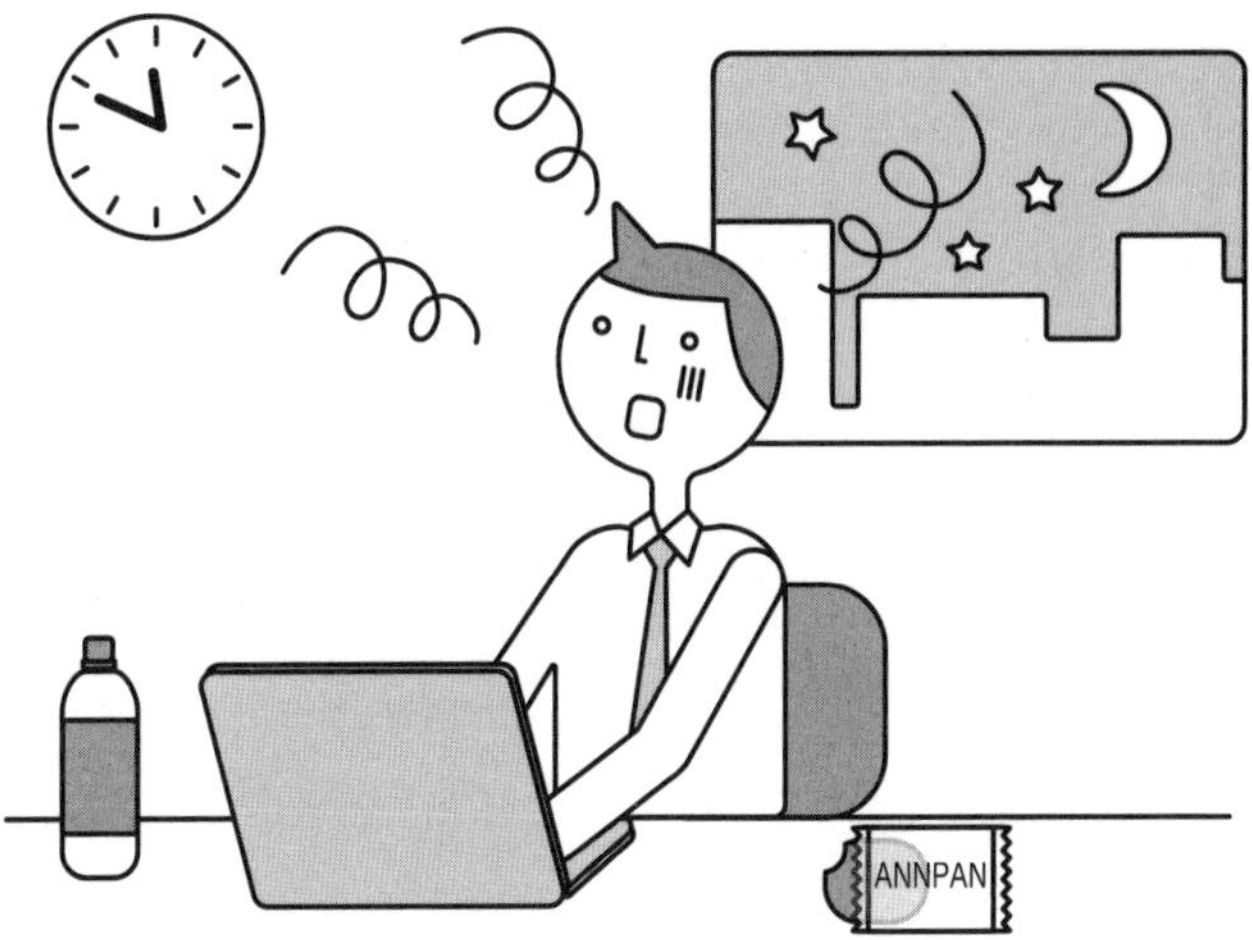

するのは難しい。途方に暮れて、揚げ句の果てには自己嫌悪、自己否定に陥ってしまうかもしれない。

それでは、パフォーマンスが向上するどころか、ストレスによって自律神経も乱れてしまう可能性がある。

けれども、「食生活」を変えるのは、意外

自律神経　知っ得MEMO

30代以降は副交感神経を常に意識する

現代人はストレス過多で、交感神経が優位になりがちだ。とくに30代からは自律神経のバランスがガクンと悪くなるので、副交感神経の働きを上げるように常に意識しよう。朝食を抜いて、昼食でパワーを挽回するのは無理である。

と簡単だ。

メンタルと違って、やることが目に見えて具体的につかめるので、実際に行動に移すのも、それほど強い意志は必要ないといえる。

朝食は先発ピッチャー 昼食は中継ぎ、夕食は抑え

「おいしくて」ストレスのない一日3食の食事をとるときのポイントは、食べ方である。つまり、3食における量の配分と時間だ。

朝、昼、夕の量の配分の理想は、朝4：昼2：夕4。

それがきつかったら、朝4：昼3：夕3。あるいは、朝3：昼3：夕4。

夕食はできるだけ、夜9時前に済ませること。もし、どうしても夜9時を過ぎなければ食べられないなら、夜はごく軽めにして、量の配分は朝4：昼2：夕2。

つまり、一日3食のなかで、「朝食」こそ必須、もっとも大事にとるべきものなのだ。

朝4：昼2：夕4。朝食を必須にして、できるだけしっかり食べ、昼は軽めに済ませるように心がける。

夕食は一日の終わりの楽しみであるから、好きなものをゆっくり時間をかけて楽しんで食べる。それだけで、心身のパフォーマンスは驚くほど変わってくる。

野球にたとえるなら、朝食は先発ピッチャー、昼食は中継ぎ、夕食は抑えというイメージだ。

つまり、朝食は人生に勝利するための先発ピッチャー。パフォーマンスを劇的にアップさせるためには、朝食こそパワーの源といえる。

食事の割合は朝４：昼２：夕４が理想

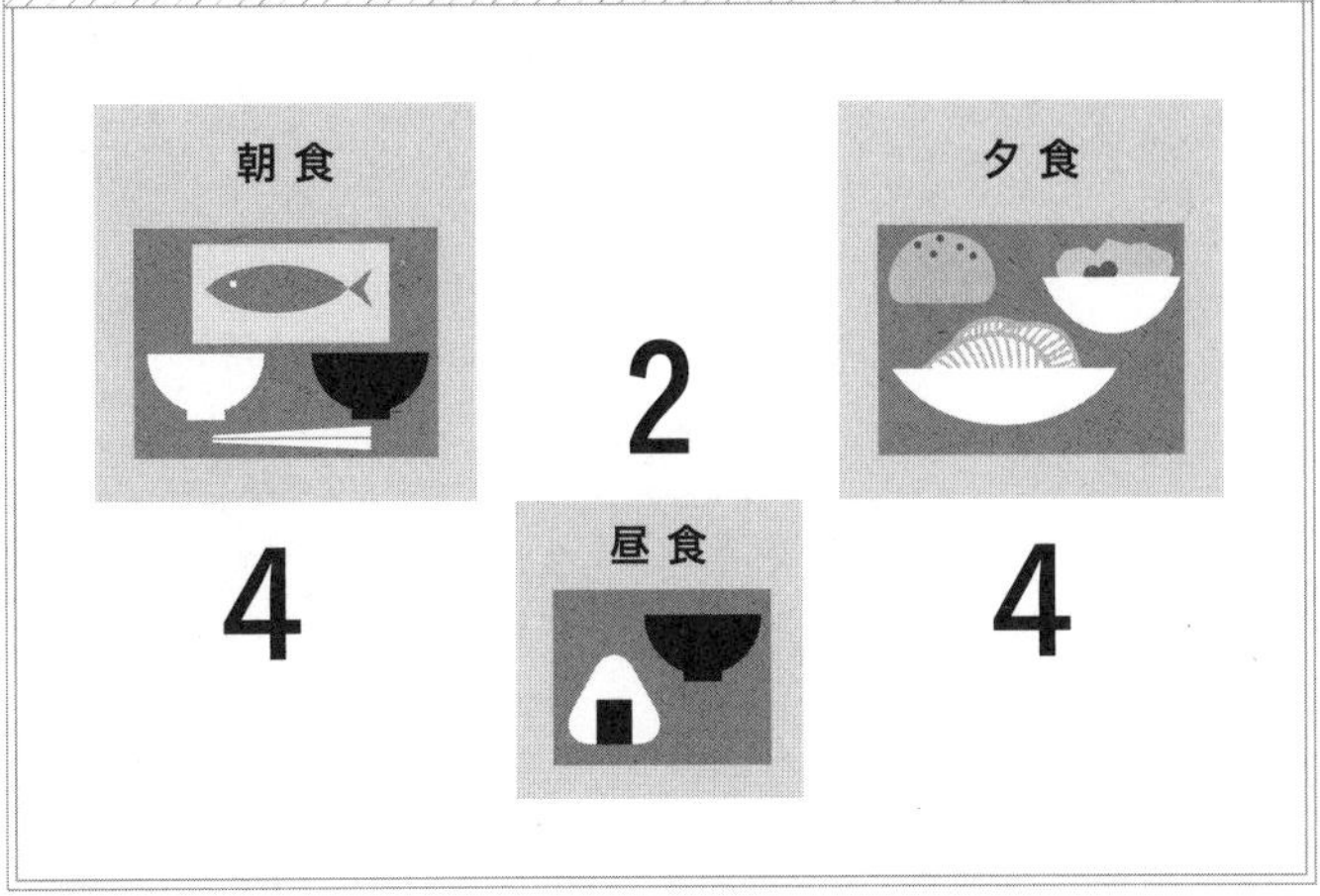

自律神経を安定させるために朝、余裕を持つことが大事

　また、ごはんなどの炭水化物が好きな人は、もりもり思いきり食べるなら、朝が最適である。肥満の原因は糖質のとり過ぎが多いのだが、朝は少々とり過ぎても代謝するのでさほど心配いらない。

　自律神経に悪影響を及ぼすのは、時間に追われること。朝食をきちんととれば、それだけで余裕ができて、時間に追われるのではなく、「時間を支配」できるようになるだろう。

　だから、たとえばコンビニででも、いまはでき合いのよいものが多いので、無理なくそれらを利用すればよい。

「朝食は金」であり、時間を支配し、人生に勝利するための先発ピッチャーなのだ。

腸内環境とメンタルヘルスは切っても切り離せない関係にある

KEYWORD うっ滞

腸内環境の乱れがメンタルの不調の原因に

腸内環境をコントロールしているのが、「自律神経」である。自律神経は、心臓や肺、胃腸、肝臓などの臓器を動かしたり、血管の収縮を管理するなど、自分の意識で動かすことのできない、いわゆる「無意識」の生命活動を支配している。

だから、自律神経が乱れると、便秘や下痢、食欲不振、肌荒れ、冷え性、風邪、さらには血圧や心拍数の上昇など、さまざまな不調が出てくる場合がある。

しかも、体調が崩れるというだけでなく、気持ちが沈む、やる気が起きないなどの心＝メンタルにおける不調も、じつは「腸内環境」＝「自律神経」と深い関わりがある。

私の「便秘外来」でも、便秘や下痢が改善し、腸内環境がよくなっただけで、うつの症状まで改善したというケースが少なくない。

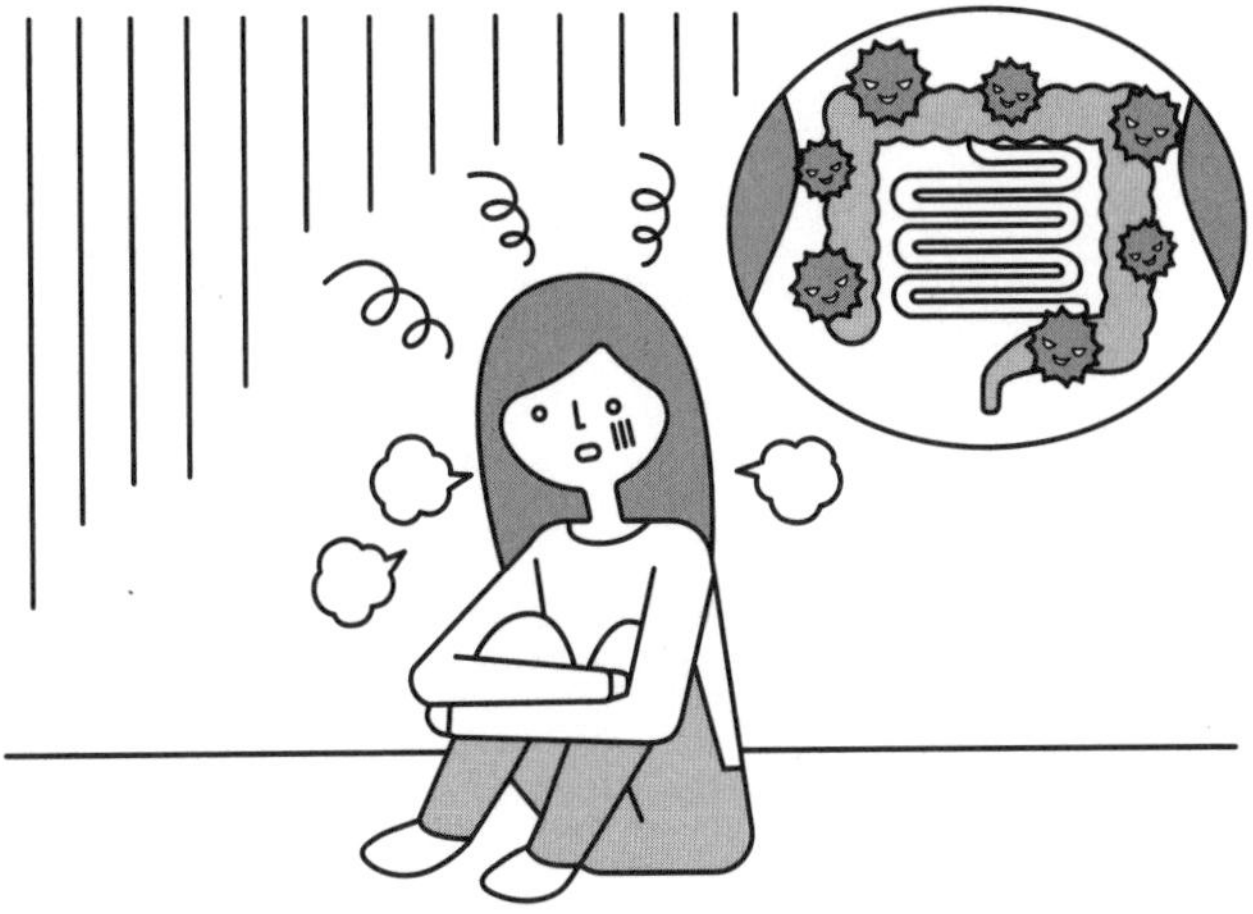

腸内環境が悪化すると血流が乱れて「うっ滞」を起こす

逆にいえば、便秘の人＝腸内環境の乱れた人には、うつ病など、メンタルに不調を抱えている人が極めて多いのだ。でも、それはなぜだろうか。

自律神経　知っ得MEMO

溜まったストレスや精神的な疲労は食事で解消する

ストレスが溜まったら、お酒やカラオケ、運動で解消する、という人も多いだろう。しかし、一時的には解消できても長つづきはしない。発酵食品や食物繊維を食事に取り入れ腸内環境を改善することが、ストレス解消への近道だ。

なぜ、便秘などで腸内環境が乱れると、うつ症状など、メンタルの不調まで招いてしまうのだろうか。

その原因の一つは、やはり腸内環境の悪化による血流の乱れだろう。

私たち人間は、食事から栄養分を吸収し、その栄養を含んだ血液を全身に行きわたらせることで、肉体を構成している約37兆個の細胞を生かしている。

その栄養豊かな血液をつくっているのが「腸管」だ。腸の血管から吸収された栄養分が肝臓へ行き、肝臓から心臓へ、さらには血管を経て、全身の細胞へと送られていく。

そして、メカニズムの大本、大切な腸の血流の良しあしを決めるのが、腸の「ぜんどう運動」だ。

なぜなら、腸の動き＝ぜんどう運動が悪くなると、腸のなかで「うっ滞」が生じてしまうからである。

うっ滞というのは、簡単にいえば、腸のなかの流れが悪くなり、滞ってしまった状態だ。エコノミークラス症候群などもそうだが、体を適度に動かさなければ全身の血液の流れが滞り、悪くなる。

それと同じで、腸のぜんどう運動の動きが鈍ると、腸管を流れる血液も悪くなってしまう。

「うっ滞」が原因で全身の細胞が酸素不足に

便秘などで、腸のぜんどう運動がしっかり働かないうっ滞の状態になると、腸のなかでは悪玉菌が増加する。

そんな悪玉菌だらけの腸内でつくり出され

悪玉菌が優勢になるとさまざまな症状が！

大腸菌、ウェルシュ菌などの悪玉菌が増えると、メンタル不調のほかにも、肌荒れ、生理痛、便秘、アレルギーなども起こりやすい。

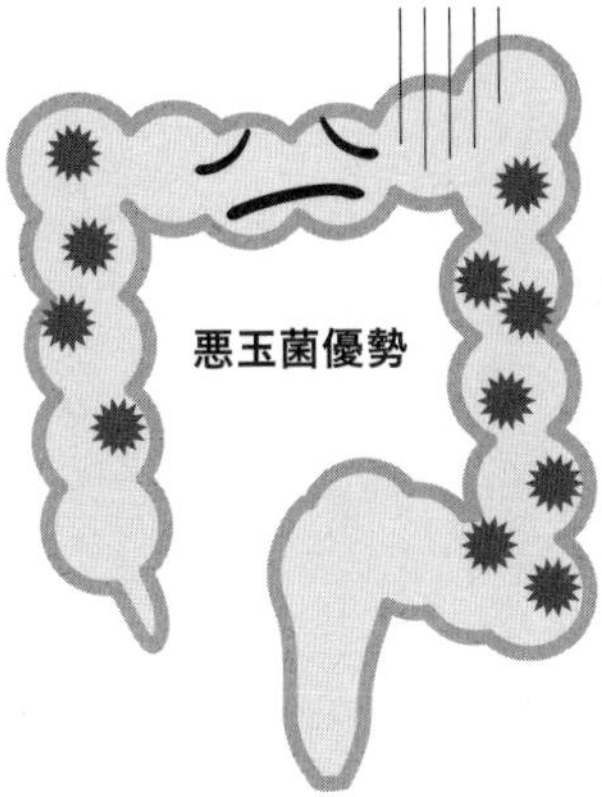

る血液は、腐敗物質や毒素がいっぱい。全身の細胞は栄養不足で、かつ毒素だらけの状態になってしまう。

しかも、このとき、血液中の赤血球も変形し、酸素の運搬がうまくできず、全身の細胞は酸素不足の状態にも陥る。

そうなると、細胞の生命力が失われて、心身ともに活力が低下するのは当然だが、脳も酸素不足になって、マイナス思考になってしまうことがある。

これが、便秘や下痢などで腸内環境が悪化した人にメンタルの不調が起こりやすい一つの要因だといわれている。

メンタルの不調を避けるためにも、うっ滞が起こらないようにするのが望ましい。自律神経のバランスを整え、腸内環境を良好にすることを日頃から意識しよう。

食前に水を飲み、野菜料理から食べ始めるのが理想的な食べ方

KEYWORD > 胃結腸反射

ありふれた「いつもの食事」が「自律神経にいい食事」に変化

交感神経が過剰に優位になっているときは、ゆっくり、よく噛んで食べるのが望ましい。そのための秘策が、「食前に水」。夕食の前にコップ1杯の水を飲むと、「胃結腸反射」が起きるので、胃腸が動き出し、副交感神経が活性化。交感神経の興奮を抑えてくれる。

水を飲まないで食べ始める状態に比べると、消化・吸収のクオリティーが高くなる。腸内環境も改善され、副交感神経の働きも上がり、血流がアップし、きれいな血液が全身をスムーズに循環するようになる。つまり、「いつもの食事」が「自律神経を整える食事」に変わってくれるのである。

食前の水のあとは、食べる順番にも注意を払いたい。食事は、できれば「野菜料理」から始めること。なぜなら、野菜は飲み込むまでに噛む回数が多いので、自然にゆっくり食

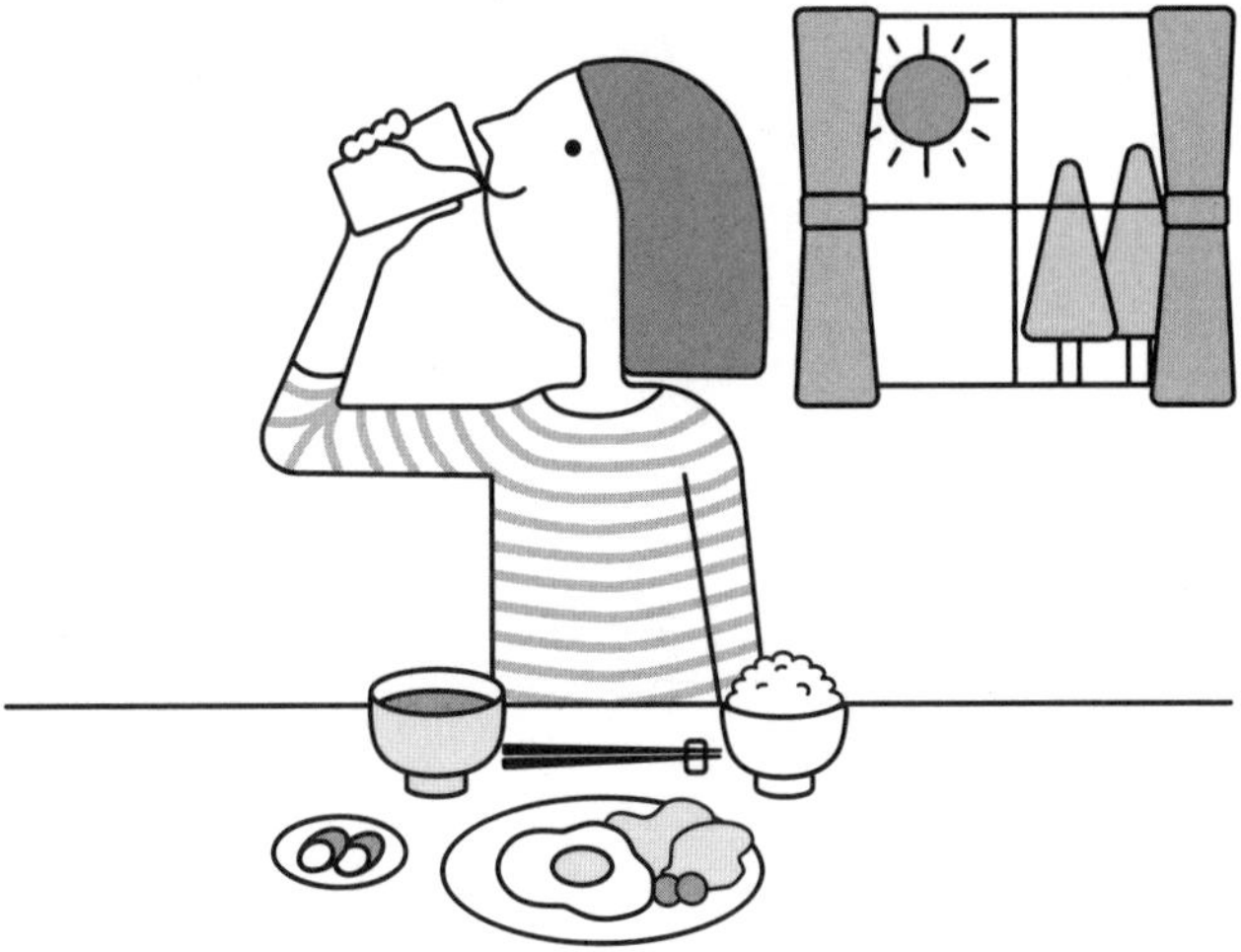

べることができるからである。

野菜から食べ始めて、次は肉や魚料理、ごはんやパンなどの炭水化物も、ひと口ずつ、よく噛んで味わってから飲み込む。ゆっくりした咀嚼《そしゃく》のリズムが、副交感神経の働きを活性化させ、食事による交感神経の急上昇をさらに抑えてくれるのだ。

自律神経　知っ得MEMO

野菜を先に食べれば血糖値の急上昇を抑えられる

最初に野菜料理を食べ始めることのメリットは、ほかにもある。野菜料理は比較的カロリーや糖質が低いので、血糖値の急上昇も抑えられるのである。野菜料理、とりわけ生野菜から食べ始めると、それだけでメタボや肥満の予防になるのだ。

主食として白米より玄米を食べ食物繊維を摂取するのが望ましい

KEYWORD ＞ 善玉菌

腸内環境を整えるには善玉菌を育てることが重要

腸内環境の鍵を握っているのは、腸内細菌である。

腸内細菌はそのバランスが要であるが、全体的に善玉菌が優位であれば、排便がスムーズになり、健康の維持につながる。善玉菌は悪玉菌の増殖を抑えたり、腸の動きを活発にして消化吸収を助けたり、ビタミンを合成したりなど、極めて重要な役割を担っているからだ。

つまり、腸内環境を整えるには、腸内の善玉菌の数を増やすと効果的といえる。

善玉菌は発酵食品を積極的にとることで体内に取り入れることができる。

善玉菌を食事で取り入れたら、次はその善玉菌を腸内で育てることが重要になる。善玉菌のエサになるのは「食物繊維」である。

食物繊維は、いも類、野菜、果物、きのこ

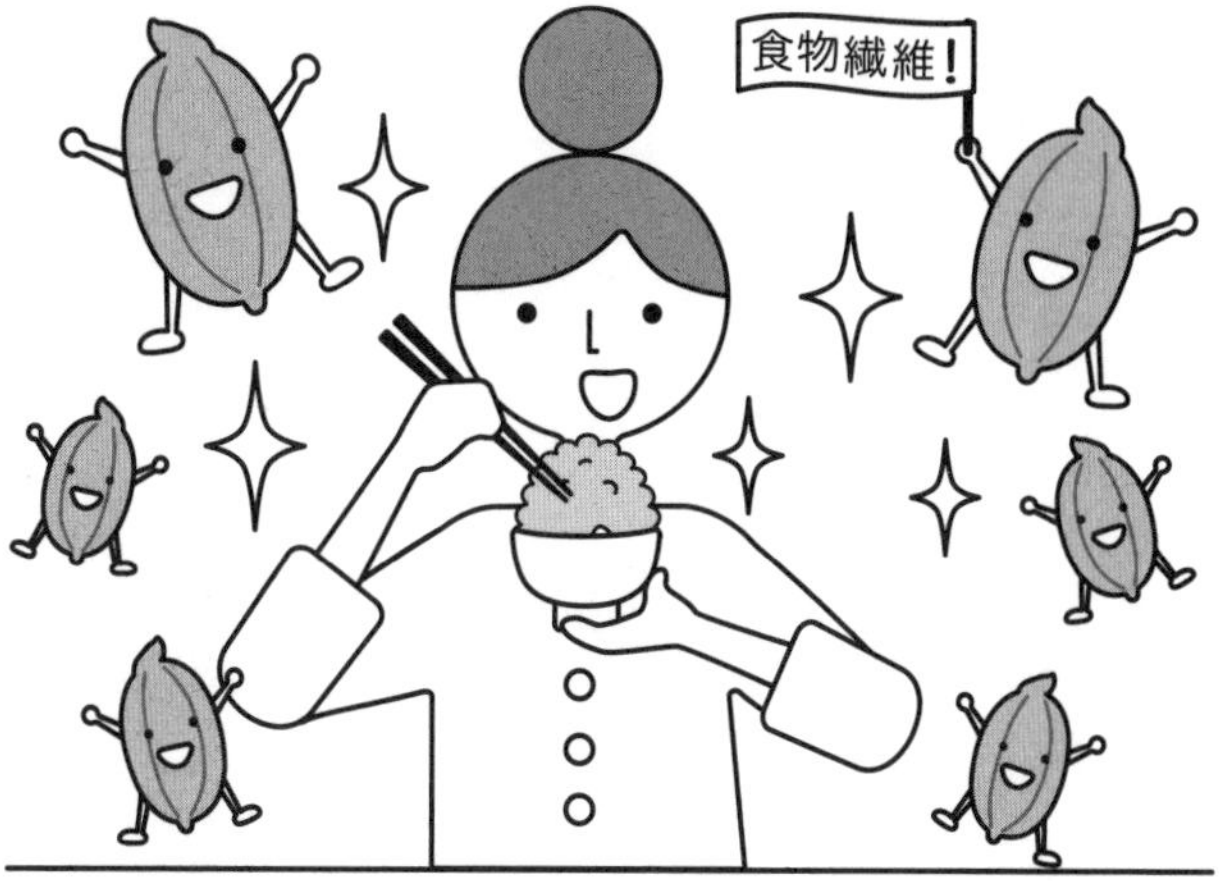

類、海藻類、豆類、穀類などに多く含まれている。

そのなかでも、善玉菌の増殖にとくに効果的なのは、「水溶性」の食物繊維である。キウイフルーツやパパイヤなどの果物、わかめや昆布などの海藻類、大麦などが水溶性食物繊維だ。

自律神経　知っ得MEMO

善玉菌を増やす腸に効く果物でフルーツジュースを

果物や野菜に含まれる水溶性食物繊維「ペクチン」は、乳酸菌などの善玉菌を増やして悪玉菌を減らす働きをする。リンゴやキウイフルーツに多く含まれるので、ミキサーにかけてフルーツジュースにするのがおすすめだ。

現代人の食物繊維の摂取量は明らかに足りていない

食物繊維を意識してとることで、善玉菌が活性化し、腸内環境が整う。

また、食物繊維は老廃物や宿便を押し出す役割も果たし、腸をきれいに掃除してくれる。すると便秘も解消され、腸の働きがスムーズになる。むくみもとれて、溜め込まない体へと変わっていくのだ。

そのほかにも、食物繊維はコレステロールや糖の吸収を抑え血糖値の上昇を抑える働きもするので、生活習慣病の予防にも役立つ。私たちの体にとって非常に重要な役割を担っている食物繊維だが、現代人は摂取量が圧倒的に不足している。

一日の摂取量は「男性20グラム以上、女性18グラム以上」が基準といわれているが、厚生労働省の２０１７年の調査では、18〜69歳までのどの年代でも、その摂取基準に届いていない。

食の欧米化により、肉や魚を多くとり、食物繊維が豊富な穀類や野菜、海藻をとる習慣が減ってしまったことが影響しているものと考えられる。

食物繊維が豊富な主食は「白いもの」より「黒いもの」

食物繊維は意識してとるかどうかで、摂取量を劇的に増やすことができる。食事にサラダをプラスしたり、スープは野菜多めのものをチョイスしたりするなど、ちょっとした工夫を毎日の生活に取り入れるとよいだろう。

おすすめなのは、食材の「置き換え」だ。

白い食べ物より黒い食べ物をチョイスしよう

白い食べ物	黒い食べ物
○ 砂糖	● 黒砂糖
○ 白米	● 玄米
○ うどん	● そば
○ パン	● 黒パン
○ ビール	● 黒ビール
○ 緑茶	● ほうじ茶
○ 洋菓子	● 和菓子
○ 南方産の果物	● 北方産の果物

たとえば、主食は「白いもの」より「黒いもの」を選ぶ。小麦粉の白いパンではなく、全粒粉のパンやライ麦パンなど、黒い（茶色い）パンを選ぶことで、食物繊維の量を増やすことができる。

いつも白米を食べているところを、玄米に替えてみる。玄米は白米の６倍もの食物繊維を含んでいるので、一日３食（３杯）食べれば、一日に必要な食物繊維量の半分をとることができる。

このように、「白より黒」というのを意識して食品を置き換えるだけで、効率よく食物繊維の摂取量を増やすことができるだろう。

そのほかにも、コーヒーや紅茶を食物繊維の豊富なココアに替えてみたり、ミキサーで野菜や果物を入れたフレッシュジュースをつくるのも効果的だ。

一日に1・5リットルの水をこまめに飲み自律神経のバランスを整える

KEYWORD ＞ 水

毎日2リットルの水分が体のなかを循環している

人間の体の約60％は水でできている。私たちは、毎日およそ2リットルの水分を食事や飲み物から摂取して、代謝や呼吸、尿や汗として排出している。水は、生きていくうえで欠かせないものだ。

水は生命を維持するのみならず、自律神経のバランスにも、大きな影響を与えている。

実験などで調べてみても、意識して水をこまめにしっかり飲んでいる人ほど、副交感神経の働きを高く保っている場合が多い。

それはなぜかといえば、「水を飲む」という行為、それ自体が私たちの自律神経のバランスを整えてくれているからだ。

たとえば、極度に緊張してしまったときや、イライラしたり、不安になったりしたとき、水をひと口飲むことで、ふっと平常心や落ち着きを取り戻すことができた、という経験が

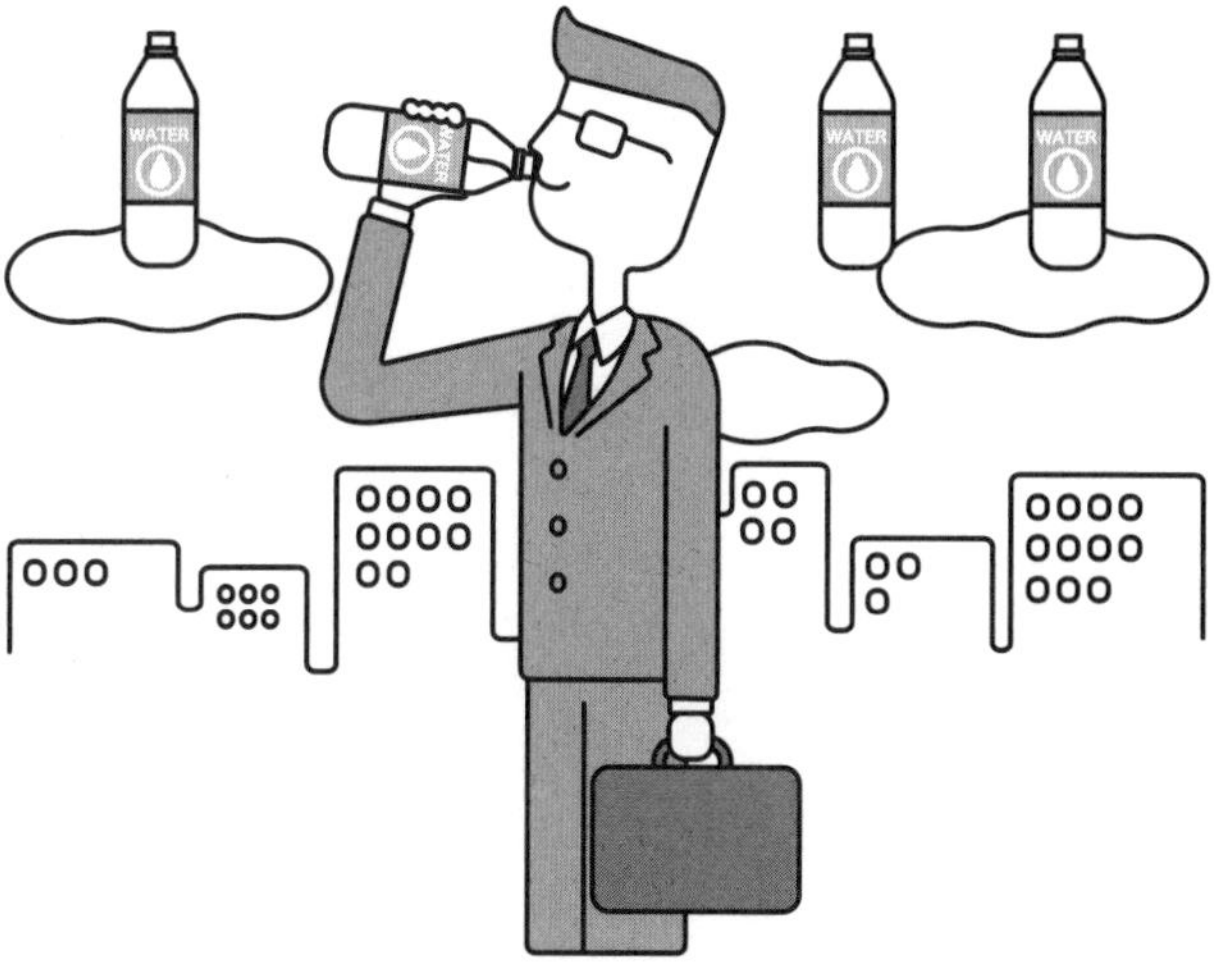

ある人も多いだろう。
それらはすべて、「水」を飲むという行為によって、胃腸の神経が適度に刺激され、副交感神経の働きが高まり、その結果として、乱れていた自律神経のバランスが整えられたことで引き起こされた素晴らしい作用なのである。

自律神経　知っ得MEMO

銘柄いろいろ ミネラルウォーターは 試して選ぶ

コンビニやスーパーには多種多様なミネラルウォーターが取りそろえられている。現在流通しているミネラルウォーターは約1000銘柄にもなるという。いろいろ試してみて、自分に合ったミネラルウォーターを選ぶとよいだろう。

体内から水分が不足しただけで血管がダメージを受ける

水が不足すると、自律神経のみならず、私たちの心身は、どんどん思わしくない状態に向かっていく。

何よりもまず、血管がダメージを受ける。体に水が不足した状態、いわゆる脱水状態がつづけばつづくほど、血液はドロドロになり、血管の老化を早めてしまうからだ。

血管年齢の老化を防ぐためにも、自律神経を整えるためにも、体に十分な水を補給するということを意識したい。

よく、「忙しさのあまり、水も飲まず食事も抜いて、気力で頑張る」という人がいるが、それは自律神経のバランスを乱し、かえって気力や集中力をなくしてしまう。

体がむくんでしまう原因は水のとり過ぎではなく水不足

また、「むくむのが嫌だから」「痩せたいから」という理由で、水分を減らすという人もいるが、それも逆効果だ。

ボクサーの減量は特別なものなので、それは例外として、じつは、「むくみ」や「水太り」は、水のとり過ぎではなく、水の不足が原因であることがほとんどなのだ。

人間の体は脱水症状がつづくと、細胞のなかに入った余分な水分がうまく排出されず、細胞のなかで膨らんでしまう。これがむくみの大きなの原因の一つである。

しかも、体がむくんでいるときは、自律神経のバランスも乱れている。それで、疲れやすくなったり、気分が落ち込んだり、頭がぼ

一日のうちで水はこまめに摂取する

食事の前	水を飲んでから食べると食べ過ぎない。
仕事中	すぐ手にとれるデスクの上に置き、仕事の合間にこまめに飲むとリフレッシュできる。
お酒と一緒	飲酒する前にも飲み、お酒1杯に対して水1杯の割合で飲むと悪酔いしない。
入浴後	入浴中は自然と汗をかくので、入浴後は水分補給をおこなう。

うっとしてしまうのだ。

だから、むくみがちな人ほど、水の飲み方を意識してみるとよいだろう。

一日1・5リットルをこまめに摂取するよう心がける

朝、起き抜けのコップ1杯の水から始まって、外出するときは、ペットボトルか水筒をカバンに入れておく。デスクワークの際には、机の上に、お茶やコーヒーとは別に水を置いておく。

量の目安は、一日1・5リットル。喉が渇いたときだけでなく、ひと息ついたとき、口をしめらす程度でもいいから、こまめに水を飲むことがポイントだ。

水は、心身のパフォーマンスをアップさせるための「力水」ともいえる。

食物繊維が豊富な食品を意識的にとることで便秘を改善する

KEYWORD＞食物繊維

不溶性食物繊維は便秘のときにとり過ぎない

便秘の特効薬といえば「食物繊維」。腸のなかで、さまざまな老廃物、食べカスをくっつけながら、便の主材料になってくれる「食物繊維」は、いってみれば腸の掃除役である。

「食物繊維」というのは、人間の消化酵素では消化されにくい栄養素の総称で、大ざっぱにいえば「不溶性食物繊維」と「水溶性食物繊維」の二つに分けることができる。

不溶性食物繊維の特質は、腸のなかで水分を吸って膨らむこと。便のかさを増やして腸のぜんどう運動を促す働きをする。

そのため、便秘中に不溶性食物繊維をたくさんとると、逆に、お腹が張って苦しくなってしまうこともある。

それはなぜかというと、不溶性食物繊維の刺激で、腸のぜんどう運動が起こり、溜まっていた便の水分が吸収されるため、便が硬くなってしまい、ますます出にくくなってしまうからだ。

不溶性食物繊維を比較的多く含んでいる食品は、バナナ、ごぼう、こんにゃく、オクラ、枝豆、たけのこなどの野菜や根菜類だ。便秘のときは、これらの食品をとり過ぎないよう注意しよう。逆に便秘に悩んでいない限りは、不溶性食物繊維だからといって、さほど気にしなくてもよい。

水溶性食物繊維には便をやわらかくする効果がある

一方、水溶性食物繊維は、水を含むとゲル状になり、便の水分を増やしやわらかくして、排出しやすい状態にしてくれる。便秘のときは、水溶性食物繊維を意識してとると効果的だろう。

ちなみに、水溶性食物繊維を多く含んでいる食品は、海藻、きのこ類、じゃがいも、山いも、里いもなどの芋類、麦、小麦胚芽や全粒粉入りのパンやシリアルなどだ。

とはいえ、「水溶性」「不溶性」を細かく覚える必要はない。

自律神経　知っ得MEMO

慢性の便秘には不溶性と水溶性２：８の割合で

慢性的な便秘に悩まされている人は、不溶性２、水溶性８の割合で食物繊維をとるようにするとよい。排便の量が少ない、お通じが不安定と感じたら不溶性を多めに、胃の調子が悪いなら水溶性を多めにとることを意識しよう。

不溶性食物繊維も、便秘のときは水分を奪ってしまいお腹が張ってしまうことがあっても、通常はぜんどう運動を誘発し、便通を促進してくれる。腸によい食生活を送るには、2種類の食物繊維、どちらも欠かせないものだ。

不溶性、水溶性ともに豊富に含んでいるキウイ、リンゴ、ミカンなどの果物をはじめ、ほとんどの野菜、海藻、果物には、不溶性、水溶性の2つの食物繊維が共存して含まれている。だから、できるだけ「海藻」「野菜」「果物」「きのこ類」の4種類を積極的にとるという意識を持つよう心がけよう。

日本人は一日に必要な食物繊維の摂取量がどの年代でも不足しているので、不溶性、水溶性、どちらの食物繊維もバランスよくとれれば理想的である。

食生活に食物繊維をプラスするお手軽なメニューとは

みそ汁の具をワカメにしてみたり、ヨーグルトにキウイなどの果物をプラスしてみたり。納豆に、メカブやもずくをプラスしてみるだけでも、それは腸を掃除し、腸内環境を改善してくれる「力めし」となるだろう。

ちなみに、最近、コンビニなどでもよく手に入るプルーン、パパイヤ、あんず、なつめ、いちじく、マンゴーなどのドライフルーツも、じつは食物繊維がたっぷりで、きれいな腸づくりの強い味方だ。

ヨーグルトにドライフルーツをプラスするというのも、「腸内環境」の改善には手軽かつ効果の高い、朝食メニューの一つに挙げられる。

食物繊維をたっぷり含む食材（可食部100gあたり）

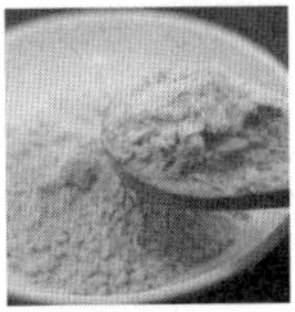

きなこ（青大豆）

水溶性……1.9g
不溶性……15.0g
総量……16.9g

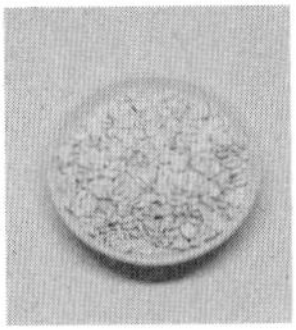

押し麦

水溶性……6.0g
不溶性……3.6g
総量……9.6g

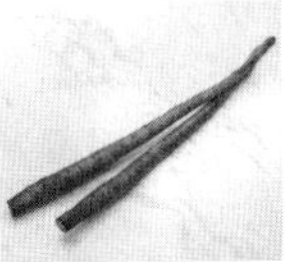

ごぼう（ゆで）

水溶性……2.7g
不溶性……3.4g
総量……6.1g

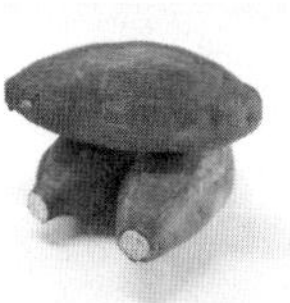

さつまいも（生）

水溶性……0.6g
不溶性……1.6g
総量……2.2g

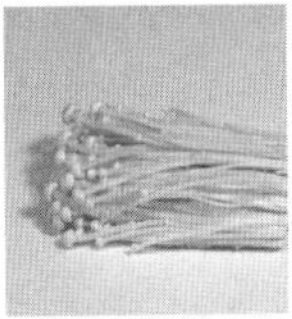

えのきたけ（生）

水溶性……0.4g
不溶性……3.5g
総量……3.9g

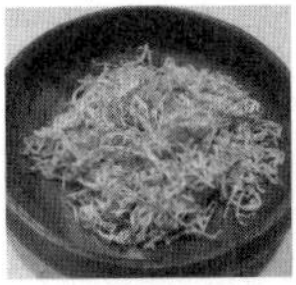

切り干し大根

水溶性……5.2g
不溶性……16.1g
総量……21.3g

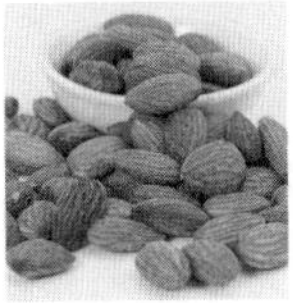

アーモンド（乾）

水溶性……0.8g
不溶性……9.3g
総量……10.1g

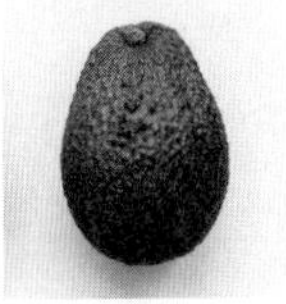

アボカド（生）

水溶性……1.7g
不溶性……3.6g
総量……5.3g

お腹が張るときはネバネバ食材で水溶性食物繊維をとると効果的

KEYWORD 〉水溶性食物繊維

厳密に食べ分ける必要はないものの、ふだんから意識して食物繊維をとっているにもかかわらず、どうもお腹が張ってしまう、ガスが溜まって不快感がある、お腹の調子があまりよくない、という場合は、この2種類の食物繊維のとり方を考えてみる必要がある。

食物繊維が含まれる食材には、水溶性、不溶性の両方が含まれていることが多いのだが、大半は不溶性の割合が高く、水溶性は不足しがちだ。

水溶性食物繊維は不溶性より不足しがち

食物繊維には、水溶性食物繊維と、不溶性食物繊維の2種類があることはこれまで説明してきたとおりである。

水溶性食物繊維は水に溶けて、不溶性食物繊維は水分を吸って大きく膨らむ、という特徴がある。

どちらに分類されるか食材の種類を覚えて

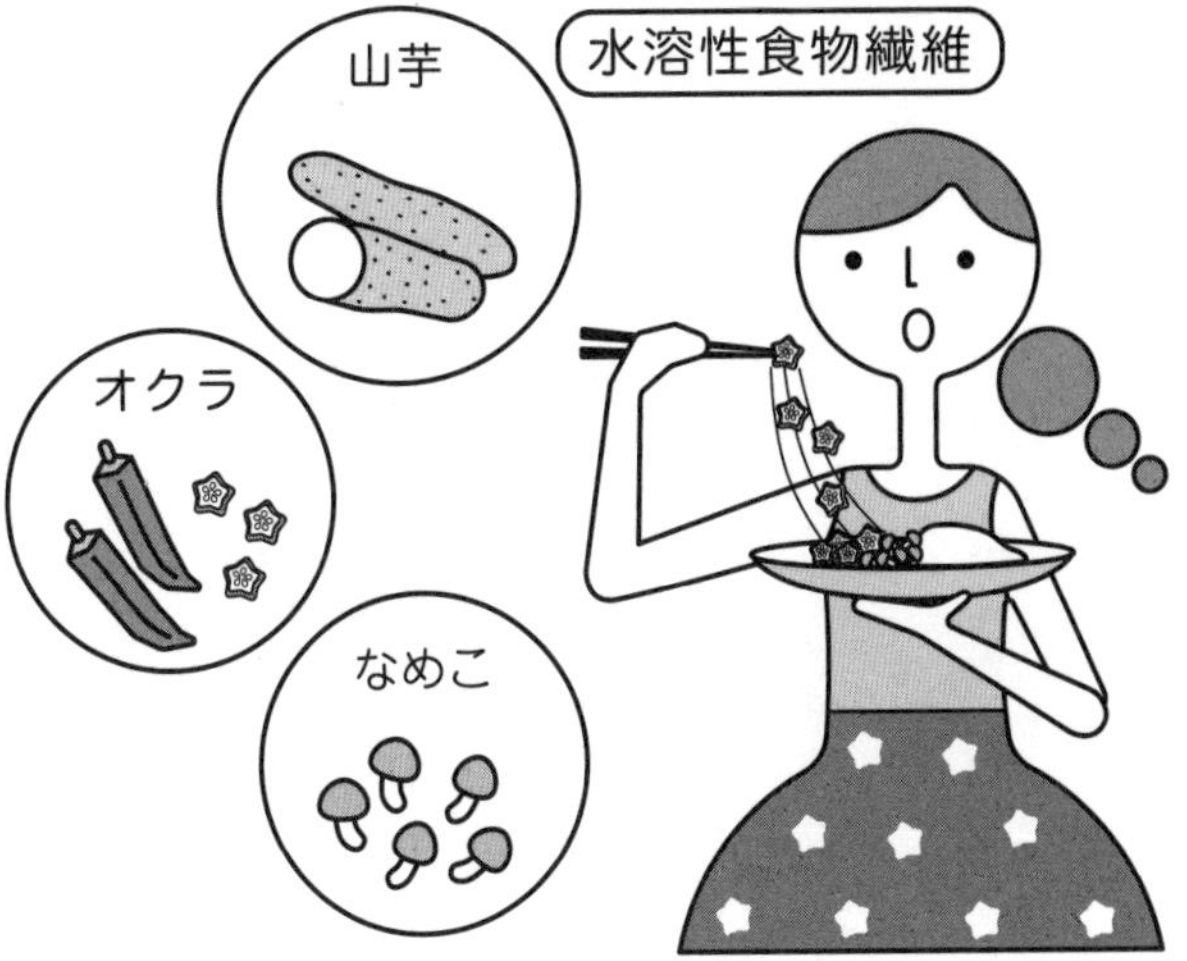

ネバネバ食材には整腸作用が期待できる

腹が張って苦しい、ガスばかり出る、という場合は、不溶性食物繊維ではなく、水溶性食物繊維をとるようにするとよい。不溶性食物繊維を多くとると、必要以上に水分が吸収

自律神経　知っ得MEMO

食物繊維をとって腸内に天然の痩せ薬をつくる！

食物繊維をたっぷりとると、腸内では「短鎖脂肪酸」がつくられる。短鎖脂肪酸は、腸内を適度な酸性に保ち悪玉菌を抑制し、痩せ型の腸内フローラをつくる。短鎖脂肪酸は脂肪を燃焼させる効果もある天然の「痩せ薬」なのだ。

され、便が硬くなってしまい、余計にお腹が張ってしまう可能性がある。ひとまずは水溶性食物繊維で便をやわらかくしたほうがよいだろう。

さらに、水溶性食物繊維のなかでも、即効性ある食材を意識的に摂取すると、より効果的だ。

即効性のある水溶性食物繊維とは、「ネバネバ食材」である。

納豆やオクラ、モロヘイヤ、なめこ、めかぶ、山芋などがネバネバ食材の代表だ。

ネバネバの正体は、水溶性食物繊維とタンパク質が結合したものだ。胃や腸の粘膜を覆う粘液にも似た成分で、整腸作用があり、粘膜の保護作用もある。タンパク質の分解を助ける酵素を持っているので、消化吸収をサポートし、便秘を防ぐ。また、血糖値の上昇を抑えてコレステロールの吸収を防ぐ働きもする。そのほか、ネバネバ成分は保水性にも優れているので、美肌効果まで期待できる。

ネバネバ食材は体にいいことずくめの素晴らしい食材である。積極的に食事に取り入れていくとよいだろう。

水溶性食物繊維を含むおすすめ食材を一挙紹介

ここで、ネバネバ食材をはじめ水溶性食物繊維が豊富な食材を紹介しよう。

■オクラ……生よりゆでたほうがネバネバ成分の吸収率が上がる。

■なめこ……洗わずにそのまま使うほうがネバネバ成分を多く摂取できる。

■いんげん豆……豆類のなかでは抜きん出て水溶性の含有量が豊富。

野菜からとれる水溶性食物繊維は少ない

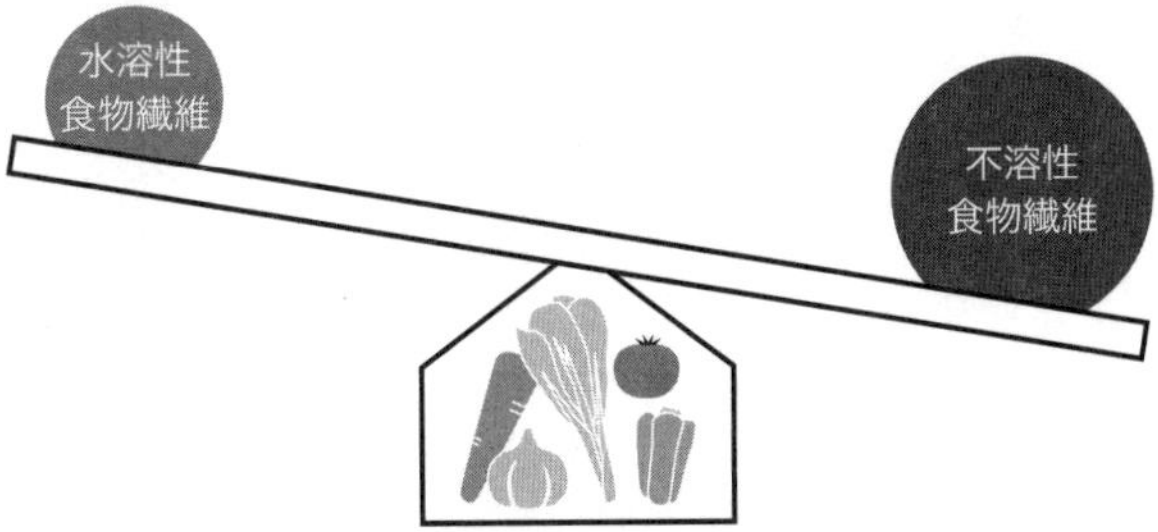

野菜は食物繊維が豊富だと思われがちだが、野菜中の食物繊維は不溶性が多い。野菜をしっかりとっている人でも、水溶性食物繊維はあまりとれていないかもしれない。食物繊維をとるときには、「水溶性食物繊維」をより意識したい。

■ニンジン……野菜のなかでは比較的水溶性が多い食材。すりおろしてもよい。
■そば……主食のなかでは水溶性の含有量が多め。乾麺でも生麺でも量は変わらない。
■だいこん……水溶性と不溶性のバランスがよい食材。煮てもおろしてもＯＫ。
■ごぼう……水溶性と不溶性、どちらも豊富。善玉菌のエサになるオリゴ糖も多い。
■アボカド……食物繊維豊富で水溶性と不溶性のバランスが理想的。不飽和脂肪酸も多く、排便の際の潤滑油になる。

これらの食材を２～３種類混ぜたり、トッピングに使ったりすれば、手軽に水溶性食物繊維をとることができる。また、みそ汁やポタージュ、鍋など汁物に入れれば、栄養を無駄なく摂取することができる。ふだんからネバネバ食材を常備しておくとよいだろう。

発酵食品は自分で選んだ定番食品以外に2種類をとりたい

KEYWORD ＞ 発酵食品

日和見菌は善玉菌と悪玉菌の強いほうに加勢する性質がある

腸内には、1000種類以上、100兆個以上もの腸内細菌がすみついている。腸内細菌は種類によってグループをつくって分布しており、その様子はまるで品種ごとに並んで咲く花畑（フローラ）のように見えるので、「腸内フローラ」と呼ばれている。

腸内フローラを構成している腸内細菌は「善玉菌」と「悪玉菌」、「日和見菌」に分けることができる。

「善玉菌」はビフィズス菌や乳酸菌などに代表される「体にいい腸内細菌」である。消化吸収を助けたり、免疫機能を高める働きをする。

「悪玉菌」はブドウ球菌やウェルシュ菌といった、悪臭のもとになるガスを発生させたり、発がん促進物質を生成したり、腸の炎症を引き起こしたりする、「体に悪さをする腸内細菌」だ。

そして「日和見菌」は、人の体の状態によって、有害にも無害にもなる腸内細菌である。善玉菌、悪玉菌、優勢なほうに加勢するのが日和見菌だ。

たとえば、ストレスや暴飲暴食、睡眠不足などによって腸の状態が悪化すれば、日和見菌は悪玉菌に転じてしまう。

発酵食品の整腸効果で善玉菌を優勢にする

日和見菌は腸内フローラの約7割を占めているので、善玉菌が悪玉菌より優勢であれば、腸内環境は整う。

腸内の善玉菌を優勢にするには、ストレスを溜めない、規則正しく生活する、栄養バランスのよい食事をとるなど、自律神経を整えるのと同様に、日頃から心がけることが大切だ。

必要に応じて、整腸効果のある菌を食品で補うという方法を取り入れてもよいだろう。手っ取り早いのは「発酵食品」を食べることだ。

発酵食品とは、微生物の力によって、食物のタンパク質やデンプン質などの栄養素を分

自律神経　知っ得MEMO

酒やつまみにも手軽にとれる発酵食品がある

日本酒やワイン、焼酎も発酵食品の仲間である。おつまみならサラミ、アンチョビ、塩辛、ピクルス、メンマ、ザワークラウトなども発酵食品だ。飲み過ぎや塩分のとり過ぎは禁物だが、酒の席で迷ったときは発酵食品を選ぼう。

解した食品を指す。

「発酵」と「腐敗」は同じメカニズムだが、おいしくて人間に有益なものなら「発酵」で、逆なら「腐敗」と呼ぶ。発酵が進むと、タンパク質はアミノ酸に、デンプン質は糖分に変わることから、新たな風味が加わり、食べ物がおいしくなったり、栄養価が上がったりする。

発酵食品には、ヨーグルトやみそ、しょうゆ、梅干し、納豆、チーズ、ぬか漬け、キムチ、ナンプラーなど多くのものがある。

発酵に関わる微生物には、乳酸菌、こうじ菌、納豆菌、酵母菌など、さまざまな種類がある。それぞれ違うパワーや特徴を持つが、どの菌も人間の腸にとっては善玉菌にあたる。

だから、発酵食品をとることで、腸内の善玉菌が活性化し、悪玉菌の増殖を抑制することができる。

マイ発酵食に2種類をプラスし腸の多様性を高める

腸内フローラは人によって異なり、年齢や生活環境でも千差万別である。つまり、どんな発酵食品が腸に合うかは人によって異なる。腸内環境の多様性を高めて腸内フローラのバランスを整えるためにも、できるだけ多くの種類の発酵食品をとるのがおすすめ。

多くの発酵食品を試して、「マイ発酵食」を見つけてほしい。その「マイ発酵食」を毎日食べ、腸内環境を整えよう。

腸の多様性を強化し、免疫力を高めるなら、プラス2種類の別の発酵食品を食べるとよいだろう。

腸内環境を整える身近な発酵食品

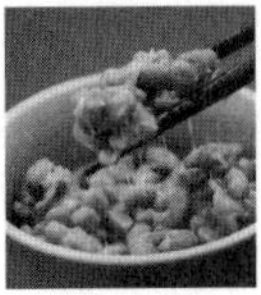

納豆

日和見菌を多く含み、食物繊維・ミネラル・ビタミンも豊富。腸が喜ぶ食材ナンバー1！

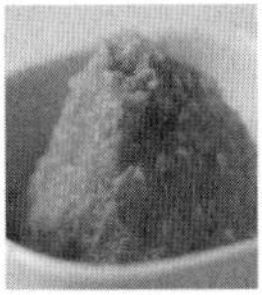

みそ

乳酸菌やこうじ菌をはじめ、酵母の力で活性酸素を抑える。日常使いにもってこい。

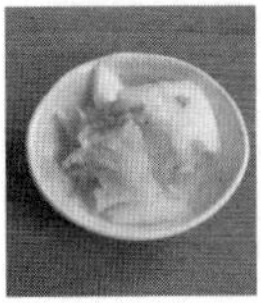

漬物

ビフィズス菌や乳酸菌など、腸にいい菌が豊富。古くから日本人の腸を整えてきた食品。

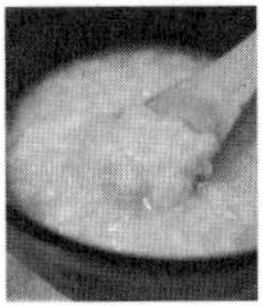

塩こうじ

乳酸菌を多く含み、腸内環境を整える。酵素パワーで美容と健康にも大いにGOOD！

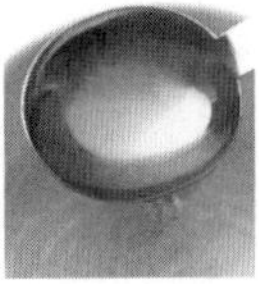

酢

悪玉菌が増えるアルカリ性の腸内を酸性に保ち、善玉菌を働きやすくしてくれる。

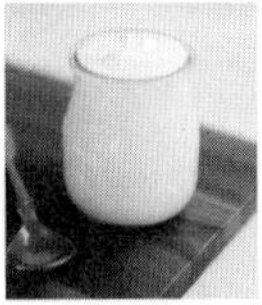

ヨーグルト

善玉菌として働き、菌のエサにもなる。種類によって含まれる菌が違うのも特徴。

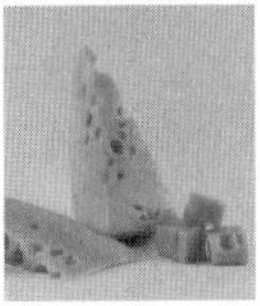

チーズ

乳酸菌のかたまり！　より効果を発揮するナチュラルチーズをセレクトして。

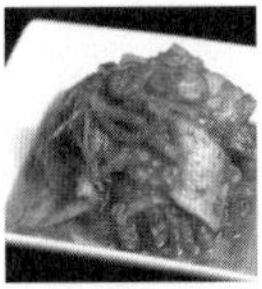

キムチ

乳酸菌たっぷりで、腸内を酸性に保つ。食物繊維も豊富なので便秘解消の役割も。

自分の体質に合ったヨーグルトを見つけ毎日200グラムを欠かさず食べる

KEYWORD ＞ 腸内細菌

腸内には1・5キロもの腸内細菌がすんでいる

最近は、「体にいいもの」という情報が氾濫していて、あまり気にし過ぎるとかえってストレスになってしまう。「腸内環境を整える」「ストレスフリーの食事術」という観点から腸内環境を改善するには、「発酵食品」と「食物繊維」を積極的にとればいいということを、頭のどこかに置いておいてほしい。

私たちの腸内には、1・5キロもの腸内細菌がすんでいる。消化・吸収を助け、免疫機能を高めてくれるのが、いわゆる「善玉菌」である。一方、毒素を発生させたり、病原菌を増殖させたり、腸の炎症を引き起こしたりするのが「悪玉菌」だ。腸内環境を改善するためには、いかに「善玉菌」を増やし、「悪玉菌」を減らすかにかかっている。

とはいえ、「悪玉菌」をすべてなくすということはできない。どんなに腸内環境が整っ

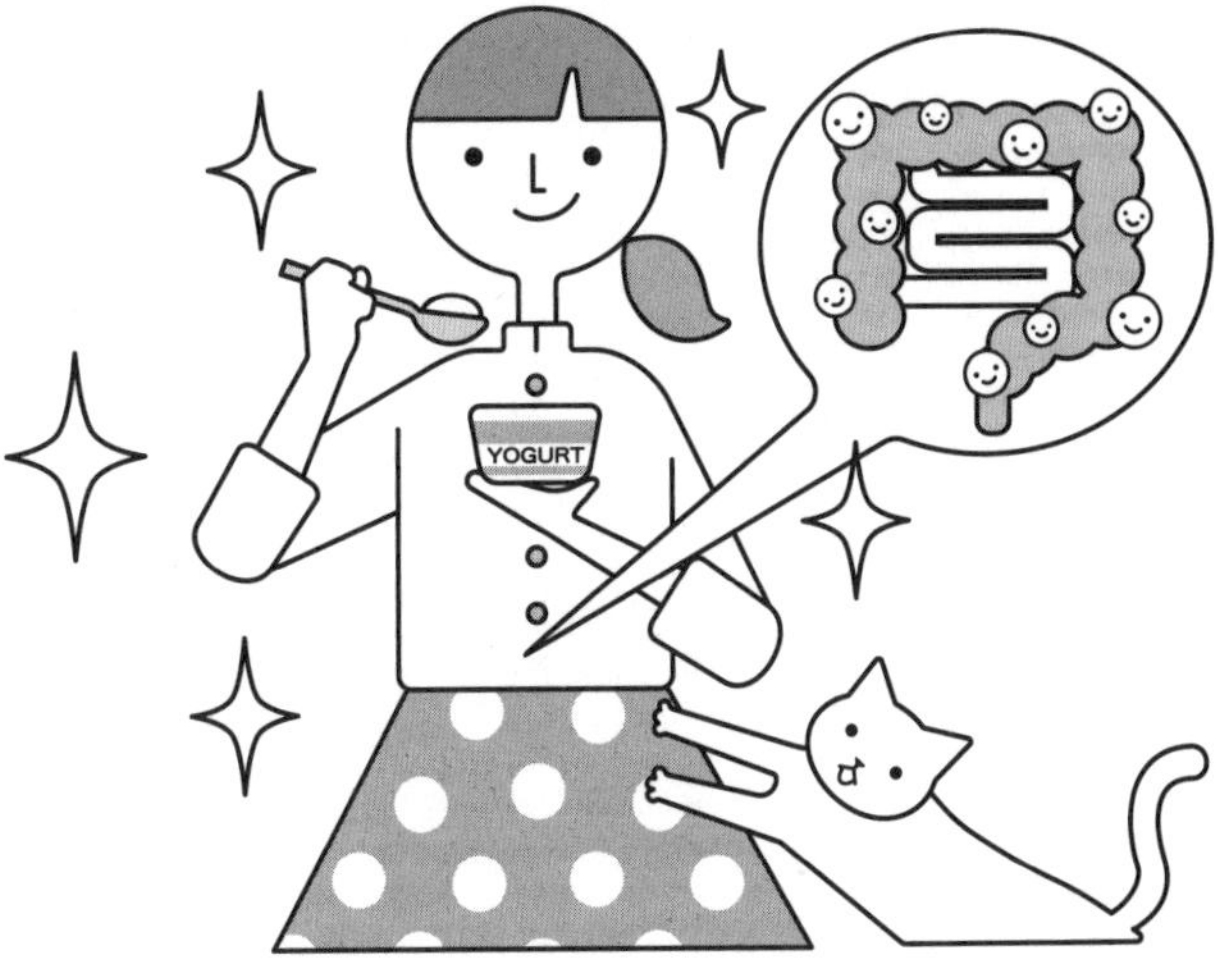

ている人でも、「善玉菌」が2割、「悪玉菌」が1割、腸の状態によって、善・悪、どちらにも転んでしまう「日和見菌」が7割といったバランスである。不規則な食事、ストレスや睡眠不足、暴飲暴食、喫煙などで、「日和見菌」が「悪玉菌」に転じてしまうと、腸内環境が途端に悪い状態になり、便秘や下痢だ

自律神経　知っ得MEMO

ハチミツに含まれる「オリゴ糖」も善玉菌の餌になる

ヨーグルトが苦手な人は、チーズや納豆やみそ汁など、ほかの発酵食品を選んで「おいしく」食べることがいちばん。ハチミツなどに含まれる「オリゴ糖」も「善玉菌」の大好物な餌。腸内環境を改善してくれる強い味方なのだ。

けでなく、消化・吸収も悪くなる。

　すると、体のなかでは、さまざまな不具合が起こってくる。まずは、血液の汚れだ。腸でうまく排出できなかった食べ物のカス＝毒素が、「門脈」と呼ばれる血流に乗って肝臓に行き、そこから心臓に行き、さらには全身に回ってしまう。質のよいきれいな血液ではなく、毒素で汚れた血液が回るので、太りやすくなるだけでなく、肌荒れ、髪のパサつき、老化、さらには全身がだるくなって疲れやすくなってしまう。

乳酸菌やビフィズス菌の生菌をとるのがいちばん

　腸内環境が悪くなると、途端に自律神経も乱れてしまう。慢性的な便秘や下痢などを抱えている人は、ストレス耐性も弱くなり、集中力がなくなり、気分が沈みがちになる。

　増えてしまった「悪玉菌」を減らし、「日和見菌」を「善玉菌」に変えるのに力強い味方が発酵食品と食物繊維である。てっとり早く善玉菌を増やすためには、腸内で善玉菌に変わってくれる乳酸菌やビフィズス菌などの生菌《せいきん》をとるのがいちばん。朝食のときに、生菌を添加したヨーグルトなどの発酵乳製品の食べ物を一つ加えるだけでも、腸内環境の改善に役立つ「力めし」となってくれる。

　ちなみに、朝食に適しているヨーグルトだが、じつはその人の腸内環境によって、合うヨーグルトが違ってくる。最近、さまざまなタイプのヨーグルトが市販されているが、いろいろ試して、どのタイプが自分の腸内環境を改善してくれるのか、相性をチェックしてみるのもおすすめだ。

善玉菌のエサとなる「乳酸菌」「ビフィズス菌」

善玉菌のエサとなる乳酸菌やビフィズス菌を手軽にとれるのがヨーグルト。「○○菌が生きて腸まで届ける」とうたう商品以外でも、普通のヨーグルトでも◎。たとえ菌が死んでしまっても善玉菌のエサとなる。

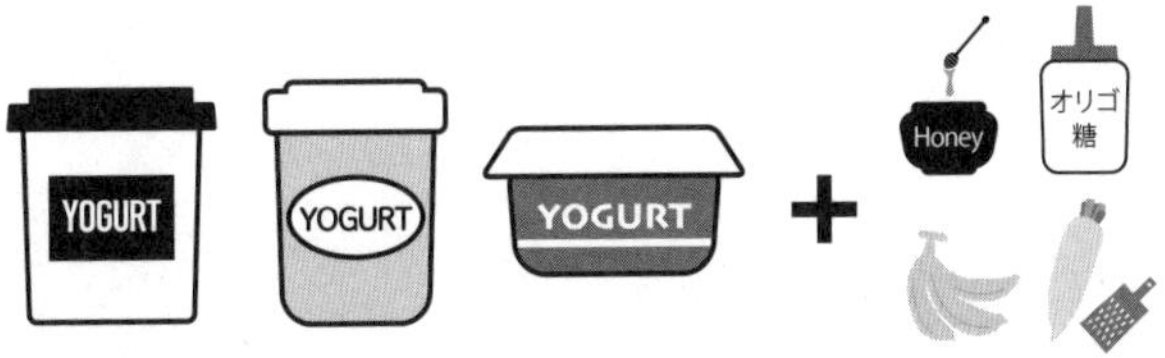

いろいろな生菌が添加されたヨーグルトは人によって相性があるので、２週間から１カ月をめどにさまざまなタイプを試してみよう。

お腹が張ってきたとしても腸内環境が変わったサイン

1日100グラム、2週間〜1カ月、同じ種類のものを食べてみて、便がバナナ状になったり、肌の色が明るくなってきたり、疲れにくくなったり、心地よい睡眠がとれるようになったとしたら、自分に合ったヨーグルトといえるだろう。

さらに、たとえば毎日、ヨーグルトを食べていくなかで、「お腹が張る」という症状が出ても、それは腸内環境が変わってきたサインであり、異常ではない。その症状は、3〜4日で治まる。もし、3〜4日しても、まだその状態がつづくようであれば、そのときはじめて「自分には合わない」と判断して、別のヨーグルトに替えてみてほしい。

朝食を食べるときに大さじ1杯の亜麻仁油を飲むと腸内環境が整う

KEYWORD ＞ **オレイン酸**

大さじ1杯の油のカロリーで腸がよく働き、太りにくくなる

みなさんは油という食品に対して、カロリーが高い＝太るというイメージをお持ちではないだろうか。腸内環境を改善して、自律神経を整えるためには、むしろ上質な油はとったほうがいい。なぜなら、油脂というのは、便の潤滑油にもなってくれるからだ。

おすすめは、酸化されにくいオレイン酸をたっぷり含んだオリーブオイルや亜麻仁油である。これらは、腸のなかで便の潤滑油になって便秘を防いでくれるだけでなく、ポリフェノールなどの抗酸化物質も豊富に含み、悪玉コレステロールを減らし、細胞の老化を防ぐ作用もしてくれる。腸内の炎症を抑え、善玉菌を増やし、血液の流れをアップさせ、腸内環境を整える働きもしてくれる。

目安としては、朝食の際にスプーン1杯。サラダのドレッシングに混ぜるのでもかまわ

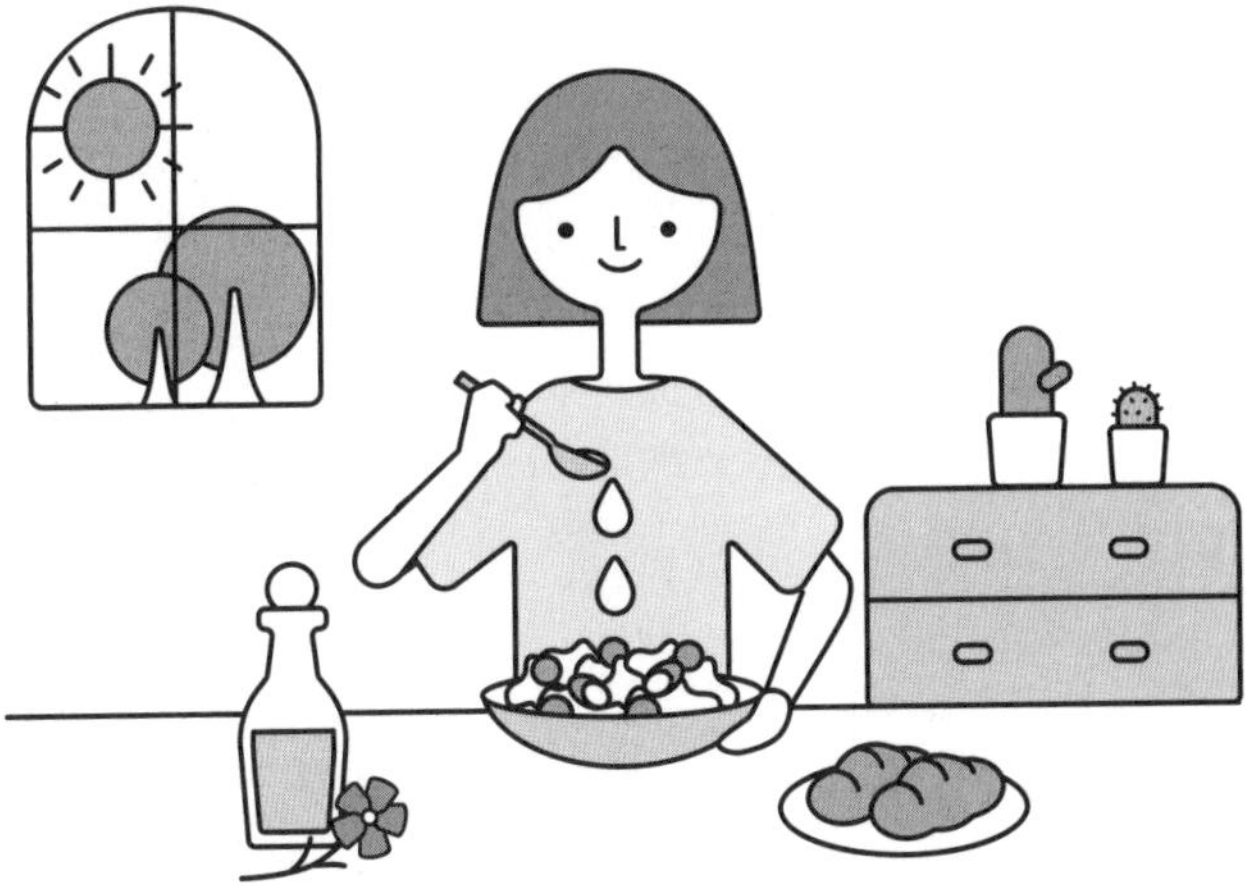

ない。もちろん、オリーブオイルも亜麻仁油もカロリーはあるが、朝は代謝もいいから、大さじ1杯くらいの油はまったく問題ない。むしろ、積極的にとったほうが、腸がよく働き太りにくくなる。便秘を防ぎ、腸内環境を改善し、自律神経を整えるバランスのとれた「力めし」になってくれるだろう。

自律神経　知っ得MEMO

酸化した油脂や トランス脂肪酸は 腸内環境に悪影響

油をとる際、酸化した油脂やトランス脂肪酸には要注意。空気に長く触れたり、加熱されて酸化した油脂は、体内で過酸化脂質というものに変化し、悪玉コレステロールを増やし腸内環境を悪化させ、自律神経の働きを乱すからだ。

肉よりも炭水化物を減らすほうがメタボ防止効果を期待できる

KEYWORD 細胞構築

炭水化物もタンパク質も体にとってエネルギーの源

とくに肉体的なパフォーマンスにおいて、ここ一番の「力めし」ということでいえば、やっぱり、「肉」と「ごはん」というのは、エネルギーのもとである。いま、ハムやソーセージがよくないといわれがちだが、やっぱり、ここぞというときは、そういうものを食べないと肉体的な力が出ない。同じように、ごはんも食べないと力が出ない。

身をもってそのことを痛感したのは、ハワイで猛暑のなか、ゴルフのハーフをラウンドしたときのこと。それまで疲労困憊でもうろうとしていたのだが、ソーセージとごはんの「スパムおにぎり」を食べた途端に、みるみる力が湧いてきたという経験をしたことがある。

肉もごはんも、人間の体にとってかけがえのないエネルギーの源なのである。たとえば

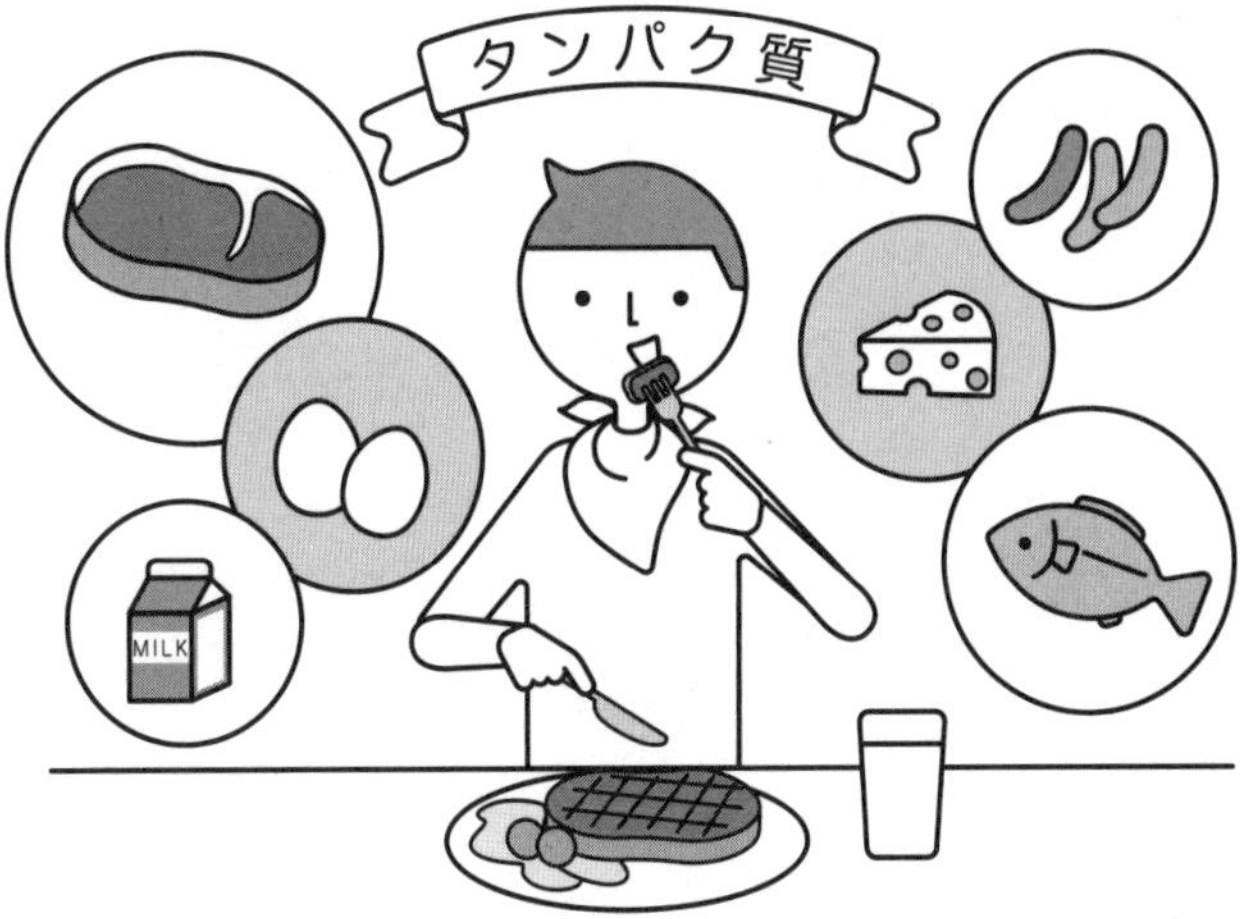

炭水化物を抜いてしまうと、エネルギーも不足し、細胞構築もされなくなる。

とはいえ、炭水化物のとり過ぎも、糖質過多ということになってしまうので、避けたほうがいい。とくにメタボや肥満を気にしている人の場合は、肉よりも、むしろ炭水化物を注意して減らすことだ。

自律神経　知っ得MEMO

脂肪が血液中で酸化しないよう抗酸化成分もとる

気をつけたいのは、肉や魚などの動物性食品の脂肪が血液のなかで酸化すると、血液がドロドロになり、全身の細胞を老化させ、腸内環境を悪化させてしまう点。油脂の酸化を防ぐ「抗酸化成分」を含んだ食品をいっしょにとりたい。

動物性食品に含まれる良質なタンパク質が重要

細胞をつくる重要な栄養素はタンパク質。とくに肉に含まれているのは、上質なタンパク質である。血流が悪くなり、全身の不調を招く「冷え性」の一因も、タンパク質不足といえる。

もし体重を減らしたいなら、肉よりも炭水化物を減らすほうがいい。どうしても炭水化物を食べたいときは、順番を工夫することだ。ベストなのは、①野菜、②肉などのタンパク質、③炭水化物。この順番で食べると、食後のインスリンの分泌が抑えられ、より太りにくい食事になるだろう。

ここでは、どの栄養素が、どんな働きをするのか、簡単に説明していこう。

まず、外見・内面ともに素敵オーラを輝かせ、心身のパフォーマンスを上げるためのすべての鍵ともいえる自律神経の原料はタンパク質である。なかでも、積極的にとりたいのは、肉や魚、卵などの動物性食品に豊富な良質のタンパク質だ。

植物性タンパク質もいいが動物性タンパク質のほうがより重要

もちろん、大豆、小麦などに多く含まれる植物性タンパク質も体にはいいのだが、含まれている必須アミノ酸の種類、量などから見ると、自律神経の原料としては、やはり動物性タンパク質を積極的にとるのがおすすめである。

年を重ねてもなお、若々しくエネルギッシュな人、タフな人、長寿な人を調べてみる

肉は効率的なタンパク質源

日本人が必要なタンパク質は通常成人男性で１日70g、女性で60g。これを１種類の食品で補うとなると牛乳3ℓ、卵10個、食パン5.5斤、米なら１升が必要となるが、肉ならステーキ２枚（約510g）ですむ。肉や魚など動物性食品は、体に不可欠な必須アミノ酸をすべて含むすぐれたタンパク質源。とくに肉は調理による損失が少なく、消化もよい素晴らしい食品だ。

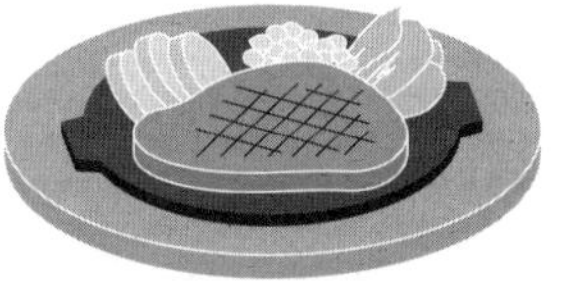

と、「肉好き」「魚好き」の人が圧倒的に多い。動物性食品の良質なタンパク質が自律神経の働きを高めているということの、一つの証明ではないかと私は考えている。肉を食べると、がぜん、やる気やエネルギーが湧いてくるという声も聞かれるが、それはあながち錯覚ではないのかもしれない。

また、最近では、コンビニ食材もずいぶん進化して、健康を意識した品ぞろえも進んでいる。たとえば、冷凍ブルーベリーやバナナやミニトマト、生野菜のサラダや冷凍のカット野菜などが挙げられるだろう。

少しだけ意識を変えて、いつもと違う目線で棚をチェックすれば、「肉食」の脂肪からくるマイナスを補ってくれる抗酸化成分が豊富な野菜や果物は、じつはコンビニでも調達可能といえる。

腸内環境が悪くなっていくと消化・吸収の力が弱まり太りやすくなる

KEYWORD 〉**内臓脂肪**

腸内環境が悪く汚れた血液は脂質代謝を悪化させる

「そんなに食べていないはずなのに、メタボになっている」という声を、世間で耳にすることがある。そういう人は、腸内環境が悪くなっている場合が多い。

まず、腸内環境が悪くなると、消化・吸収の力がどんどん弱くなる。すると、極端に言えば、いい栄養素ではなく、毒素のほうが体に溜まってしまう。そのため、体全体の代謝が落ちていく。

結果的に、それほど食べていないはずなのに、メタボになったり、太ってしまうというわけである。

腸内環境が悪く、腸が汚れていると、そこから肝臓へ運ばれる血液もまた汚れたものになる。

汚れた血液というのは、いい栄養素ではなく、腐敗物、老廃物、毒素などを多く含むの

健康な血液とドロドロの血液の違い

健康

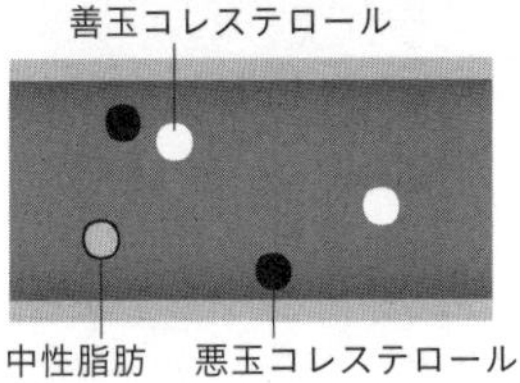

- 中性脂肪が多過ぎずサラサラ
- 善玉コレステロールと悪玉コレステロールのバランスがいい

ドロドロ

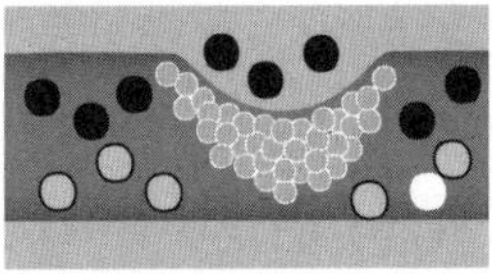

- 中性脂肪が多過ぎてドロドロしている
- 悪玉コレステロールに対し、善玉コレステロールが少ない

で、いわゆるドロドロの血液になってしまうのである。

　その汚れた血液は、肝臓から心臓へ運ばれて、やがて全身に行きわたり、脂質代謝を悪化させ、それがいわゆる「内臓脂肪」として溜まってしまう。

　摂取カロリーが同じでも、腸内環境が悪い

自律神経　知っ得MEMO

断食や食事抜きで体重を落としても肥満を促進する

「断食」「食事抜き」といったダイエットで一時的に体重を落としても、内臓脂肪をはじめとする脂肪が落ちているわけではない。食事を抜くと腸が動かなくなるので、自律神経のバランスが乱れ、かえって肥満体質を促進するのだ。

人は内臓脂肪が溜まって太りやすくなり、腸内環境が良好な人はすっきりスマートのまま、という違いが生まれてくるのである。

消化・吸収が滞ることで低栄養素状態になってしまう

しかも、腸内環境が悪く消化・吸収が悪いと、内臓脂肪は蓄えられるのに、全身で約37兆個あるともいわれている細胞には十分な栄養が行きわたらない。

しっかり食べているはずなのに、体は「低栄養素状態」なのである。疲れやすくなったり、ますます新陳代謝が悪くなったり、老化が進んでしまう。

さらに、これまでにも解説してきたように、腸内環境が悪いと自律神経のバランスが乱れやすくなるため、メンタル的にも、鬱々としたり、イライラして怒りっぽくなったり、集中力が散漫になったりしてしまう傾向が見られる。

つまり、腸内環境の改善なくして、肉体的にもメンタル的にも、パフォーマンスをアップさせることは難しい。

痩せたい、ダイエットしたいという人も、腸内環境を改善することに取り組んだほうがいいだろう。

腸内環境が改善されて、いい栄養素が十分に含まれた、きれいな血液が肝臓から心臓、そして全身の細胞に行きわたれば、代謝も上がり、栄養がエネルギーとしてきちんと消費され、体にとって不要な脂肪を蓄積せずにすむようになる。

つまり、太りにくい体に変わることができるのだ。

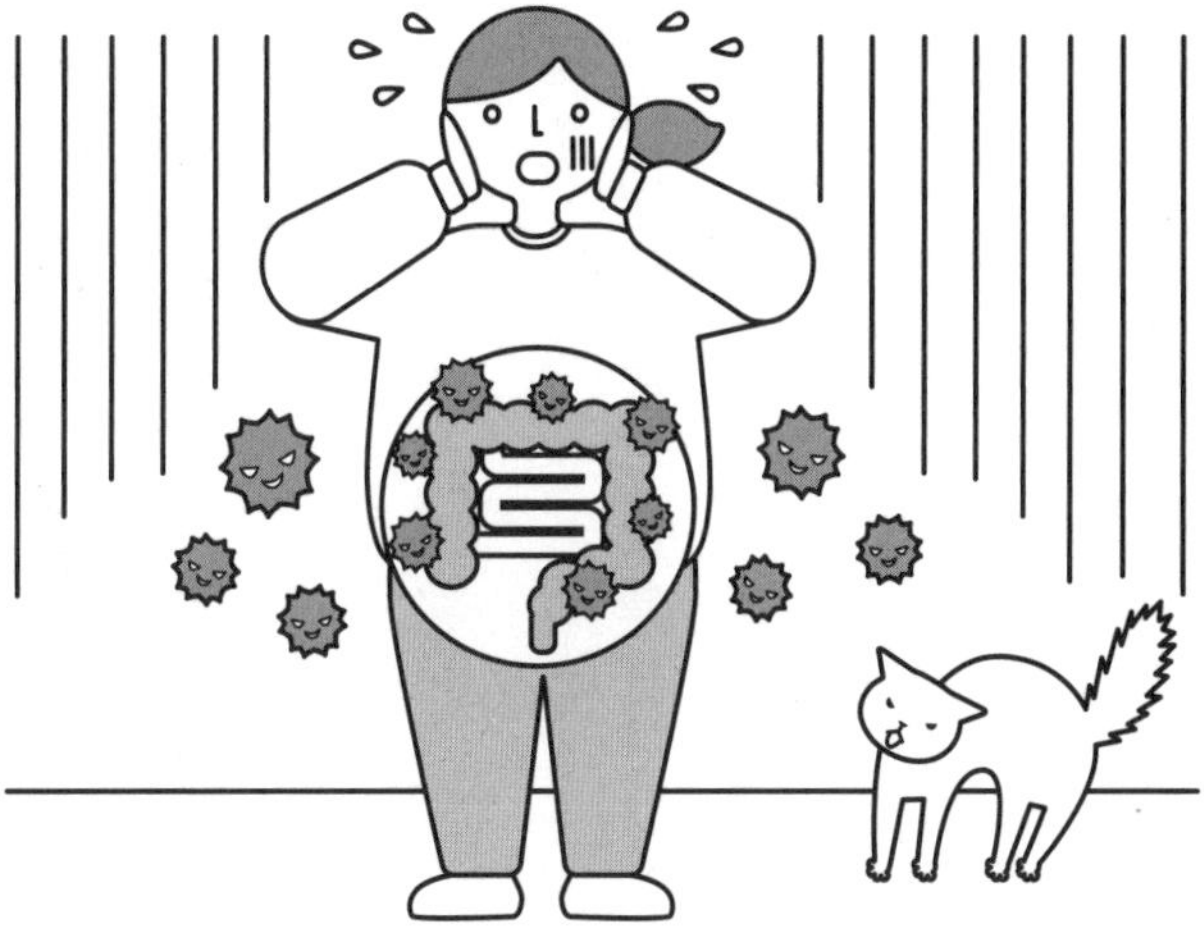

腸内環境を改善しただけで
ダイエットに成功する事例が続出

実際、私の「便秘外来」にいらっしゃった方のなかにも、腸内環境を改善しただけで、5～10キロのダイエットに成功したケースが多数出ている。

もちろん、太る最大の原因は、食べ過ぎと運動不足であることは言うまでもないが、それほど食べているつもりはないのに、年を重ねるごとに、どんどん太りやすくなった、ウエスト回りの成長が止まらない、という人は、「腸内環境」の改善に取り組んでみてほしい。

そして、腸内環境を改善するという目的のためにも、本書で紹介する「自律神経にいい食事術」が効果的なのである。

疲れない、眠くならないようにするには昼食のとり方に秘訣がある

KEYWORD 眠気

昼食後の会議で眠くなってしまうのは副交感神経の働きが活発になるため

昼食は、自律神経のバランスアップのために大事な中継ぎピッチャー。とはいえ、あまり量をとり過ぎると、胃腸に負担がかかって疲れるし、さらに副交感神経が優位になり過ぎて、眠くなってしまう。私の周りでも、昼食後の打ち合わせや会議は、どうも眠くなって困るという声をよく耳にする。学会などでも、午後になると、つい、うつらうつら、居眠りをしている人の姿を目にすることが多い。

ちなみに、これは自慢というわけではないのだが、私は、午前、午後にかかわらず、どんなに退屈な会議でも居眠りしたことがない。知人のドクターから「どうしたら、そんなふうに寝ないでいられるのか？」と聞かれることもある。

なぜ、私がどんなに退屈な午後の会議でも、居眠りせずにいられるのか。それは、疲れな

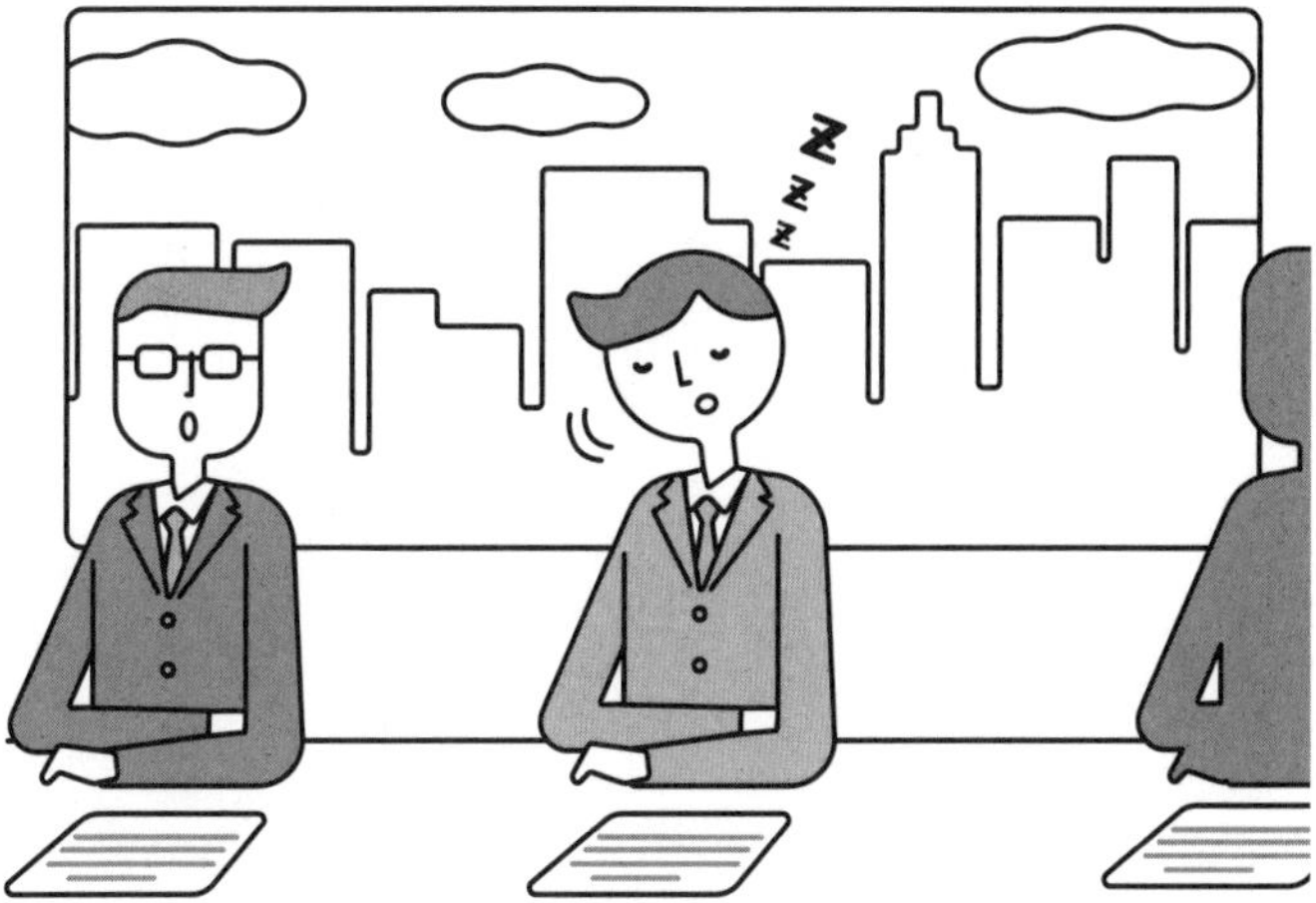

い、眠くならない昼食のとり方をしているからだ。昼食後、なんとなく頭がぼんやりしたり、疲れたり、体がだるくなる、あるいは睡魔に襲われて無性に眠くなってしまういちばんの原因は、副交感神経の働きが急激に活発になることである。

食事をすると胃腸が活発に動く。そうする

自律神経　知っ得MEMO

満腹まで食べると脳の血流が不足してしまう

昼食を「腹六〜八分目」に抑えるというのは、とくに「疲れない」というために効果を発揮する。満腹まで食べてしまうと、消化・吸収に大量の血液が使われることで脳の血流が不足し、頭がぼうっとして仕事に集中できないのだ。

と、胃腸に血流が集中して、頭に血が行かなくてぼうっとしてしまう。胃腸が動くことで、急激に副交感神経が優位な状態になる。クルマにたとえれば、アクセルではなく、ブレーキを思いきり踏んだ状態だ。眠くなるのは当たり前。心身が急激に弛緩＝リラックスの状態になってしまうからである。

食後の疲れや眠気を抑える昼食のとり方のポイントとは

けれども、昼食をとる際、ほんのちょっと工夫をして副交感神経の働きの上がり具合をコントロールすれば、食後の疲れや眠気を抑えることが可能だ。疲れない、眠くならない、昼食のとり方のポイントは二つ。一つめは、食べる前にコップ1～2杯の水を飲むこと。二つめは、「腹六～八分目」の量を、できるだけゆっくりよく噛みしめながら食べること。それだけで、昼食を疲れない、眠くならない「力めし」に変えることができる。

でも、それはなぜなのだろうか。食事をすると、誰でも副交感神経が優位になる。けれども、副交感神経が優位になるのは、じつは食後から。食事中は、「咀嚼する」という行為も含めて体が活発に動いているので、体にとっては運動しているときと同じで交感神経が優位になる。さらに、「嬉しい」「おいしい」「楽しい」というメンタルも作用して、交感神経がますます優位になっていく。

つまり、食事をしている最中は、クルマにたとえれば、アクセル全開の状態。昼食をとっている最中に眠くなったという人は、ほぼいないはずだ。むしろ、食べている最中はアクセル全開で、やる気も全開である。

昼食のとり方のポイントは二つ！

1
食べる前に
コップ1〜2杯の
水を飲む

2
腹六〜八分目の
量をよく噛んで
食べる

自律神経の急転換を妨げることで心身のパフォーマンスを維持する

けれども、二つのポイントを押さえずに、ただ無意識に食べたいものをがつがつ早食いしてしまうと、食べ終わって胃腸などの消化器官が働き出した途端にさっきの元気はどこへやら、ガクンと疲れて眠くなってしまう。

それはひと言でいえば、食事をすることで交感神経が一気に優位になる、けれども食後に消化器官が動き出すことで、一転、副交感神経が優位になる、この「急転換」が、昼食後の疲れと眠気の最大の原因なのだ。

とすれば、自律神経の急転換を防げれば、心身のパフォーマンスを維持したまま、疲れも眠気も防ぐことができる。そのためのポイントが先の二つなのだ。

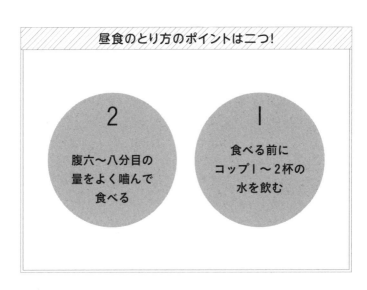

ついうっかりドカ食いしがちな昼食は軽めのもので炭水化物を減らすべし

KEYWORD 炭水化物

昼食は軽めのものをゆっくり食べ腸を穏やかに動かすのが理想

「おいしくない」食事ほどの害はないのだが、やはり、炭水化物のとり過ぎは、「力めし」という意味でも好ましくない。朝、昼、夜、3食全部、炭水化物をがっつりとってしまうと、私の経験上でも、体重のコントロールが難しくなる。

3回の食事のうち、炭水化物をしっかりとるのは1回だけにするなどの工夫がおすすめである。そのほうが断然、午後の仕事がはかどる。

逆に、短時間でがっつり炭水化物メインの昼食をとると、交感神経の働きが急上昇し、食後、そのリバウンドで副交感神経が一気に優位になってしまう。すると、疲れて眠くなり、午後は使いものにならないという結果を招いてしまう。

理想は朝、ごはんでもパンでも炭水化物を

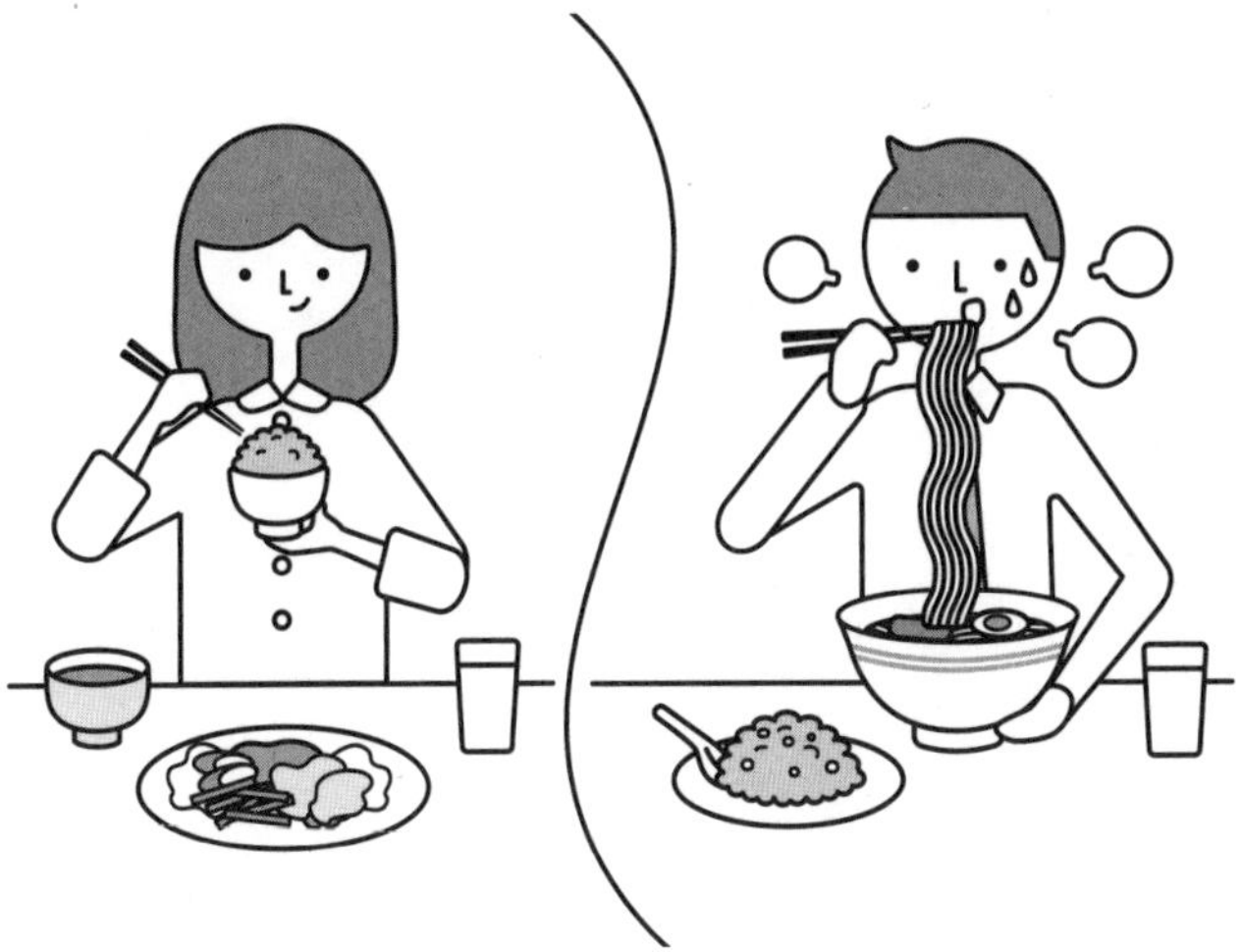

しっかりとって、昼は軽めのものをゆっくり食べて腸を穏やかに動かすという食べ方だ。
とはいえ、昼食も、炭水化物がっつりの好きなものを食べたいという日もきっとあるだろう。カレーライス、かつ丼、そば、うどん、ラーメンは私も大好きだ。どうしてもそういうものが食べたくなったら、我慢することな

自律神経　知っ得MEMO

食べたくない場合は昼食を抜いたほうが自律神経にいい

「朝：昼：夕の３食をとるのがベスト」といっても、体調や気分によっては「お昼は食べたくないな」という日もあるだろう。そんなときは、食べなくても大丈夫だ。無理に食べる昼食ほど、自律神経にとって害になるものはない。

く食べている。

ただ、少しだけ工夫をしている。たとえば、そば、うどんだったら、最初から麺を半分にして、スープは飲まない。カレーライスも同じで、食べる前から、ルーもごはんもお皿のなかで、半分に分けておく。

炭水化物を半分に分けておけばドカ食いするのを防止できる

大学病院の学食で、日替わり定食を頼むときでも、ごはんは最初から半分に。いまでは、学食の人たちも、私の顔を見たら、言わなくてもごはんを半分にしてくれるようになった。

食べる前から、半分に分けておく。この方法は、一見、強い意志が必要のように思われるが、やってみると、じつはまったくそうではない。なぜなら、「食べたい」「おいしい」という感覚は、じつは最初のひと口ふた口で満たされているもので、あとは、「全部食べなくては満足できない」という錯覚で食べているだけだからだ。

昼食を、午後の自律神経のバランスアップ、心身のパフォーマンスアップのための「力めし」にする食べ方のポイントの一つは、「最初から半分に分けておく」ということだ。

そうすれば、特別に強い意志がなくても、誰でも、「おいしく」楽しんで食べながら、きちんと半分残すことができて、しかも満足感、幸福感も十分得られるようになる。

さらに、昼食のとり方をより質の高いものにし、ランチタイムを心身ともに充実させる時間に変えるもう一つのポイントは、「無理に食べない」ということである。

最初から炭水化物を減らしドカ食い禁止！

定食のごはんなどは、最初から「半ライス」にしてオーダーすれば、ドカ食いは防止できる。

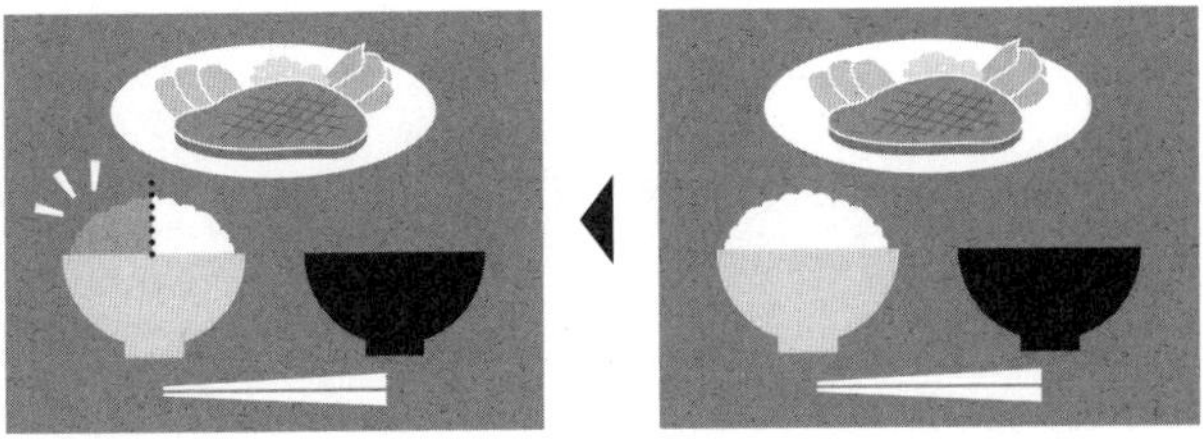

昼食を完全に抜いてしまうと夕食時の血糖が急上昇する

昼食は、３食のなかでも、もっとも軽めに適当にしても、まったく問題はない。ただし、昼食をまったく抜いてしまうというのは、やはり避けていただきたい。

私が好んで食べている納豆巻、カップの豚汁のように、控えめであっても食べたほうが、午後からのパフォーマンスにおいても、体重のコントロールという意味においても、いい結果につながる。

それはなぜか。昼食を抜いたまま夕食を食べると、血糖値が急激に上昇してしまい、夕食でとったカロリーが、エネルギーとしてうまく代謝されずに、そのまま脂肪として体内に蓄積されてしまうからである。

日中、常に腸を動かしておくために間食にドライフルーツを食べる

KEYWORD ＞ 間食

食物繊維やミネラル、鉄分など栄養素が含まれ免疫力がアップ

疲れてくると、甘いものが欲しくなってきたりはしないだろうか。おやつ＝間食は腸内環境を整えるのに効果が高い。間食をして日中、腸＝消化管を動かしておくと、副交感神経の働きも同時に高められ、腸のぜんどう運動も活発になる。

具体的にはどんなものを間食にとればいいのだろうか。私のおすすめはドライフルーツだ。ドライフルーツは乾燥させたことにより甘味が凝縮されている。甘い食べ物がやめられない人でも満足感を得られるだろう。

食物繊維をたっぷり含む食べものでもあり、便をやわらかくする「水溶性食物繊維」と、腸のぜんどう運動を促す「不溶性食物繊維」の両方を含んでいるため、便秘解消の強い味方といえる。ビタミンやミネラル、鉄分など、健康に欠かせない栄養素が豊富に含まれ、免

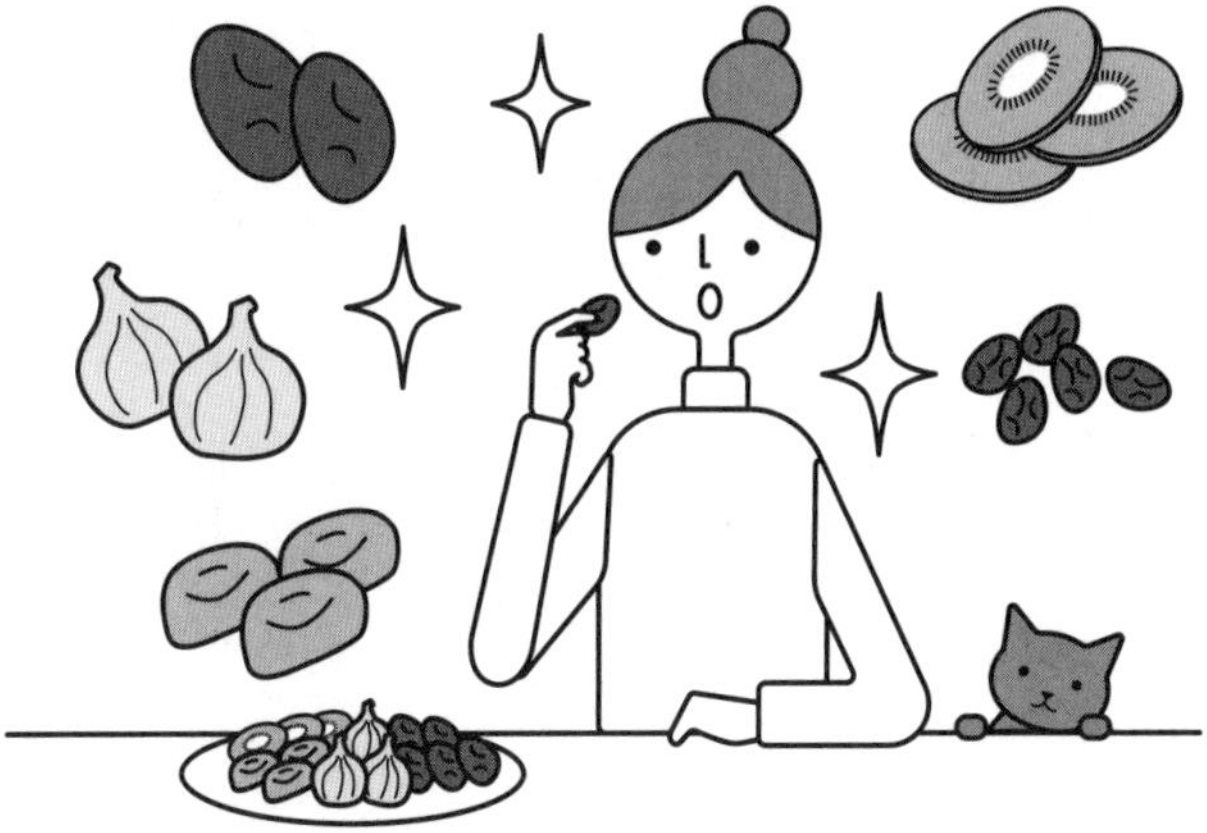

疫力を高める効果が期待できる。
最近は、フリーズドライなどの技術により、多種多様なドライフルーツが市販されている。プルーン、パパイヤ、あんず、なつめ、イチジク、マンゴーなどはコンビニでも手に入れることができる。自分の好きなドライフルーツを常備しておくといいだろう。

自律神経　知っ得MEMO

カロリー高めのドライフルーツはつまむくらいが適量

ドライフルーツは皮をむく必要もなく、場所を選ばず食べられるのも魅力である。ただし、カロリーが高めなので砂糖や油を使ったものは極力避け、食べ過ぎにも要注意だ。小腹が空いたときに、つまむくらいが適量といえる。

間食にとるチョコレートとナッツは疲労回復・血流アップの強い味方

KEYWORD ＞ 血流

カカオの抗酸化作用で血流がアップ
血管が丈夫になり動脈硬化予防に

間食におすすめなのが、ナッツとチョコレートだ。

チョコレートは軍隊食にもなったことがある「完全栄養食」。しかも、疲労回復、血流アップの強い味方でもある。

チョコレートの主原料であるカカオには、さまざまな血流アップ効果があり、なかでもカカオポリフェノールの「抗酸化作用」は、血管を丈夫にし、動脈硬化を予防してくれる。

さらに、カカオバターに含まれるオレイン酸は、コレステロールを抑制してくれるので、生活習慣病の予防も期待できる。

しかも、カカオには、腸内環境を整えてくれる最大の味方、「食物繊維」も豊富に含まれている。現代人に不足しがちなミネラル、血流を改善してくれるマグネシウムや、貧血や免疫機能の低下を防いでくれる亜鉛なども

「ハイカカオ」のそのほかの効果

美肌効果

カカオに含まれる抗酸化成分カカオ・ポリフェノールには肌の老化を抑える働きがある。とくに紫外線のダメージを減少させる。

メタボ予防

ハイカカオチョコレートは食後の血糖値上昇の速さを表す指標である GI 値が低い“低 GI 値食品”なので、食事中の血糖値を抑える。

高血圧予防

カカオに含まれるビタミンEは、血管を拡張するホルモンを促す。カカオ・ポリフェノールにも血管内部の炎症を抑える成分がある。

認知症予防

ハイカカオを摂取すると脳の活動を支えるBDNF（脳由来神経栄養因子）が上昇し、認知症予防になる。

たっぷり含まれている。

アーモンドやくるみなどのナッツは、ビタミン、ミネラルの宝庫だ。食物繊維も豊富で、腸内環境を整えてくれるだけでなく、体内の悪玉コレステロールを減少させてくれたり、生活習慣病、肥満予防にも効果があるといわれるオメガ3脂肪酸もたっぷり含んでいる。

自律神経　知っ得MEMO

アスリートがチョコレートを積極的に食べる理由

アスリートのなかには、「試合中の集中力、パフォーマンスを高めるためにチョコレートを食べる」という人も多い。チョコレートの「テオブロミン」という成分が、神経を鎮静化させて副交感神経を活性化してくれる効果があるからだ。

チューインガムを噛むことで平常心に戻り、脳を活性化できる

KEYWORD＞咀嚼

咀嚼の行為で血流がアップし脳のアルファ波が増加する効果も

食べ物をよく噛むこと＝「咀嚼」は脳を活性化する。しかも、「噛む」という行為は、副交感神経の働きを上げ、心を落ち着かせてくれる効果もある。

最近の研究、実験によると、チューインガムを噛むという、ただそれだけの「咀嚼」の行為で、実際に脳の血流がアップすることがわかった。しかも、「小脳」や「前頭葉の運動野」などでは、じつに10～40％も血流が増加していることが認められている。

ラットを使った実験でも、脳の活性化＝知能の向上が報告されている。

ガムを噛む＝「咀嚼」という行為は、脳の血流と知能＝脳の活性化に深く関わっていることが証明されてきたといえる。

また、自律神経の実験でも、ガムを噛むと、深い睡眠や瞑想状態のときなどによく表れる

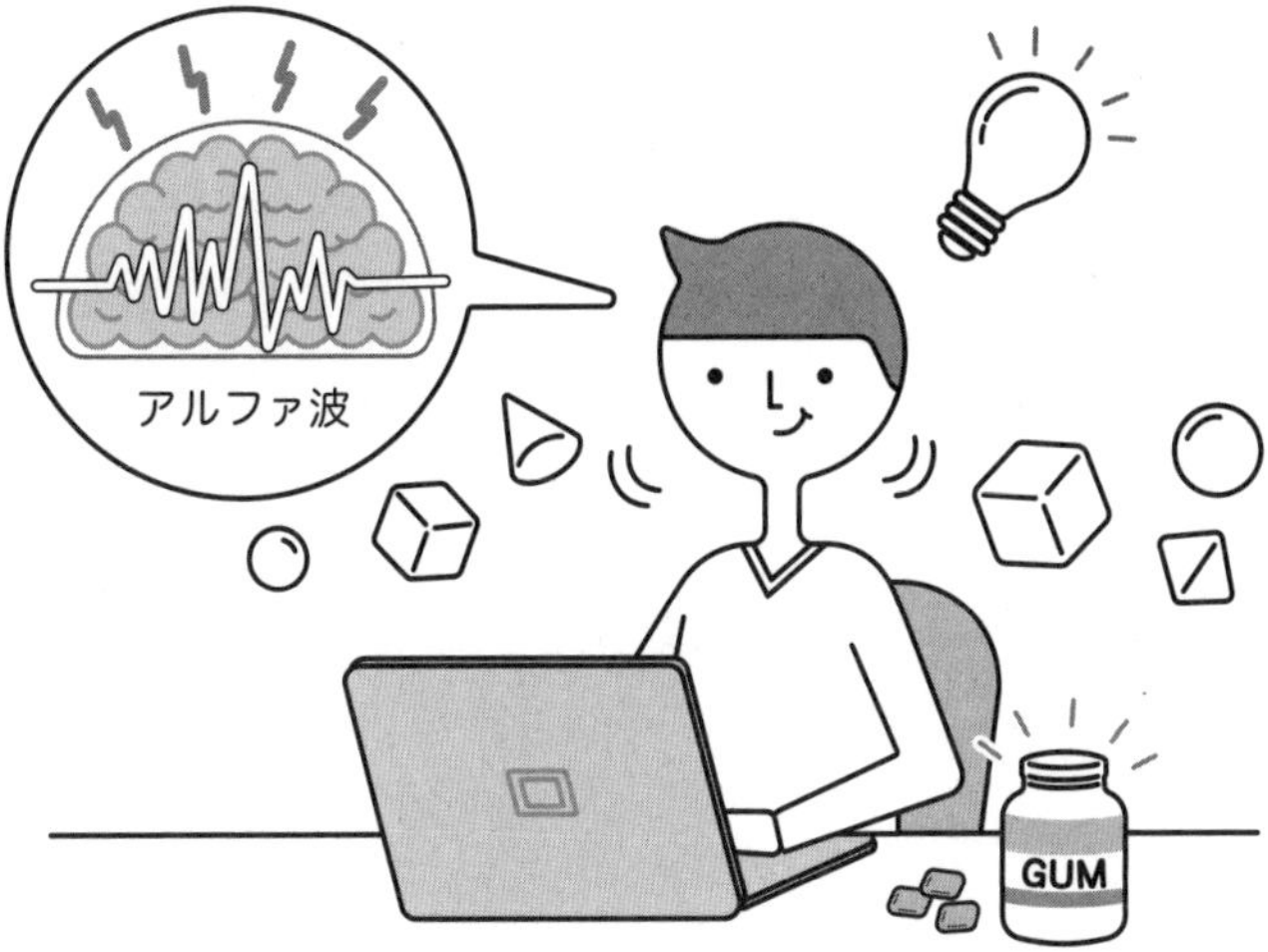

「脳のアルファ波が増加する」という結果が出ている。

脳を活性化し、ストレスなどにより過剰になりがちな交感神経の興奮を抑え、いざというときの平常心、心身のパフォーマンスを高めるためにも、チューインガムを噛むことがおすすめだ。

自律神経　知っ得MEMO

ガムを噛めば歯槽膿漏の予防効果もある

ガムを噛むと、歯槽膿漏《しそうのうろう》を予防する効果も期待できる。歯槽膿漏は顎にある歯槽骨髄に汚れた血液が溜まるのが発症原因の一つとされているが、ガムを噛み歯槽骨髄の血流をよくすることで、汚れた血液が溜まることを予防しよう。

1杯のホットコーヒーを飲むことで血流がアップし、抗うつ効果も得られる

KEYWORD ＞ 抗うつ効果

セロトニンやドーパミンの分泌量を増やす抗うつ効果もある

腸の冷えを改善し、そこからくる心身の不調をリカバリーするのにおすすめなのが、1杯のホットコーヒーだ。コーヒーや紅茶などに含まれるカフェインは、交感神経の働きを活性化し、眠気をとったり、ストレスを解消してくれたり、ちょっと落ち込んだ気持ちをほぐしてくれることは、よく知られている。

しかし、それだけでなく、コーヒーには、末梢血管を拡張させる作用や抗酸化作用など、「血流」をよくしてくれる効果がある。さらに、アメリカ・ハーバード大学の研究によって、コーヒーにはセロトニンやドーパミンの分泌量を増やす「抗うつ効果」もあることがわかったのだ。あるデータではコーヒー愛飲者には、うつ病患者が少ないことが明らかになっている。

一日にコーヒーを2～4杯飲むようになっ

１日２〜４杯のホットコーヒーの効果

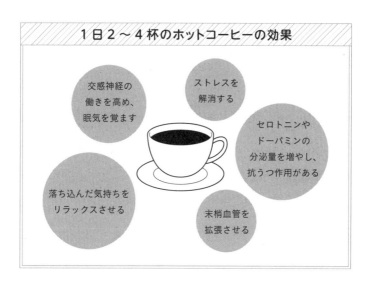

た成人は、男女ともに自殺リスクが半減したという報告もされている。

ホットコーヒーなら、腸を温めることもでき、メンタルヘルスの効果も倍増する一石二鳥の飲み物である。コーヒーは、大腸のぜんどう運動も刺激してくれるので、便秘解消、腸内環境や全身の血流の改善も期待できる。

自律神経　知っ得MEMO

**飲み過ぎに注意！
コーヒーの適量は
一日２〜４杯**

フィンランドの調査では、コーヒーを一日８〜９杯飲む人は、自殺リスクが増加することが報告されている。コーヒーを飲むなら、一日２〜４杯がおすすめだ。さらに、質の高い睡眠のために、ベッドに入る３時間前には飲み終えることだ。

緑茶を飲むことでボケを防止
睡眠の質を上げ、成長ホルモンを促進

KEYWORD＞テアニン

うまみ成分「テアニン」が
さまざまな不快感を解消する

日本人になじみのある日本茶は、心身のパフォーマンスを上げてくれる温かい飲み物の一つである。コーヒーに劣らない素晴らしい効果が期待できる。

そのポイントは、新茶や玉露、抹茶などに多く含まれる「テアニン」というアミノ酸だ。これは、うまみ成分であるグルタミン酸によく似た構造を持ち、独特のうまみを引き出してくれるものである。

だから、いわゆる「高級なおいしいお茶」ほど、この「テアニン」が多く含まれているということになる。

しかも、このテアニンという成分はおいしいだけではない。

血流に乗って、脳に作用し、さまざまな「不快感」を解消してくれる。

これまでの実験でも、テアニンを摂取し

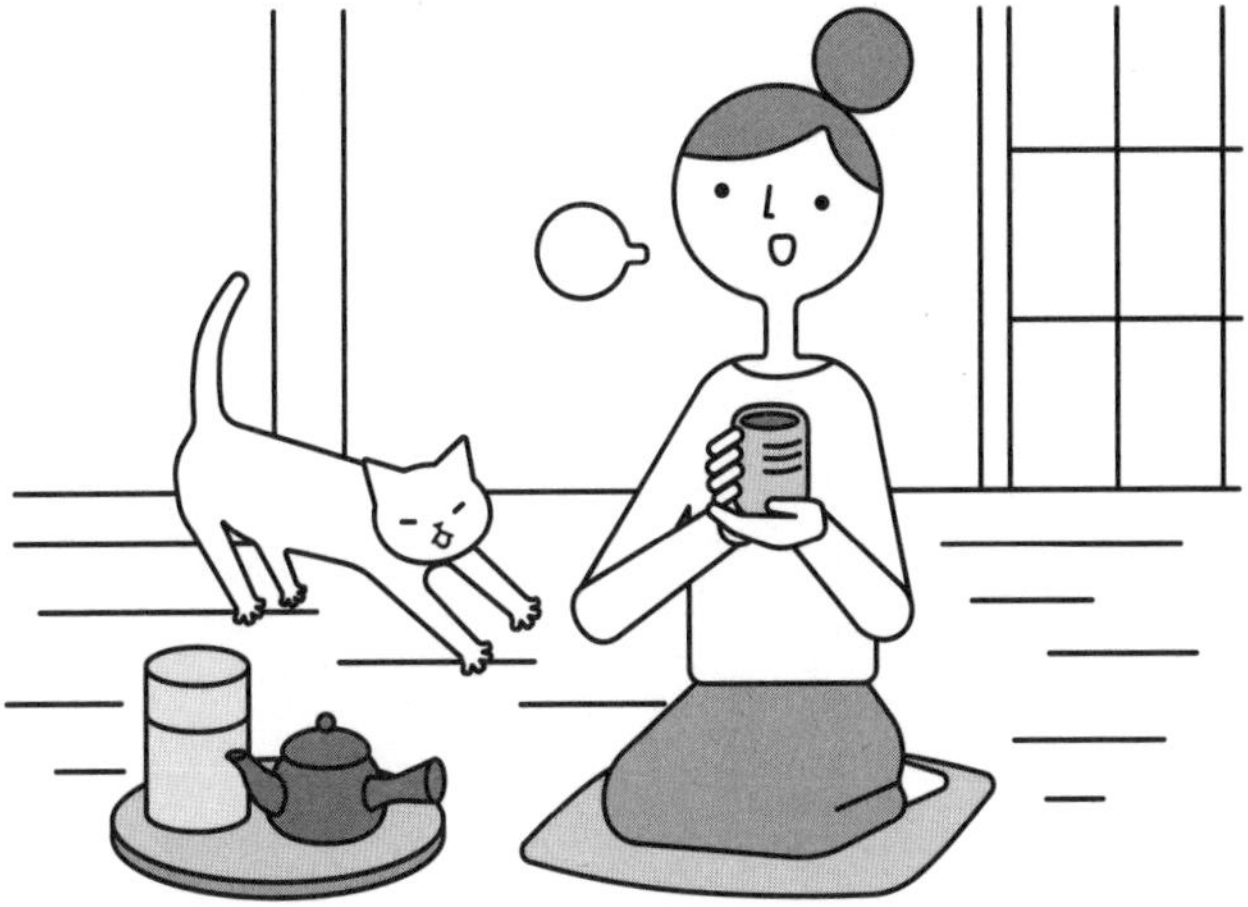

て約1時間で、リラックス状態を示す「脳のアルファ波」が増加することが明らかになっている。不安感やイライラ、女性の月経前症候群（ＰＭＳ）を改善するという報告もある。

また、精神面の不調だけでなく、むくみや疲れ、更年期障害による火照《ほて》りなど、身体的

自律神経　知っ得MEMO

緑茶に含まれる「カテキン」が体脂肪増加を防ぐ

緑茶には「カテキン」という渋み成分も含まれている。茶葉のテアニンが日光に当たると、カテキンに変化する。カテキンはポリフェノールの一種で、抗酸化作用があり、体脂肪の蓄積を防ぐ。緑茶にはメリットがいっぱいなのである。

な症状の改善も期待できることが報告されている。

しかしながら、「テアニン」の効果は、それだけではない。

交感神経は加齢とともに優位になり、血管が収縮するが、アルファ波が増加することで、副交感神経の働きが活性化するのだ。

すると、末梢の神経が開き、血流がアップする。

つまり、1杯の日本茶によって、末端の血流不足からくる冷え性の改善、高血圧の予防にも効果が期待できるのだ。

さらに、脳の神経細胞を守ったり、「認知機能の低下」を防ぐ働きもある。つまり、日本茶の「テアニン」は、ボケ防止という点でも、強い味方になってくれるというわけなのである。

とくに「テアニン」が豊富なおすすめ茶葉は「抹茶」

ちなみに、「テアニン」は、紅茶やウーロン茶など、茶葉にはすべて含まれているが、日光に当たらないほど、含有量が多くなるといわれている。

おすすめは緑茶、なかでも玉露や抹茶だ。玉露や抹茶は、新芽が開き始めた時期から、茶の木に「よしず」や「わら」で覆いをして栽培するお茶だ。日光があまり当たらないようにすることで、光合成の働きが抑えられ、うまみや甘みが増す。とりわけ抹茶には、番茶の12倍ものテアニンが含まれているといわれている。

毎日のティータイム、ティーブレイクには緑茶を楽しむことをおすすめしたい。緑茶は

お茶１杯(80cc)に含まれるテアニンの量

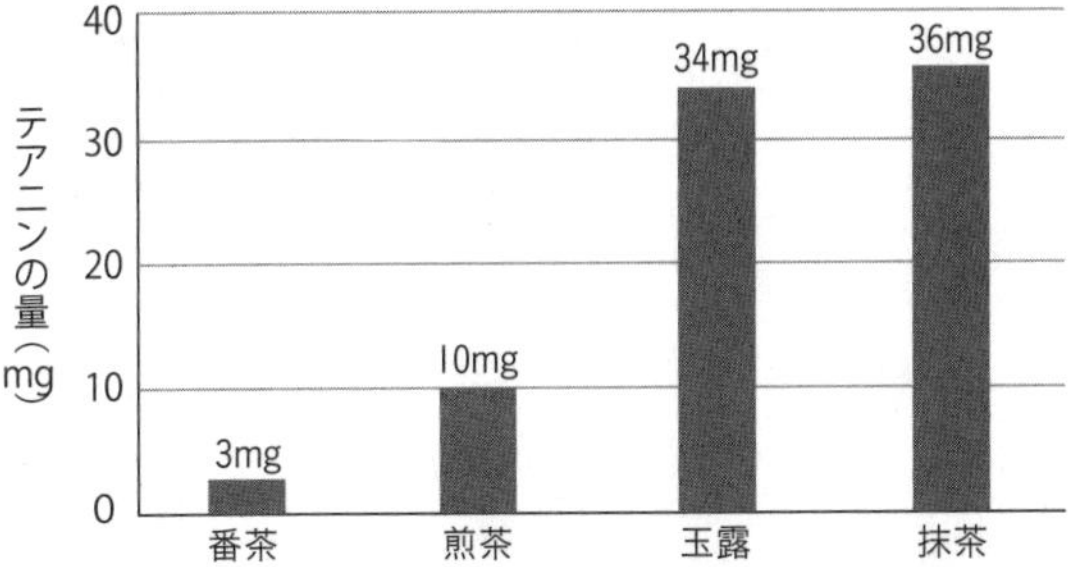

玉露のように日光を遮断して栽培すると、アミノ酸からカテキンに変化するのを抑えられるため、茶葉にテアニンがたっぷり含まれたままになる。

40～80℃で入れるのが基本だが、温度が高ければ苦みや渋みが増し、低ければ甘みが増す。自分の好みに合った緑茶の温度を見つけるとよいだろう。

就寝前の緑茶１杯で眠りの質が高まる効果も

「テアニン」にはカフェインの興奮作用を鎮める働きもあるから、就寝前に１杯の温かい緑茶を飲むことで、むしろ寝つきをよくし、睡眠の質を高めてくれる効果も期待できる。

成長ホルモンがつくられる夜間は、質のよい睡眠をとることが、若々しい心身をつくり、キープするための最大のポイント。

寝る前の１杯の緑茶で、スマートに副交感神経の働きを上げる。それも、自律神経の働きを高めるコツの一つといえる。

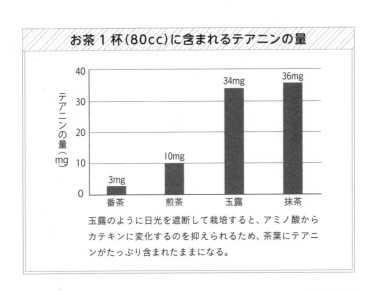

アルコール飲料を飲むときは併せてアルコールと同量の水を飲む

KEYWORD 胃結腸反射

水を飲み胃結腸反射を誘発すれば腸の機能が麻痺するのを防げる

お酒を楽しみ、しかもアルコールのダメージを最小限にするには、「酒1杯に対して、水1杯の割合で飲む」ようにすること。そうすることで、アルコールによる脱水を防ぐことができる。

しかも、水を飲むことで消化器の麻痺を防ぐこともできる。過度の飲酒によって副交感神経の働きが極端に低下すると、腸の機能が麻痺する。その際、水を飲むことで「胃結腸反射」を誘発し、麻痺を予防できる。

ゆっくりでも腸が動いていれば、吐き気も起きずに済むし、腸管が動いていれば、副交感神経も刺激されるので、極端な低下を防ぐこともできる。

お酒を飲み過ぎると、気持ちが悪くなって吐いてしまうことがあるが、それは、交感神経が興奮し、消化器の動きをつかさどる副交

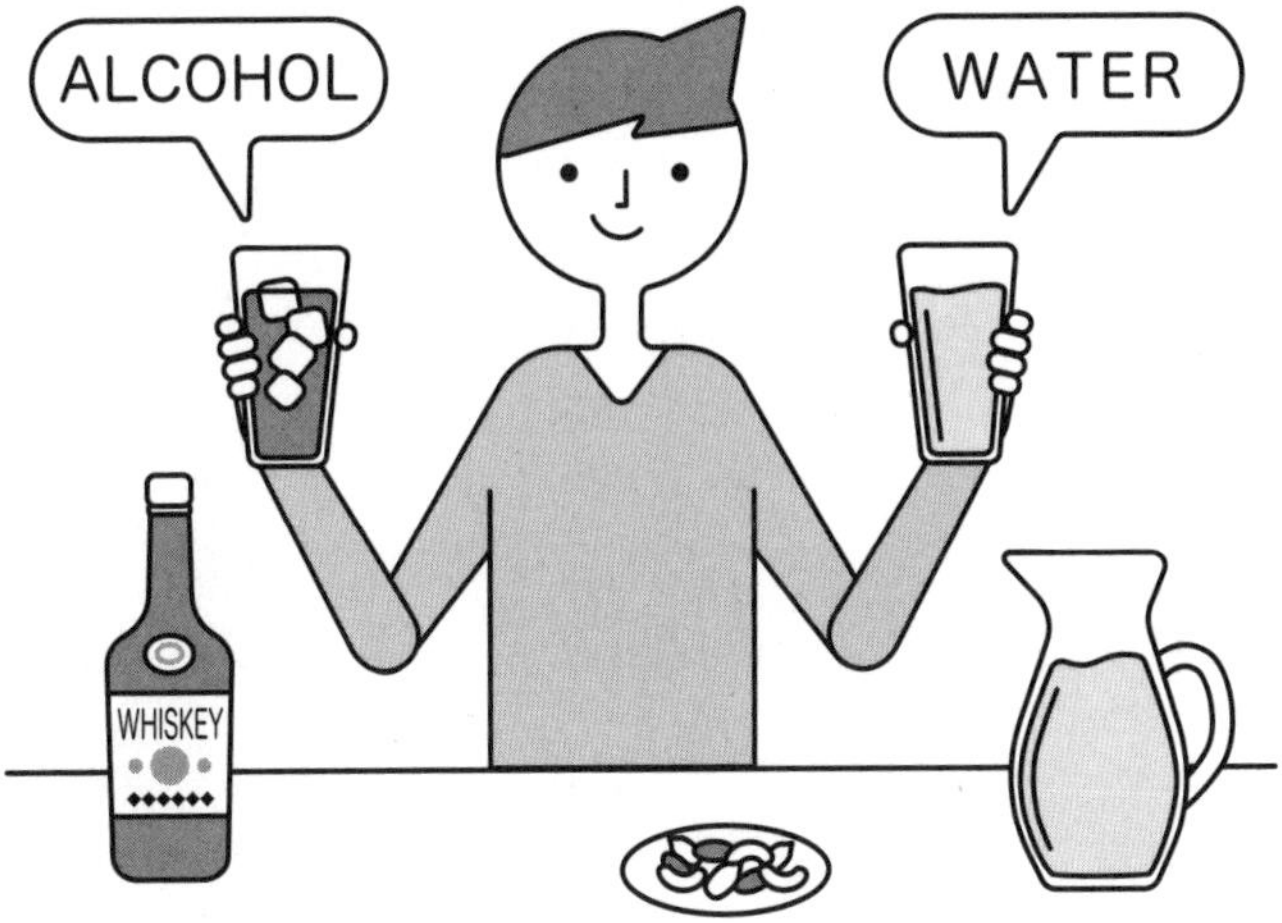

感神経の働きが極端に低下することによって、腸が麻痺して動かなくなったことが原因。

お酒と同量の水をしっかり飲むということで、自律神経の乱れからくる吐き気も、血管の収縮による頭痛や下痢、倦怠《けんたい》感など、いわゆる二日酔いの症状も最小限にすることができるだろう。

自律神経　知っ得MEMO

つまみといっしょに アルコールを飲むと 胃腸を保護できる

水だけでなく、つまみも併せてとれば飲み過ぎ防止につながる。チーズ、ナッツ、豆腐、枝豆など豆類もおすすめ。つまみも発酵食品、上質なタンパク質や食物繊維を中心に、よく噛んで食べればお酒もおいしく楽しいものになる。

腸内フローラを最良に保ちたかったら無理に腸を刺激する市販薬には頼らない

KEYWORD 〉**腸内フローラ**

腸内フローラが崩れると免疫機能が低下する

通常、食べたものは胃や小腸などで吸収しやすい形に加工される。栄養素は小さな分子にまで細かく分解され、腸から体内に吸収されていく。

一方、未消化のものやウイルスなどの有害な病原菌といった異物は、体内に入らないように、腸のバリア機能によって防がれる。有害な物質は便に含まれてスムーズに排泄されるという仕組みだ。

しかし、過食や偏食、食品添加物、不規則な生活などによって、腸内細菌のバランスが崩れると、腸のバリア機能が弱まってしまう傾向にある。

腸のなかには無数の腸内細菌が生息し、種類ごとにグループを形成して、助け合ったり、競り合ったりしながら存在しており、これを、「腸内フローラ」と呼ぶ。

「腸内細菌」は大きく三つに分類される

体にいい働きをする

善玉菌

ビフィズス菌、乳酸菌のフェーカリス菌やアシドフィルス菌などが代表的。悪玉菌の侵入や増殖を防いだり、腸の運動を促す。

どちらにも属さない

日和見菌

腸内の善玉菌・悪玉菌の、優勢な（多い）ほうに味方する。

体に悪い働きをする

悪玉菌

腸内で有害物質をつくり出す。脂質や動物性タンパク質を好み、悪玉菌が増えると、便秘や下痢などの原因にも。

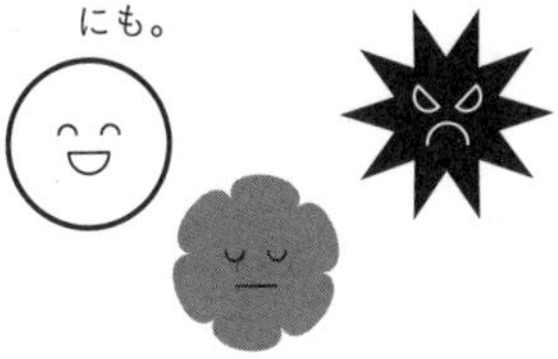

腸内フローラには善玉菌、悪玉菌、日和見菌の三つに分類される多種多様な腸内細菌がバランスをとりながら共存している。

人に個性があるのと同様に、腸内フローラも人によってその様態が異なる。人種や年齢、ふだんの食生活や生活習慣によってもさまざまに変化する。

自律神経　知っ得MEMO

抗生物質は強力だが風邪のウイルスには効かない

抗生物質は、有害な菌には有効だが、善玉菌にも作用して腸内フローラを荒らしてしまう。風邪は「ウイルス」によって感染するので、「細菌」に有効な抗生物質は効かない。残った薬をとっておいて、あとから服用するのはぜったいにNGである。

近年の研究で、腸内フローラは免疫機能の低下や大腸がん、糖尿病などの生活習慣病にも関与することが明らかになっている。便秘や下痢などで、腸内フローラのバランスが崩れると、病気のリスクが高まってしまう。

薬を使っても腸の働きは改善しない

腸の調子が悪いとき、薬を使うという人もいるだろう。しかし､薬というのは「緊急時」だけに使うものであって、日常生活で常用するものではない。とくに腸にとって、薬の乱用は避けるべきだ。

一般的に市販されている便秘薬、下剤は腸を刺激して排便を促す作用がある。頑固な便秘のときには頼ってしまいがちだが、市販の下剤を使って排便しても、腸の働きは改善しない。根本的な便秘の解消にはつながらないのである。

下剤は、無理に腸を刺激することから、常用していると腸の粘膜が弱くなってくるという悪影響も出る可能性がある。

これは、紫外線による日焼けと同じメカニズムで、「大腸メラノーシス（大腸黒皮症）」という。正常ならピンク色のはずの粘膜が、黒っぽいヒョウ柄になってしまう。とくに自覚症状は伴わないが、腸の機能が低下し、腸本来の力が発揮できなくなってしまう。その結果、ますます便秘が悪化し、さらに下剤を服用する、という悪循環に陥ってしまうことも多い。

また、下剤を常用していると腸が刺激に慣れてしまい、便が溜まっているのに便意を感じなくなってしまう危険性もある。

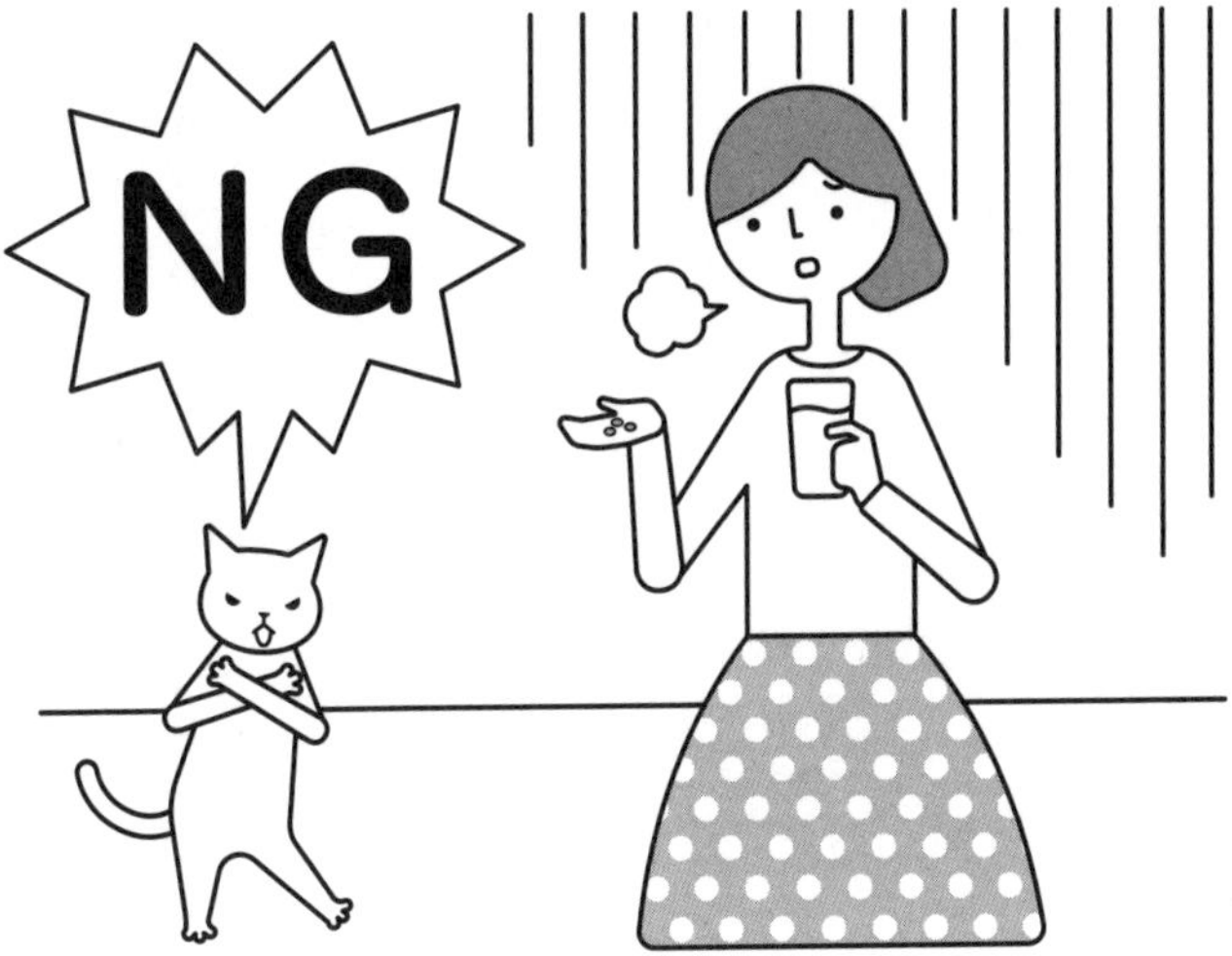

「便秘に効く」とうたう
お茶やサプリメントにも注意

市販の下剤ではなく、便秘に効くというお茶やサプリメントを常用している人もいるかもしれない。薬よりも体に負担が少ないと思われがちだが、十分な注意が必要だ。お茶やサプリメントであっても、なかには刺激性便秘薬と同じ成分が含まれている場合もある。

とくに、「センナ」「ゴールデンキャンドル」「キャンドルブッシュ」などの成分表示には注意が必要。大腸を刺激して腸の運動を活発にする作用がある医薬品の「センノシド」と同様の成分が含まれている。使用する際は、かならず医師の許可を受けてほしい。薬に頼らず、腸の働きと腸内環境を整えるために、生活習慣を見直すよう心がけよう。

免疫力をアップさせるために朝食に最適な万能スープを食べる

KEYWORD ＞ 免疫力アップ

緑黄色野菜とみそを使った免疫力を上げる万能スープ

免疫力を生み出す免疫細胞の7～8割は腸に存在している。つまり、免疫力は腸内環境の良しあしで決まる。腸内環境を整えるには自律神経のバランスが重要だ。自律神経は心身のパフォーマンスを上げ、免疫力を高めるためのすべての鍵ともいえる。

とくに、朝食は免疫力アップには欠かせない。朝食にスープのような温かいものを食べると、胃腸が温まり、腸の動きを活性化させ副交感神経の働きを高める効果がある。腸を元気にする発酵食品や水溶性の食物繊維も食習慣として取り入れてほしい。

朝、免疫力をアップさせる万能スープのレシピを紹介しよう。「にんじんとクレソンのそうめん入りみそスープ」は、抗酸化成分がたっぷりの緑黄色野菜と発酵食品のみそを使ったスープである。鍋に水2カップと洋風スープ

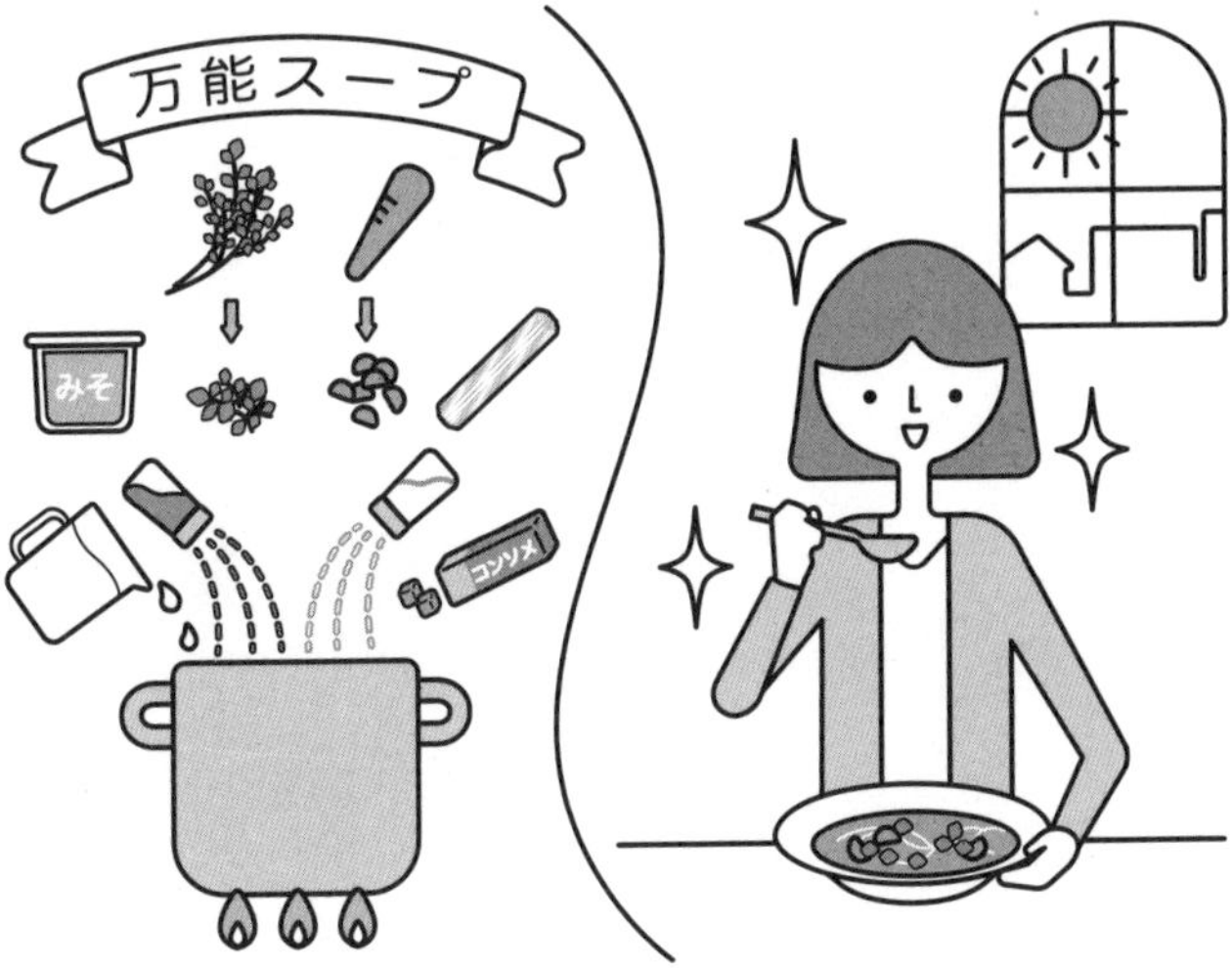

のもと、半月型に薄切りしたにんじん（5分の1本）を入れて中火で煮立たせる。半分に折ったそうめん（2分の1束）を入れ1分煮込み、みそ（小さじ2杯）を溶かし入れる。器に2センチの長さに切ったクレソン（3分の1束）と塩少々を入れ、そうめん入りスープを注ぎ、黒コショウを振って完成である。

自律神経　知っ得MEMO

朝、うまく時間をつくれない人は簡易的な朝食でOK

朝食には腸を活性化する発酵食品や水溶性の食物繊維をとりたい。ただし、食欲が湧かないときや時間がない場合は、無理に食べようとせず、コップ１杯の水と、食物繊維が豊富に含まれるバナナ１本だけでも腸は目覚めてくれるのだ。

時間があるときにつくり置きできる長生きみそ汁で腸内環境を整える

「ざく切り青菜とベーコンのしょうがミルクスープ」は、しょうがの温め作用と牛乳の乳糖で、腸の働きをぐんとアップさせてくれる。鍋にサラダ油を中火で熱し、4センチに切った小松菜（1株）と、ベーコン（1枚）を軽く炒める。水またはだし汁を1カップ注いで煮立て、塩（小さじ3分の2）、牛乳（1カップ）を加える。最後におろししょうが（1片分）をのせて完成だ。

私が考案した「長生きみそ汁」は、腸内環境を整える善玉菌の大好物「白みそ」「赤みそ」「玉ねぎ」「リンゴ酢」の四つの素材を混ぜ合わせたみそ玉を使う。白みそ80グラム、赤みそ80グラムに、玉ねぎ（1個分）のすりおろし150グラムとリンゴ酢（大さじ1杯）を加え、混ぜ合わせて冷凍庫で2～3時間凍らせると、みそ玉の完成だ。10等分できるような製氷皿を使用すると便利である。

みそ玉1個、約30グラムがみそ汁1杯分で、食べたいときに熱湯を注げばできあがり。みそ玉はつくり置きしておけば、忙しい朝でもさっと食べられる。このなかに乾燥ワカメや豆腐など好きな具材を入れてもよい。

朝、食欲が湧かない人にはネバトロみそ汁が便秘解消に効果大

和食でいうとごはんにみそ汁、おかずは納豆が最高の組み合わせだ。納豆とみその発酵食品が腸にとって効果大である。納豆とみそは、交感神経の働きを高める植物性タンパク質を含む大豆と、腸内環境を整える発酵菌を

「長生きみそ玉」の作り方

【材料】10個分

赤みそ……80g
白みそ……80g
玉ねぎ……150g（約1個）
リンゴ酢……大さじ1

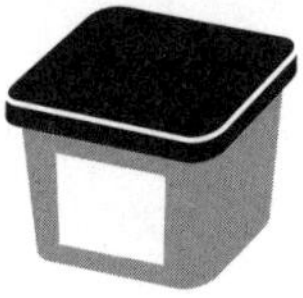

【作り方】

1 ボウルなどに玉ねぎをすりおろす。

2 1に赤みそ、白みそ、リンゴ酢を加え、泡立て器などでなめらかになるまで混ぜ合わせる。

3 10等分するように、スプーンで製氷器に分け入れ、冷凍庫で2～3時間凍らせれば完成。

併せ持ち腸を元気にしてくれるので、心身のパフォーマンスを上げるのに最適といえる。

朝は食欲がないという人の場合は、納豆とめかぶを入れた「ネバトロみそ汁」がおすすめ。めかぶのネバネバは便秘解消に効果が大きい。鍋に水と顆粒だしを入れ、ひと煮立ちしたら、みそを溶き入れ、めかぶ、納豆を適量加えて火を止める。器によそったら万能ネギを散らす。納豆に含まれる「ナットウキナーゼ」は熱に弱いので最後に加える。

朝食をしっかりとることは、自律神経のバランスを整え、免疫力を高めるために欠かせない。朝食をきちんととれば、一日を安定した気分で過ごすこともできる。朝ごはんの目的は腸を動かすことなので、食欲がないときは無理をせず、ヨーグルトや野菜ジュース、バナナなどフルーツをとるだけでもＯＫだ。

食べるときはゆっくりよく嚙むことで副交感神経の働きをアップさせる

KEYWORD 咀嚼

「早食い」「大食い」のデメリットが中年になるとメタボにまでつながる

早食いをすると、脳の「満腹中枢」が察知する前に食べ過ぎ、「大食い」「ドカ食い」になってしまう。飲み込むようにガツガツ食べると、交感神経が過剰に興奮し、副交感神経の働きが低下する。腸が動かず、消化・吸収が十分にできないため、余ったエネルギーがそのまま体脂肪になるのだ。

若いうちは自律神経の働きが活発で、「早食い」「大食い」もリカバリーできるが、男性は30歳、女性は40歳をめどに副交感神経の働きが下がるので、「早食い」のデメリットが肥満、メタボにつながってしまう。

食べ物をゆっくり嚙む、その「咀嚼のリズム」が副交感神経の働きを活性化してくれる。副交感神経の働きが高まるにつれて、腸がよく動くようになって、消化・吸収がスムーズになり、腸内環境も改善され、全身に良質な

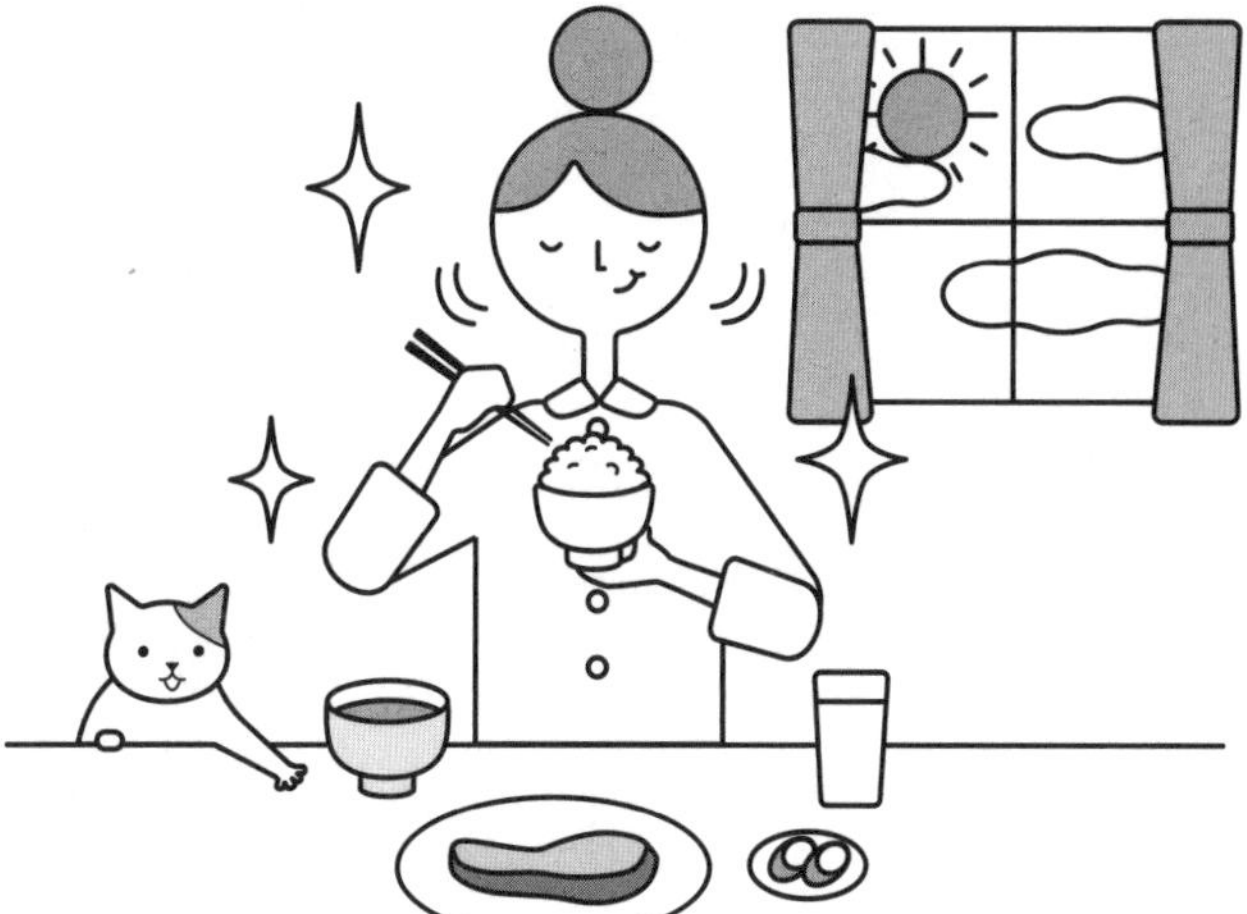

血液が流れるようになる。代謝も上がり、余分な体脂肪が蓄積しにくい体に変わっていくだろう。もちろん便秘も改善する。肝臓の機能が高まり代謝もアップ。夕食を「ゆっくり、よく噛む」というのは、それだけで副交感神経の働きを高め、腸内環境を整え、太りにくく疲れにくい体に変えてくれる。

自律神経　知っ得MEMO

「よく噛むこと」を重要視した有効なマクロビオティック

少し前、ポップアーティストのマドンナなどの影響で注目されたマクロビオティックという食事法でも、「何を食べるか？」とともに「よく噛むこと」が重要視された。美容だけでなく、自律神経的にもまったく理に かなっている。

「おいしくない」食事はストレスになり自律神経のバランスをダウンさせる

KEYWORD ＞ **ストレス**

ストレスにさらされる現代社会で食事は大切なストレス解消の一つ

「おいしくない」食事を無理にとりつづけることほど、自律神経のバランスアップに悪影響を及ぼすものはない。「腸内環境を整え、自律神経のバランスを整える食事をとる」という観点からは、「おいしい」ものを楽しんで食べることが重要だ。楽しんで食べてこそ、胃腸をはじめとした消化器官がよく働いてくれ、自律神経のバランスもアップし体重が増え過ぎることもなくなる。判断に迷ったら、「おいしい」と「楽しい」を選ぶこと。シンプルだが、「自律神経にいいこと」を考えるうえで大事なポイントである。

現代社会に生きていると、ただでさえさまざまなストレスにさらされる。そのストレスを解消してくれるものの一つが、「おいしい」食事だ。それなのに、世間に流布する俗流のダイエット法で食事の楽しみさえ我慢し、「あ

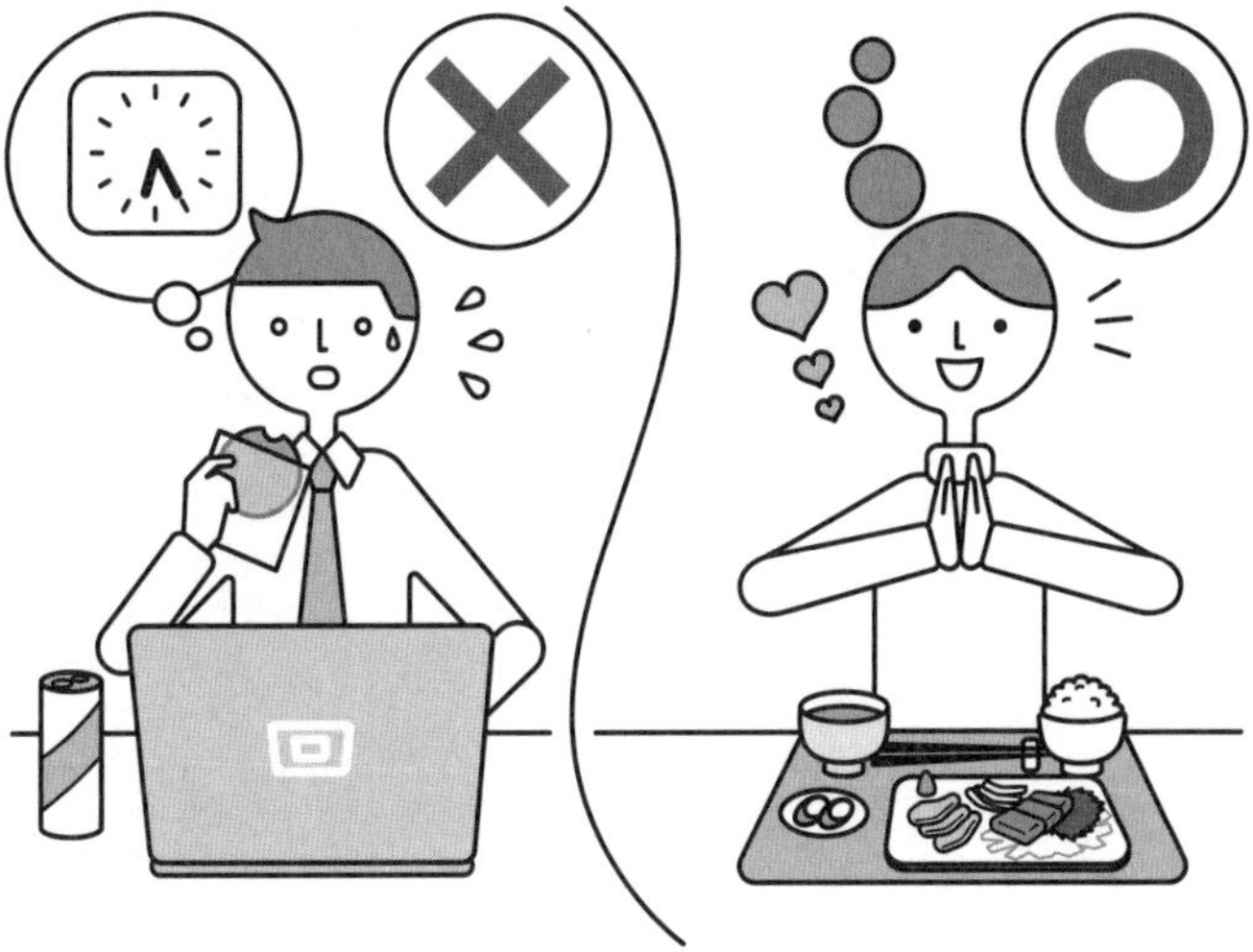

れはダメ」「これもダメ」というような新たなストレスを加えるというのは、私から見れば愚行。ストレスがかかったままで食べると、カロリーはすべて脂肪のほうに行ってしまう。どんなに体にいい食事であったとしても、「『おいしくない』食事は、悪影響だらけ」といえる。

自律神経　知っ得MEMO

きれいな腸をつくらないストイックな食べ方

腸は精神的な影響を受けやすい器官のため、ストレスによって腸の状態が悪くなると副交感神経の働きが下がり、血管が収縮し、血液が流れにくくなってドロドロになり、全身のあらゆる器官、細胞の調子が悪くなってしまう。

「ストレス太り」の場合は食事を抜いたとしても痩せない

KEYWORD ＞ ストレス太り

自律神経の働きが低下すると肥満を促進することが明らかに

年を重ねるごとに、ウエスト回りが増えていく。そんななかで、「痩せたい」と願っている人も多いことだろう。

しかし、ここで問題になるのは、「食事を抜いても痩せない」ということである。自律神経のバランスが乱れると、心身にさまざまな悪影響が出ることはこれまでも述べてきたとおりだ。じつは「肥満」も、自律神経の乱れが大きな原因になる。これがいわゆる「ストレス太り」なのだ。

肥満というと、食べ過ぎ、飲み過ぎ、運動不足によるカロリー過多が原因だと思われがちだが、最近の研究によって、「自律神経の働きの低下」も肥満を促進することが明らかになっている。

肥満の人、太っている人は、よく異常なほどに汗をかくが、これも自律神経の働きが低

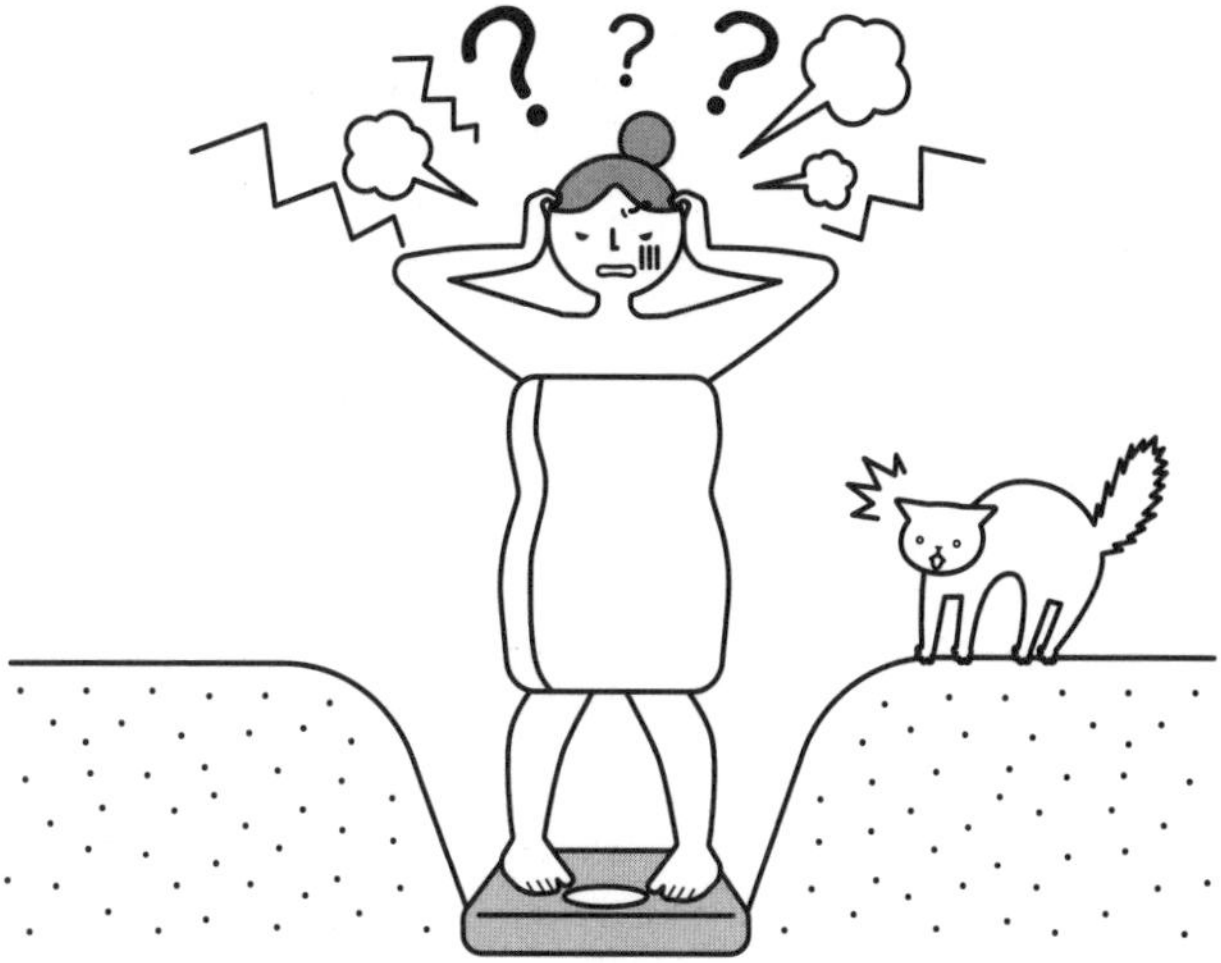

下していることが主な原因といえる。
自律神経全体（交感神経・副交感神経とも）のバランスが低下してしまうと、体の組織が水分をうまく吸収できなくなるので、せっかくとった水分が汗となって体の外に出てしまうのだ。
それほど水分をとっているわけでもなく、

自律神経　知っ得MEMO

乳酸菌や食物繊維を豊富にとることで善玉菌を増やそう

腸内細菌には「デブ菌」「痩せ菌」が存在し、太っている人の場合、腸内の「デブ菌」が6～7割に達する。不要な栄養まで取り込むデブ菌が増えると太りやすいため、善玉菌のエサになる乳酸菌や食物繊維をとって、痩せ菌を増やそう。

暑いと感じているわけでもないのに、いつも大量の汗をかいてしまう。そういう人は、自律神経全体のバランスが落ちてしまっていると思ってまず間違いないだろう。

食事を抜くと腸が動かなくなるので内臓脂肪の蓄積を招いてしまう

では、どうすれば、低下してしまった自律神経のバランスをアップさせ、肥満体質から痩せ体質に変わることができるのか。その二大ポイントは、やはり「食事のとり方」の見直しと運動だ。

ここでは食事について述べよう。できれば一日3食、規則正しく、バランスよく「おいしい」ものを楽しんで食べる。ストレスフリー、これがいちばんである。そのうえで、どうしても肥満が気になる人は、つねに「腹六分目〜八分目」を心がける。そうすれば、とくにカロリー制限を意識しなくとも、一日の摂取カロリーも自然に60〜80％に抑えられるようになる。

ただし、早く痩せたいからといって食事を抜くのは逆効果。手っ取り早いダイエットというと、「断食」「食事の回数を減らす」という方法を思い浮かべる人も多いが、食事を抜くと腸が動かなくなり、自律神経のバランスが乱れ、肥満体質を促進する。食事を抜く→腸が動かなくなる→自律神経のバランスがますます低下という悪循環に陥るだろう。

そうすると、腸管の消化・吸収力が落ち、腸内環境が悪化。ドロドロの汚い血液しかつくれなくなり、全身の器官、細胞のエネルギー低下とともに内臓脂肪の蓄積を招いてしまうことは、これまでもご説明してきたとおりだ。

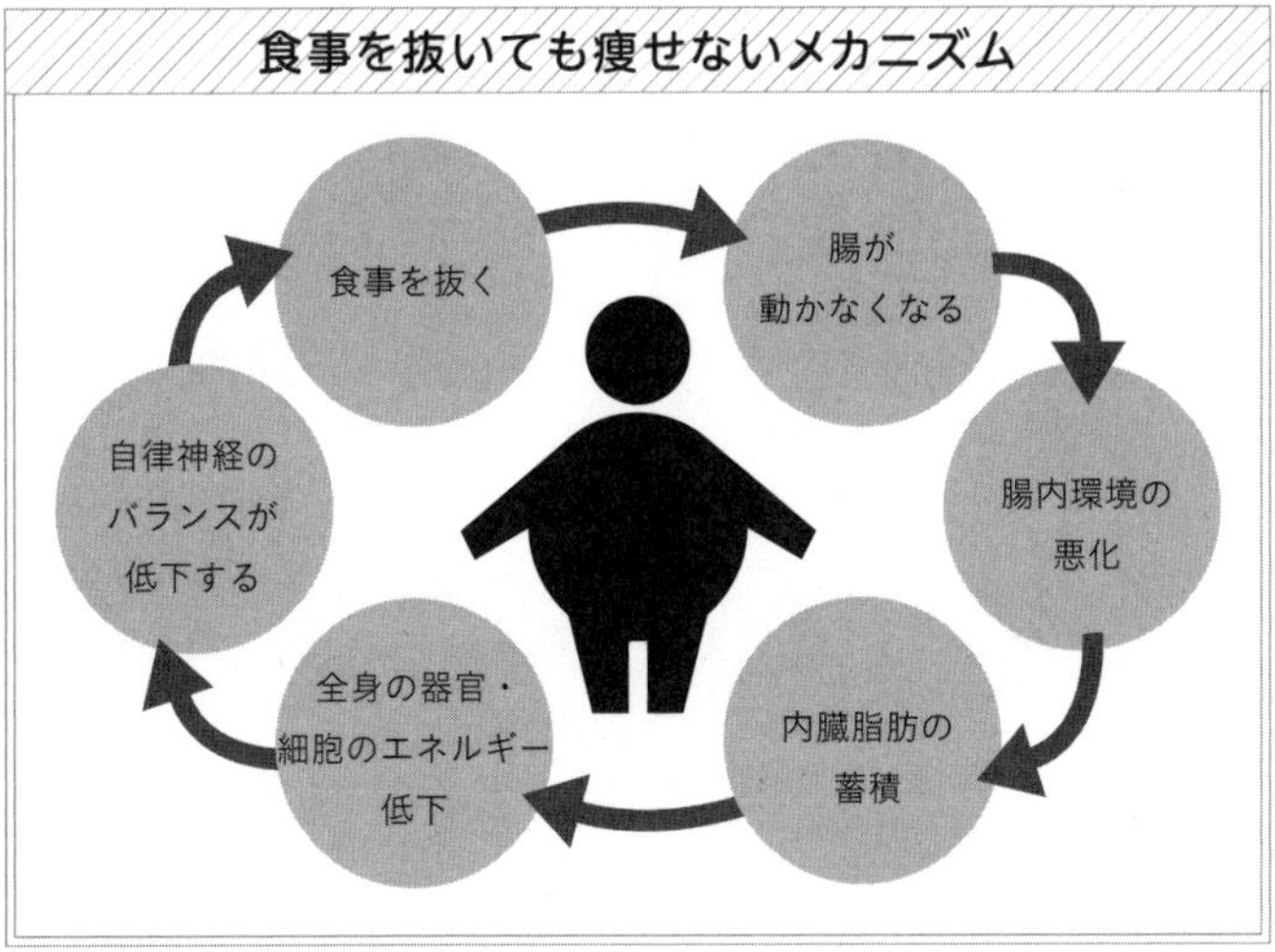

自律神経を活性化させるためには一日３食がベストの食べ方

「断食」や「食事抜き」のダイエットで一時的に体重が落ちるのは、内臓脂肪をはじめとする脂肪が落ちたのではない。健やかな心身に必要な水分、筋肉が減り、骨が痩せてしまっているだけだ。

その結果、ダイエットをやめた途端に、ますます肥満体質が悪化してしまう。食事を抜いて痩せるというダイエットは、専門医の立場から見るとおすすめしない。

腸内環境を改善するためにも、自律神経の活性を取り戻すためにも、一日３食がベスト。そのなかで、昼食も大切な「中継ぎ」であることを、いま一度、頭に入れていただきたいと思う。

肥満している人の自律神経は全体のバランスが低下している

KEYWORD 〉肥満

ストレスからくる腸内環境の悪化が生活習慣病やメタボ増加の原因

現代社会では飽食、食べ過ぎ、カロリー過多の問題が各メディアを中心にかまびすしく叫ばれている。実際のところ、日本人の平均摂取カロリーはどのように推移しているのだろうか。

私たち日本人の平均摂取カロリーはデータのうえで、食料不足だった戦後まもない頃と、ほとんど変わらないという統計結果が出ている。

それなのに、なぜ、データと相反するように生活習慣病、メタボリックシンドロームで頭を抱えている人が増加しているのだろうか。

それは、もちろんクルマの普及、交通インフラの整備などによる運動不足も要因としてありうる。

しかし、専門医の立場から見ると、大きな

腸内環境の悪化で肥満する

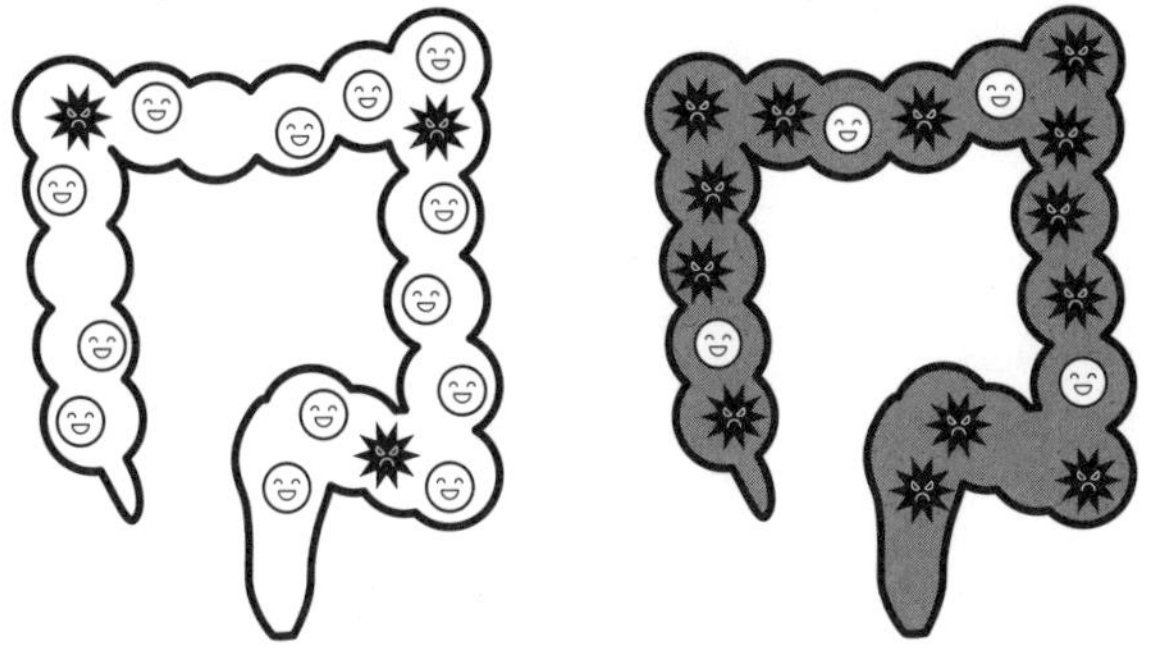

痩せやすい体質になる！
善玉菌が優勢
太りやすい体質になる！
悪玉菌が優勢

原因を占めるのは、ストレスからくる自律神経の乱れ＝腸内環境の悪化だろうと考えている。

実際、太っている人の自律神経を計測してみると、ほとんどの人が副交感神経だけでなく、自律神経全体のバランスが低下していることがわかるのだ。

自律神経　知っ得MEMO

記録を追求する アスリートにも 腸活が最善の方法

アスリートに対してパフォーマンスアップの指導にあたっている私の経験から言えば、「細胞の生命力」をよみがえらせるためには、日常生活で乱れた自律神経のバランスを整え、血流をアップさせるのが最短距離というのが結論である。

副交感神経の働きを高めることで自律神経全体のバランスをアップ

なかでも、交感神経が異常に優位で、副交感神経の働きが著しく低下してしまっている太った人が、計測の結果、かなりの数にのぼっているのだ。

腸を動かしているのは、自律神経のなかでも主に副交感神経である。

腸を動かし、腸内環境を改善し、メタボ体質から脱却するためには、「自律神経にいい食事術」で副交感神経の働きを高め、ひいては自律神経全体のバランスをアップさせる食べ方がベストの対処法、いちばんの近道といえる。

とはいえ、自律神経全体のバランスアップのためには、もちろん副交感神経の働きだけを高めれば済まされるというような単純なものでもない。

たとえば、腸内環境の悪化に直結する「便秘」でいえば、副交感神経の働きが過剰に優位でも、交感神経が過剰に優位でも、いずれの場合も便秘になりうるのだ。

自律神経のバランスをとる近道は腸内環境を整えること

自律神経でいちばん大事なのは、バランスがとれているかどうかである。

先ほども触れたように、メタボの人、太っている人の自律神経はバランスが乱れているだけでなく、交感神経・副交感神経ともに働きが著しく低下しているパターンがもっとも多いのだ。

そして、交感神経、副交感神経、どちらも

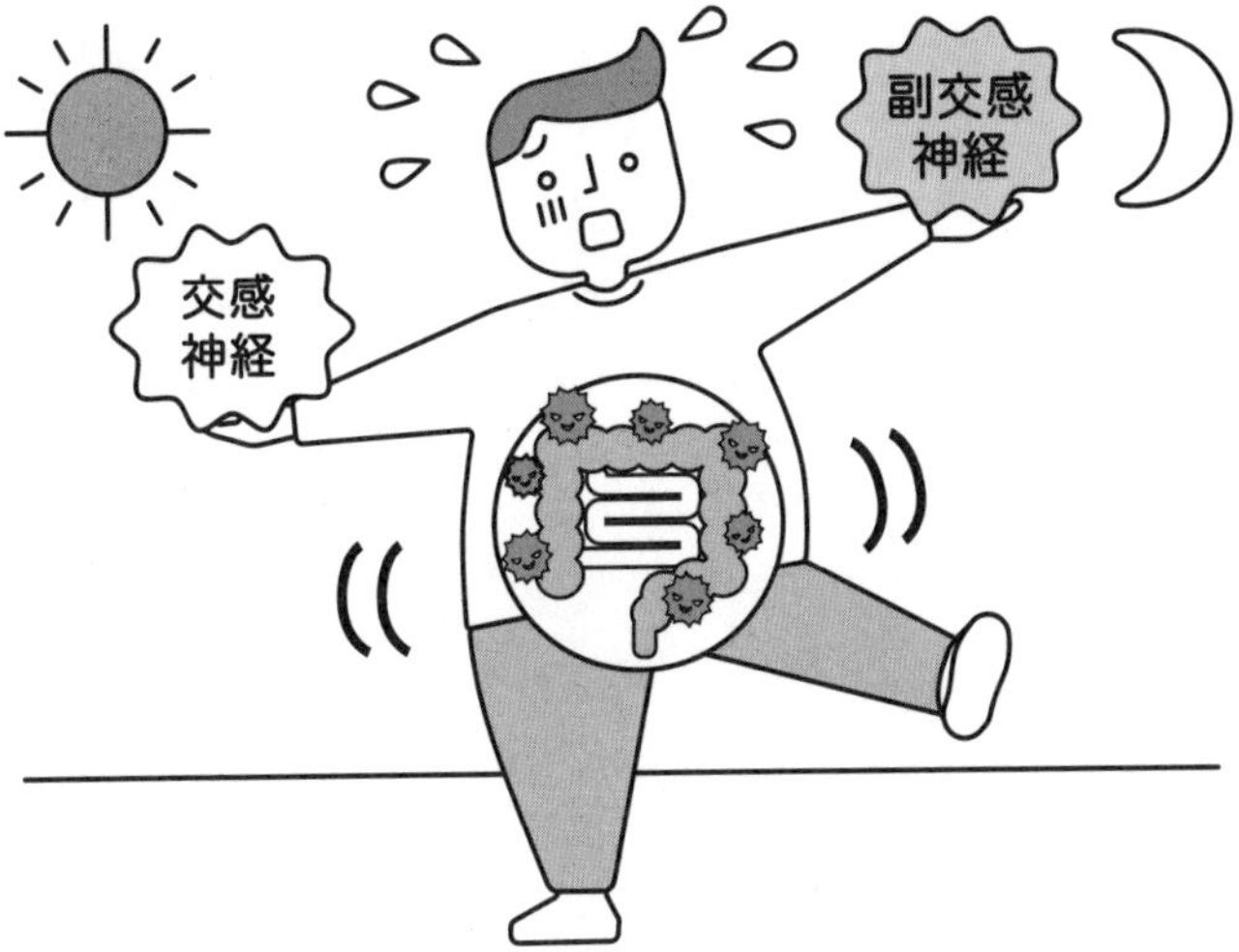

高いレベルでバランスをとるためには、「腸内環境」を整えることが、いちばんの近道なのである。

「自律神経にいい腸活」も、最終的には、腸内環境を整える方法に集約していくことになる。

私はアスリートに対するパフォーマンスアップのための食事指導のときでも、基本的には「腸内環境」のことしかアドバイスしないくらいだ。

いかに「腸内環境」を整え、自律神経全体のバランスをアップさせるか。

これまでも述べてきたように難しいことではない。

どんな人でも、気づきさえすれば、日常生活においてストレスフリーで実践することができる手軽な習慣なのである。

夜に会食が入っている場合は昼食のメニューで栄養のバランスをとる

KEYWORD 〉会食

朝食・昼食のチョイスを工夫すれば夜の会食がストレスフリーに

仕事の都合などで夕食をとる時間が極端に遅くなったり、会食が入っている場合は要注意である。会食は高カロリーのメニューになりがちだ。血糖値やコレステロール値が気になる人には、頭を抱えるようなメニューが勢ぞろいである。せっかくの会食を、「あれもダメ」「これもダメ」と心配しながら食べるのではストレスがかかる。会食もストレスフリーで「おいしく」楽しんで食べるには、朝・昼のメニューで調整したほうがいい。

会食のメニューでは、肉や魚などの動物性タンパク質、脂肪が過多になり、生野菜などの野菜が不足しがち。会食のある日の朝・昼は、動物性タンパク質、脂肪を控えて、不足しがちな生野菜、食物繊維を積極的にとるようにする。たとえば、朝は果物や生野菜、ヨーグルトとパン、昼は、そばやワカメなどの海

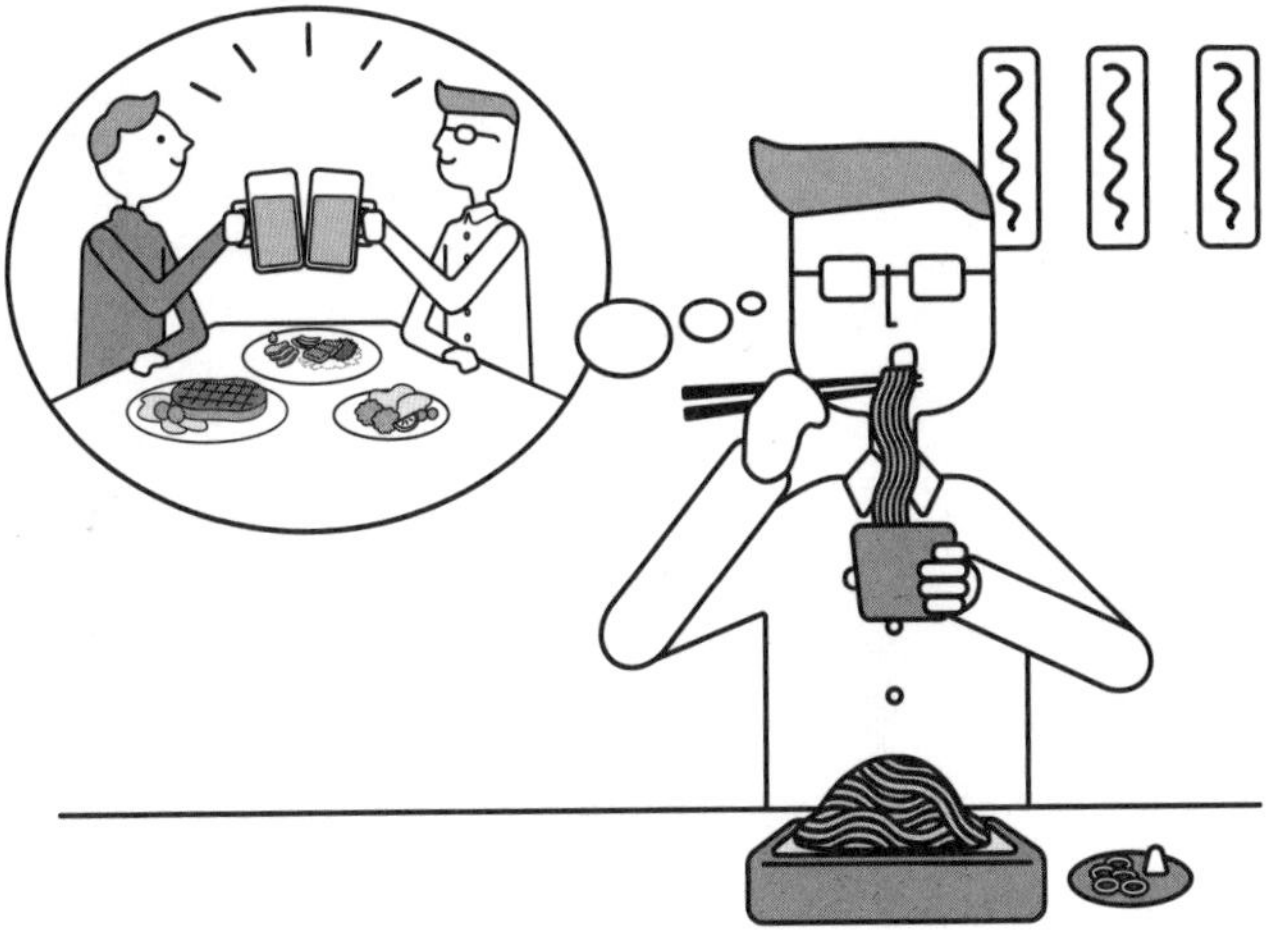

藻が入ったみそ汁など。朝よりも昼をいつもより軽めの「腹五〜六分目」にする。そうすれば、夜の会食も我慢することなく、好きなものを「おいしく」楽しんで食べることができる。いつもより意識して昼食のチョイスと量を工夫するだけで、腸内環境だけでなく飲み会の楽しさも変わってくる。

自律神経　知っ得MEMO

夜の予定に合わせて
アルコール対策の
昼食で栄養を補給

夜にお酒中心の飲み会が予定されている場合は、昼食に低カロリー高タンパク質の鶏肉や魚介類、肝臓の働きを高める豆腐や納豆などの大豆製品、腸内環境の改善に役立つ食物繊維の多いひじきやワカメなどの海藻類をとるとよい。

食後の3時間は副交感神経が活性化する「腸のゴールデンタイム」

KEYWORD ゴールデンタイム

交感神経が優位なまま食後に寝ると睡眠の質が低下し疲れがとれない

食後3時間、とりわけ夕食後の3時間は、副交感神経が活性化し、消化・吸収が盛んになる「腸のゴールデンタイム」だ。この3時間を確保せずに夕食後すぐに寝ると、上昇した血糖がそのまま脂肪に移行しやすい。

また、副交感神経が十分に活性化できず、交感神経が興奮したままなので、睡眠の質も低下し、翌朝、目覚めたときも、交感神経がスムーズに働いてくれない。寝ても疲れがとれない。朝起きても､体がだるく､頭がぼうっとしている。つまり、これらは夕食の時間、とり方を誤って、「腸のゴールデンタイム」がうまく活用できていないというのが最大の原因だ。

食後3時間、十分な「腸のゴールデンタイム」をとらずに食べてすぐに寝ると、自律神経が乱れる。夕食をとっている最中は、「食

夕食後３時間は「腸のゴールデンタイム」

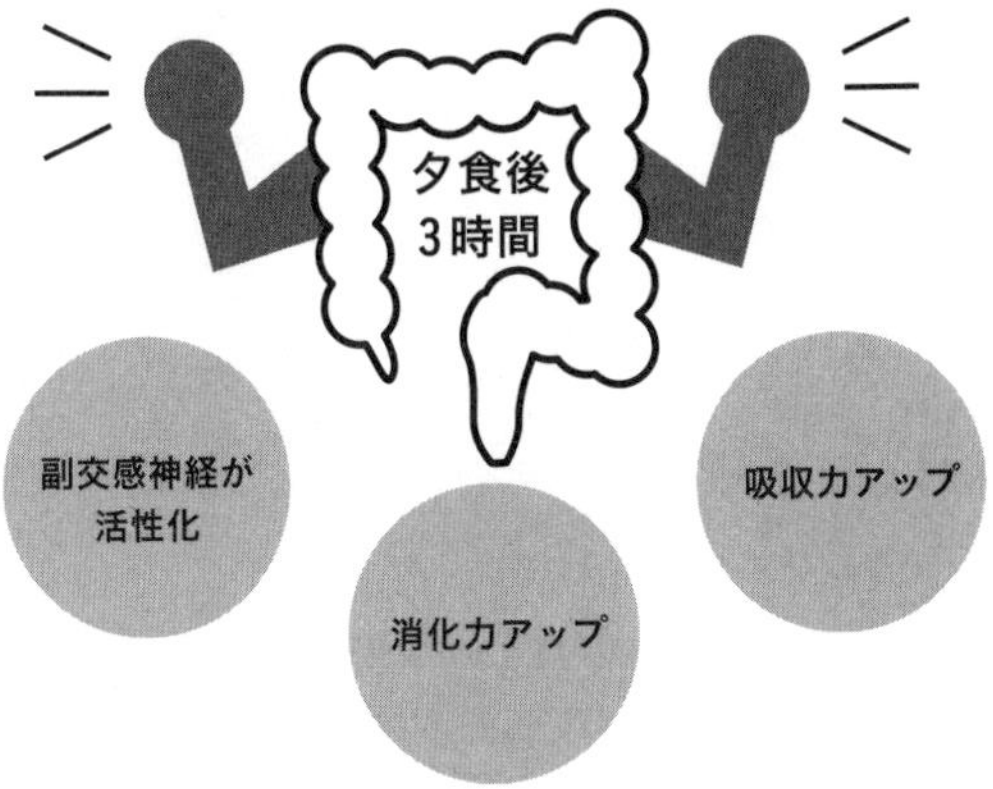
夕食後
3時間
副交感神経が
活性化
消化力アップ
吸収力アップ

べる」ということの行為による刺激と楽しさで交感神経が優位になっている。

しかし、食後、食べ物が消化され、腸が動き始めると、今度は副交感神経が優位になってくる。すると、自律神経のバランスは、スムーズに「お休みモード」にシフトして、自律神経は整い、腸はますますよく働き、腸内

自律神経　知っ得MEMO

就寝前の３時間は一日のなかで最高のリラックスタイム

食後の３時間を心の底からリラックスできることにあてよう。夜９時までに夕食を済ませ、入浴したり、明日の準備をしたり、ストレッチをしたり、音楽を聴いたりとリラックスしつつも、就寝まで有意義な時間として過ごしたい。

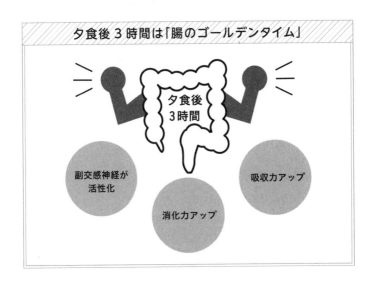

環境も改善されて、翌朝に疲れが残らない質のよい睡眠をとることができる。そんな素晴らしい働きをしてくれるのが、食後の3時間＝「腸のゴールデンタイム」だ。

副交感神経の働きがピークに達する12時には就寝しているのが理想

その3時間をはしょって寝てしまうと、自律神経のバランスが乱れ、睡眠の質は下がり、疲れやすくなり、腸内環境も悪化。体力、免疫力がすべて下がってしまう。もちろん、「底力」もつかない。

自律神経の研究を進めるほどに、質の悪い睡眠＝睡眠不足が、どれほど自律神経のバランスを乱すか、免疫力を下げるかを痛感することが多い。食生活に気をつけて自律神経を整えても、睡眠不足になると、それが台無しになってしまうからだ。時間的にも質的にも、過不足のない睡眠は自律神経のバランスを整え、免疫力を上げるのに必須。睡眠不足がつづくと、副交感神経のレベルが低くなる。

夜11時くらいにはベッドに入り、遅くとも12時には就寝する習慣を身につけよう。私は早く仕事が終わった日は11時、遅いときでも12時までには就寝するようにしている。

しかし、それは「睡眠時間」を長くするということが目的ではない。腸の消化活動は夜、副交感神経の働きが盛んなときに活発になる。夕食後の3時間は、副交感神経が活性化し、消化・吸収が盛んになる「腸のゴールデンタイム」だ。

この食後3時間の「腸のゴールデンタイム」を経て、副交感神経の活性がピークになるのが夜の12時すぎなのである。

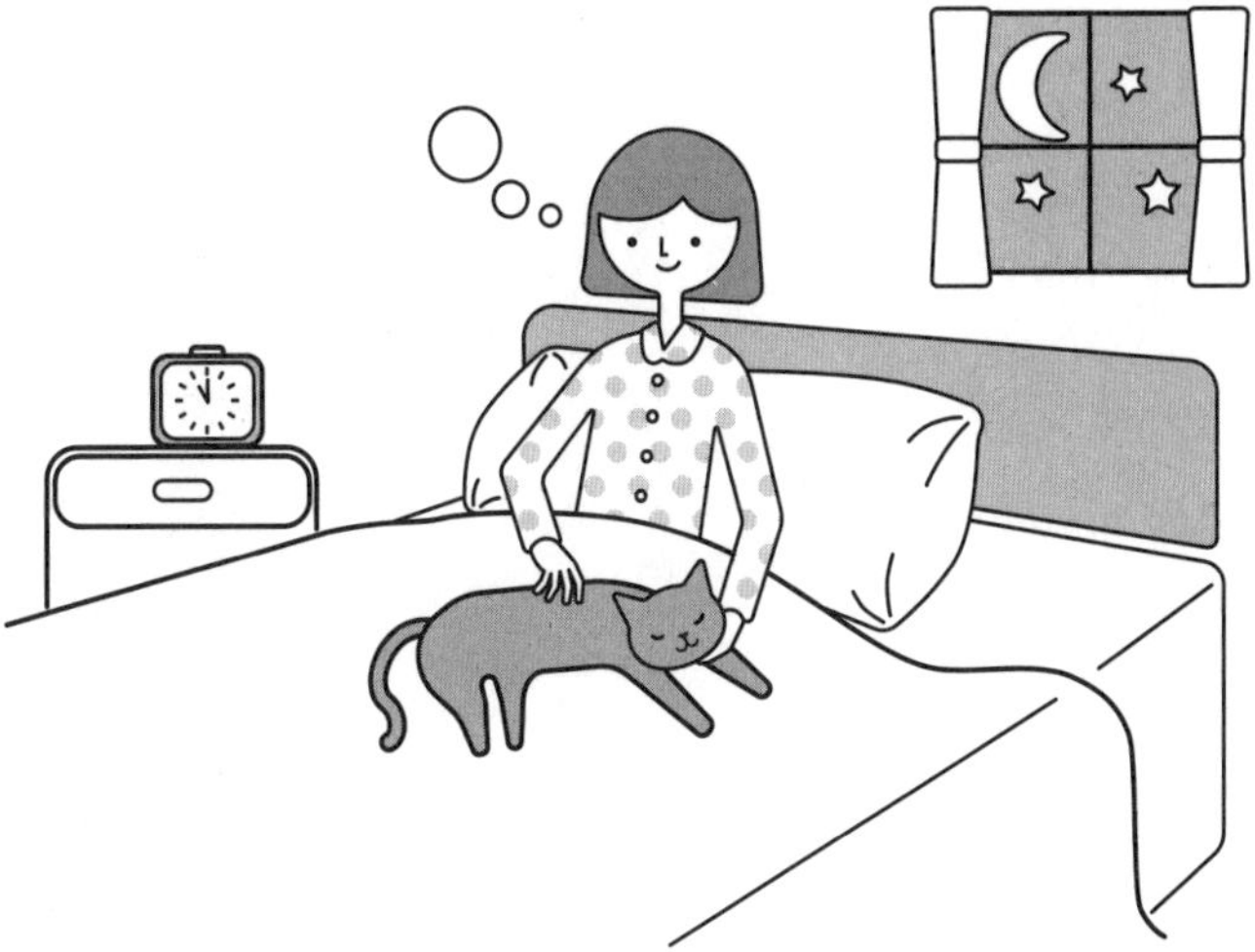

睡眠は時間が短くても質が高ければ「細胞の生命力」はよみがえる

夜12時すぎの「腸の活性時間」、この時間帯に副交感神経が活性化し、安眠することができていれば、消化・吸収がきちんとおこなわれる。「腸内環境」が整い、血流もアップし、全身の細胞の新陳代謝も促され、太りにくくなり免疫力も上がる。

さらに、若々しさを保ってくれる成長ホルモンの分泌も促進され、髪や肌も生き生きと健やかになってくれる。これがすなわち質の高い睡眠といえる。

睡眠不足は時間の長さだけでなく質の問題が大きい。質が高ければたとえ時間が短くても、心身の疲れは癒やされ、「細胞の生命力」は力強くよみがえってくれるだろう。

食べてすぐ寝ると血糖値の低下前なので脂肪が蓄積してしまいやすくなる

KEYWORD＞血糖値

交感神経が優位なまま就寝すると消化不良で栄養素が細胞にいかない

昔からよく言われるように、食べてすぐ寝ると、かならず太る。食べてから寝るまでの時間が短いと、血糖値が十分に低下していないため、それが脂肪として蓄積しやすいのである。

しかも、「腸のゴールデンタイム」をとらずに寝てしまうことで、交感神経は優位なまま。食べ物がうまく消化されず、せっかく夕食でとった栄養素が細胞にいかず、脂肪のほうに溜まってしまう。つまり、血糖値と自律神経の乱れが「食べてすぐ寝ると太る」ことの原因である。

私も夕食後の3時間、「腸のゴールデンタイム」をつくることを第一の習慣にしている。夜9時までに夕食をすませ、その後は入浴をしたり、明日の準備をしたり、ストレッチをしたりする。ゆったりリラックスしつつも、

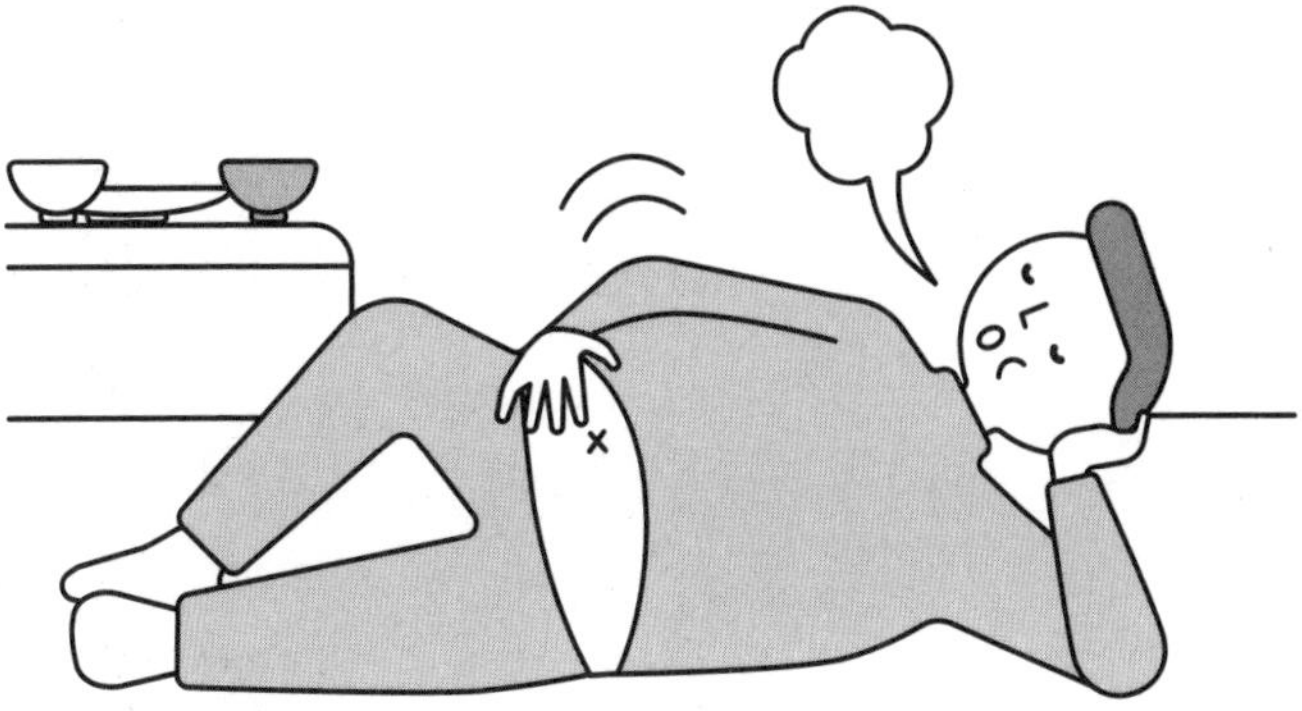

就寝までの3時間を、充実した有意義な時間として過ごすようにしている。

その3時間は、まさにゴールデンタイムだ。腸のゴールデンタイムというだけではなく、自律神経のバランスを高いレベルまで引き上げてくれる「今日と明日の自分を輝かせるゴールデンタイム」でもあるのだ。

自律神経　知っ得MEMO

逆流性食道炎を予防するためにも3時間は空けて就寝

胃に食べ物が入ったままの状態で横になると、胃酸が食道に逆流して「逆流性食道炎」になりやすい。食べてから就寝するまでに３時間ほど腸をゆっくり動かせば、不眠、肥満などの心身の不具合を整えていく効果が期待できる。

サプリメントを飲む場合は素人判断せずホームドクターに相談し指示を仰ぐこと

KEYWORD ＞ **サプリメント**

ダイエット目的などで、ほとんど食事をとらずに、補助食品やサプリメントだけに頼っている人も見かけるが、自律神経にとっても腸内環境にとっても好ましいことではない。

「おいしい」ものを楽しくよく嚙んで食べるからこそ、腸のぜんどう運動が活発になり、副交感神経がアップし、脳が活性化し、腸からも脳からも、幸福物質のセロトニンが分泌されるからである。

また、サプリメントを飲むときは、よくよく

一日3食よく嚙んで食べるからこそ幸福物質のセロトニンが分泌される

仕事の都合上、どうしても一日3度の食事だけではバランスがとりにくい。そういう人が、3食でとりきれない栄養素をサプリメントや補助食品で補うのはもちろんＯＫ。ただし、腸内環境を整え、自律神経のバランスをアップさせる基本としてはあくまで一日3食と考えたい。

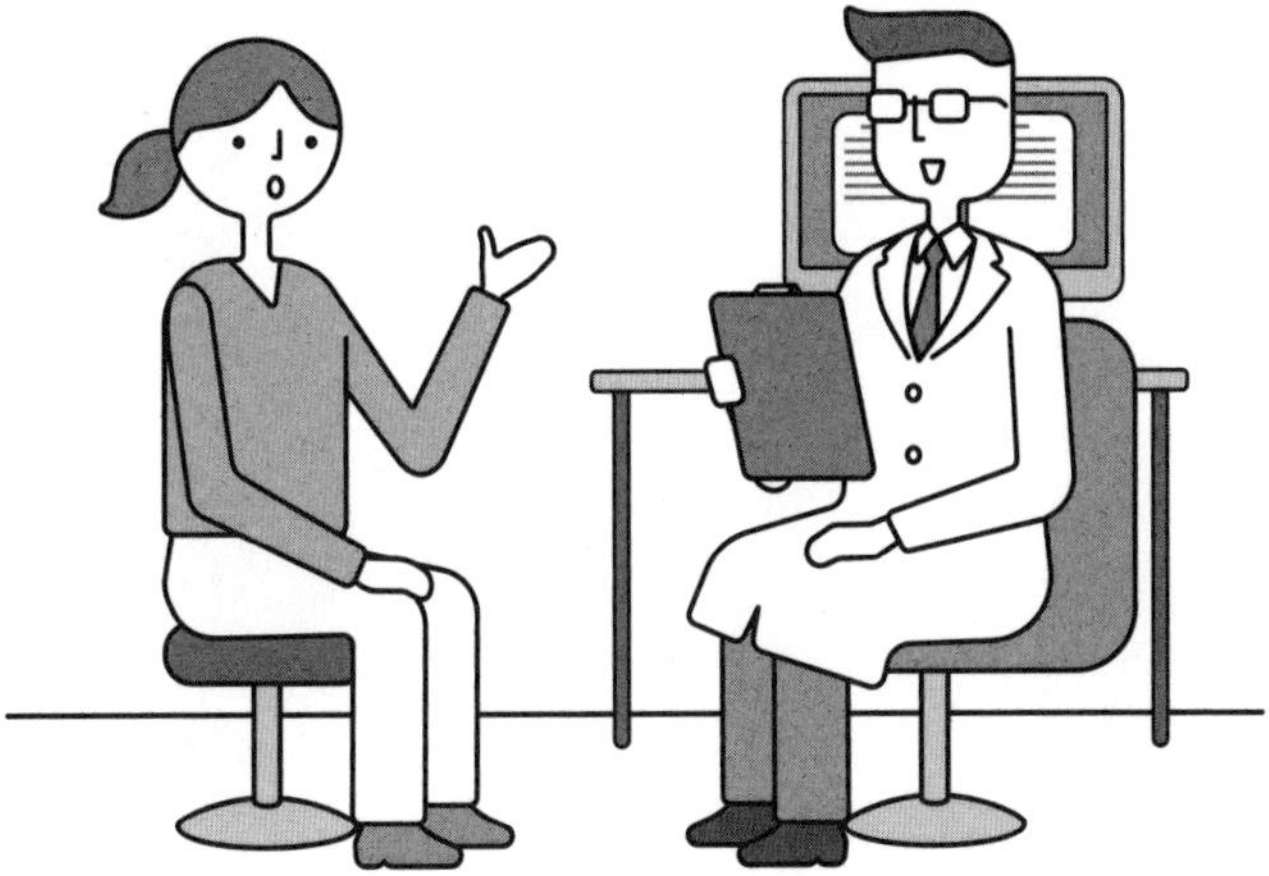

注意が必要だ。素人判断で、いたずらにサプリメントを飲むのは、ぜったいに避けてほしい。ベストなのは、サプリメントを飲むときは、かならずホームドクターに相談し、適切な指示を仰ぐことである。そうすれば、体に害なく、安心して、サプリメントの効果を上手に活用できるようになる。

自律神経　知っ得MEMO

海外から輸入したサプリメントには十分注意するべき

海外から輸入したサプリメントは日本人の体に合わないこともあり安全性が保証されていない。サプリメントを安易に飲んで肝障害になるなど、さまざまな健康被害が報告されているので服用の際は医師に相談することが必要だ。

好きなものを食べて「ブレイクする日」を1～2週間に1度は設けるとよい

KEYWORD＞ブレイク

自律神経を整える食事術ではストレスフリーの食べ方がおすすめ

近年のダイエットでは、ダイエット中でも、思いきり食べてもいい日＝「チートデー」をつくったほうが、よりスムーズに効果が上がるといわれている。私も基本的にはその考えに大賛成だ。1～2週間に1回、思いきり好きなものを楽しむ「ブレイクする日」をつくるのは、自律神経を整えるうえでもいいこと。

なぜなら、「自律神経にいいこと」においては、「ストレスフリー」というのが最大のポイントだからだ。

多くの人がダイエットに失敗するのは、「あれはダメ」「これもダメ」という我慢を強いられる苦しみがあるからだろう。ところが、体重計の数字を見ながら、1週間、1カ月単位で、「この日だけはコーラを飲んでいい」とか、「この日だけはステーキをがっつり食べる」などとブレイクする日を決める。そし

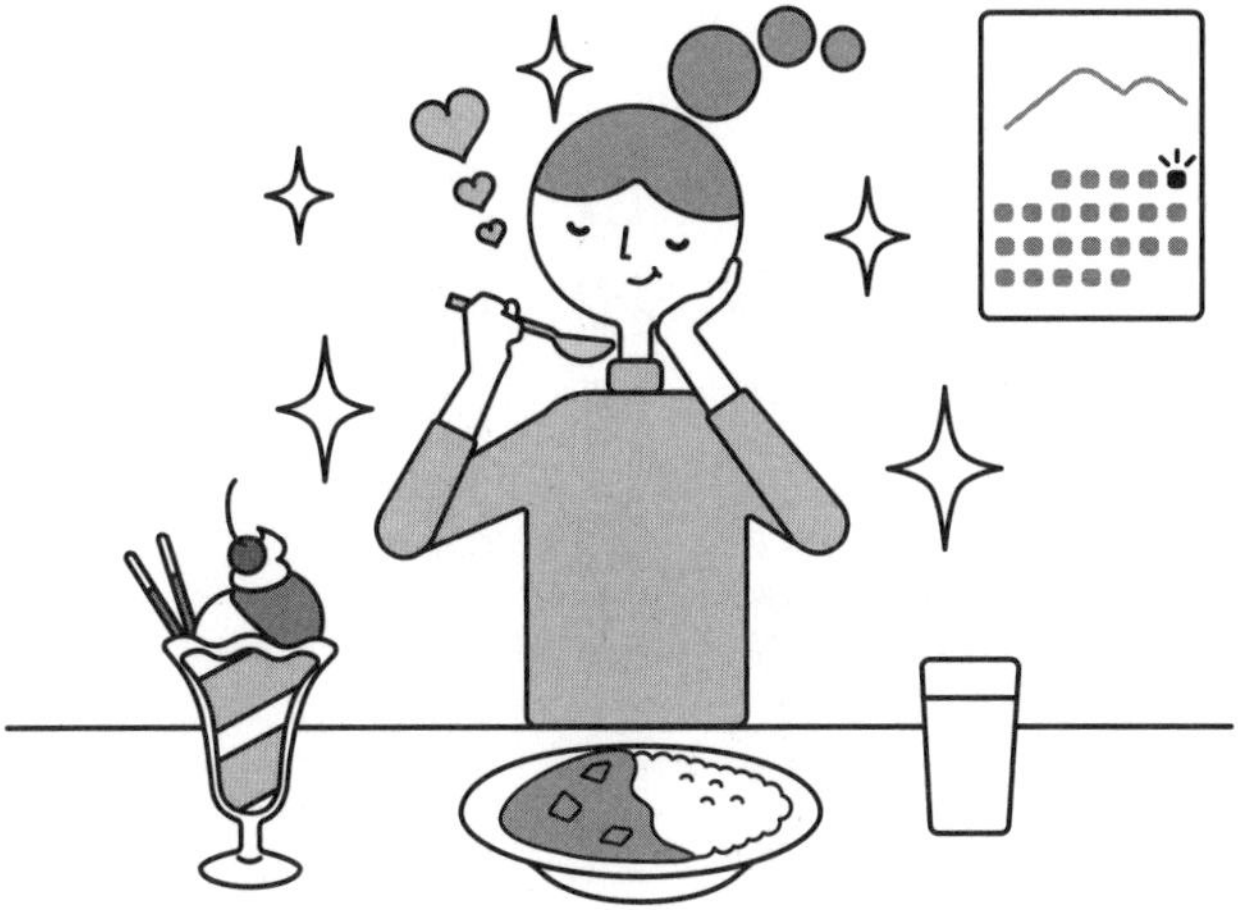

て、食べ方の順番やほかの食事で、トータルの食事の量と質を調整する。そういうふうにすれば、まったくもってストレスフリー。ダイエットの意識がなくても、３カ月を目安に誰でも痩せられる。しかも、腸内環境が整い、自律神経が整い、体重が減っても心身のエネルギーは高まっているだろう。

自律神経　知っ得MEMO

ブレイクする場合
食べ方の質と量を
調整するとよい

食べる際、質と量を調整することも重要だ。昼にうなぎ、トンカツなどを食べたいときは、午後に重要な会議のない日を選び、さらに夕食は早く軽めに済ませるようにする。寝る３時間前には夕食を終わらせるとよい。

自律神経にまつわる名言

急げば急ぐほど
自律神経は乱れ
イライラや疲労感は強くなる

小林弘幸

順天堂大学医学部教授

第３章

ひと工夫で簡単にリラックス！

自律神経にいい休息の方法

ストレスの多い現代社会では意識的に休息をとって、
乱れた自律神経を整えたい。日常生活で実践できる
手軽なリラックス法について本章ではお教えしよう。

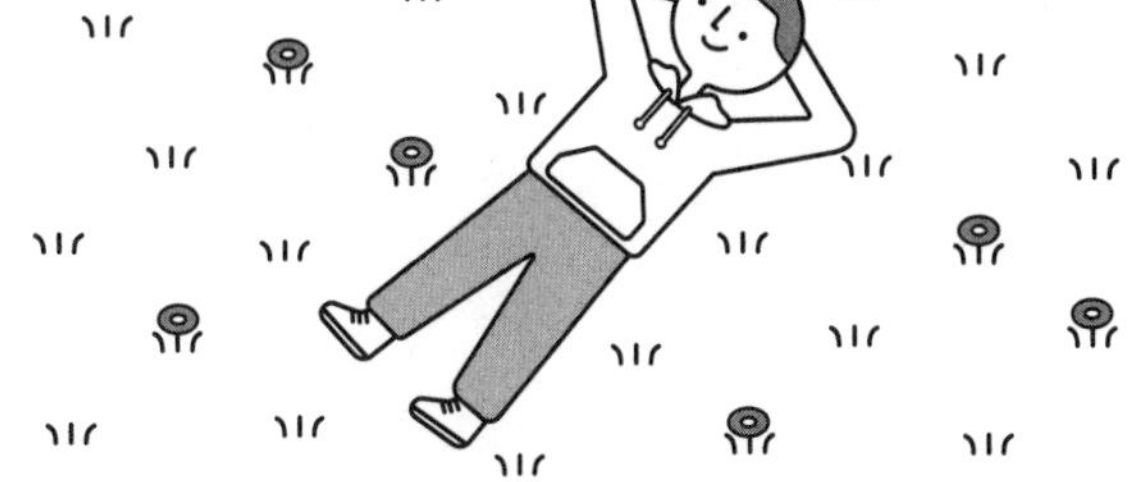

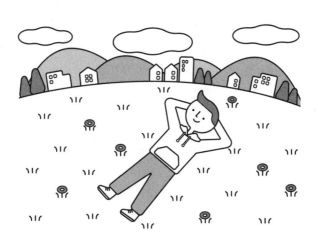

首まわりの筋肉をほぐすことで副交感神経の働きをアップさせる

KEYWORD 迷走神経

首の筋肉がこると血流が悪くなり迷走神経や星状神経節の働きが低下

首には太い血管が集中しているだけでなく、自律神経に関係する「迷走神経」や「星状神経節」がある。

「迷走神経」は副交感神経の繊維からできていて、内臓の働きを左右する重要な神経で脳から腸まで届く。

「星状神経節」は首の付け根にあり、星の形をしている。頭や首、肩などの血液の流れをコントロールしている。

首の筋肉がこっていると、全身の血流が悪くなり迷走神経や星状神経節の働きが低下。自律神経は内臓機能や心の安定など心身のバランスにも関係する。

自律神経のバランスが崩れると内臓機能が低下するだけでなく、心の不安感など不調を招きやすくなるのだ。

血流が悪くなると免疫力にも悪影響を及ぼ

す。肩や頭、首のこりに悩まされている人は、ストレスで自律神経が乱れている可能性がある。

腸の具合が悪い人もいることだろう。腸の動きを改善するには自律神経の副交感神経を高めることがポイントになる。副交感神経はリラックスしているときに活発になるが、情報が氾濫する現代社会はストレスが多い。ふだんの生活でも交感神経の働きが高まった状態にあるのだ。

日頃から首の付け根をほぐすことで副交感神経を高め腸を活性化させる

腸のトラブルを抱えている人は、強いストレスを抱えていることがある。腸本来の動きを取り戻すためにも、副交感神経を高めることは欠かせない。

そこで、首まわりの筋肉をほぐすことが重要になる。

私は便秘に悩んでいる人には体のこりを改善することをすすめている。気持ちもすっきりして自律神経も整い、しかも腸にも好影響というメリットだらけである。

日頃からこまめに首のこりをゆるめるよう

自律神経　知っ得MEMO

血管内皮細胞を内側から鍛えるため首の筋肉をほぐす

血流アップのためには、血管の内膜の内側に存在し、血液に接している血管内皮細胞が丈夫でなければならない。太い血管が集中している首の筋肉をほぐすと、全身の血流がよくなり、内皮細胞が内側から鍛えられ丈夫になるのだ。

にしよう。さらに首の付け根をほぐすと自律神経のバランスが整いやすくなる。

やり方は、両手首を体の前で交差させ首を回すだけ。ただ首を回すだけでは体全体が動いてしまうので、手を固定することがポイントだ。

体に軸ができ、効果的に首の筋肉を刺激、血流がアップする。

また、首まわりのツボを押すのも効果がある。首の後ろの髪の生え際（頭蓋骨のへり）にあるツボ「天柱《てんちゅう》」「風池《ふうち》」「完骨《かんこつ》」は、首の中心から外側に向かって順に並んでいる。左右それぞれにあるそれらのツボを両手の親指で押し、首筋に沿って少しずつ下にずらしながら、肩まで押していく。頭頂部のほぼ真ん中にある「百会《ひゃくえ》」は両手の中指で15～20回押すとよい。

ネックウォーマーやホットタオルで首全体を温めると免疫力がアップ

日々ストレスに悩まされている人はネックウォーマーやホットタオルなどを首にかけ、首を温めるのもよいだろう。首と鎖骨の境目あたりにある星状神経節を温めることで、過剰になった交感神経の働きを落ち着かせることができる。

また、首全体を温めることによって迷走神経も、首にあるツボもほぐすことができる。

首まわりだけでなく、ほかにも血行をよくするツボは体のさまざまな部分にある。そのツボを押すことによって、自律神経のバランスが崩れたことで起こる心身の不調や腸内環境悪化の改善につながり、免疫力をアップさせることができる。

腸を整え、自律神経を正常化させるツボ

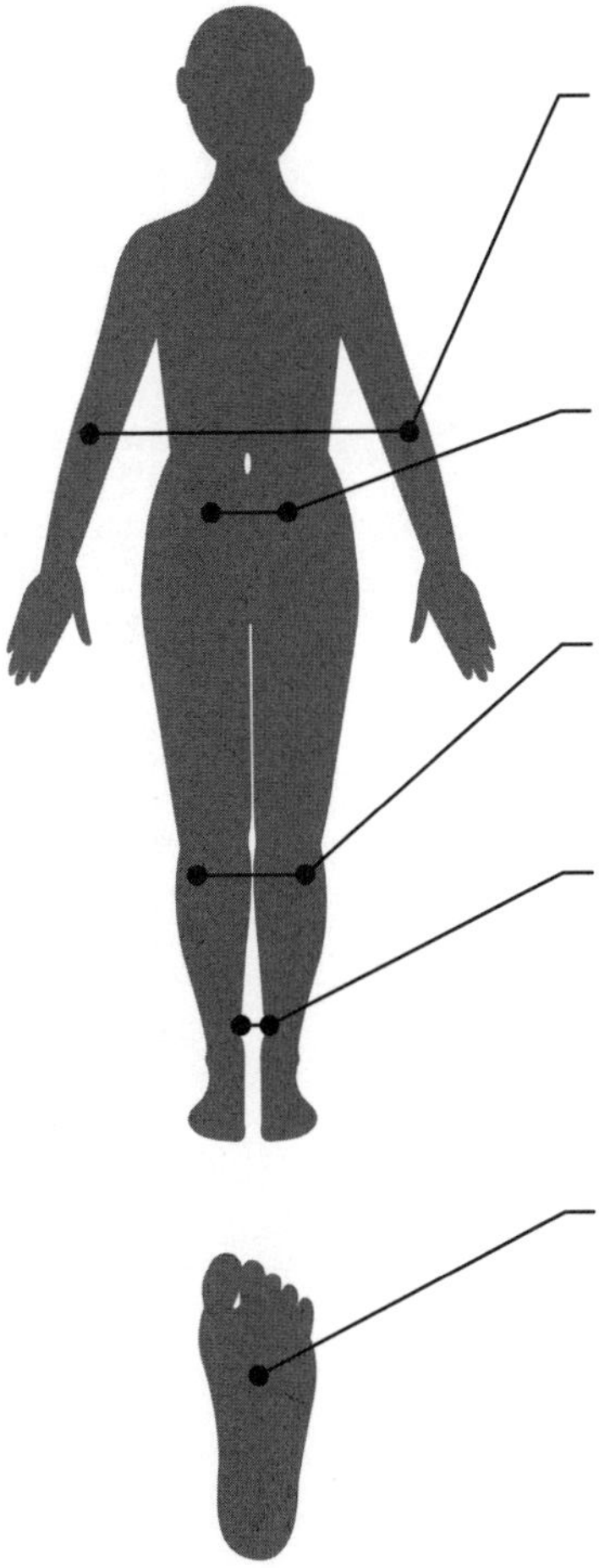

手の三里
ひじを曲げるときにできる横じわから指3本分の手首寄りにある。

大巨《だいこ》
へそから指3本分下、そこから両側へ指3本分外側にある2点。

足の三里
ひざの皿の外側にあるくぼみから指4本分下にある。

三陰交《さんいんこう》
内くるぶしから指4本分上の場所。

湧泉《ゆうせん》
足の裏の土踏まずのやや上の真ん中、足の指を曲げたときにへこむ場所。

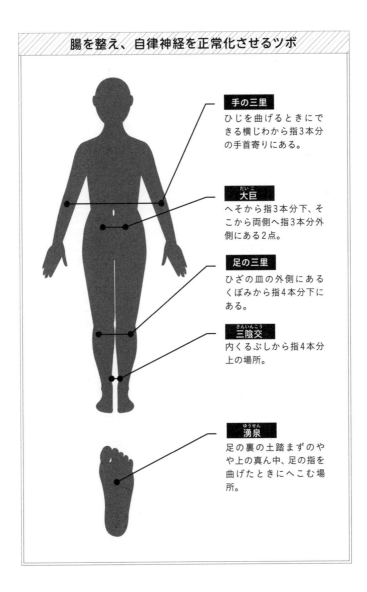

深呼吸すれば血流がアップし免疫細胞を活性化させることができる

KEYWORD 〉呼吸法

ネガティブな思考に陥ったときは「1：2の呼吸法」を実践する

昔から、呼吸が健康と大きく関わっていることはよく知られている。緊張したとき、深呼吸をすると心が落ち着くのは、末梢の血液量が増加するからだ。副交感神経が優位になって腸内環境が整い、免疫細胞が活性化。末梢まで血流がよくなり、筋肉がゆるむので、体はリラックスし肩の力も抜けてくる。

副交感神経を活性化するために、もっともおすすめしたいのが、「1：2（ワン・ツー）の呼吸法」である。「1」の割合で吸って「2」の割合で吐く。さらに具体的にいえば、鼻から3～4秒間くらいかけて息を吸い、口をすぼめ6～8秒間くらいかけて、できるだけゆっくり長く口から息を吐く。この呼吸法を一日に1回、3分間をめどにおこなうと、日々の生活のなかで浅くなりがちな呼吸がゆっくりと深くなり、自律神経のバランスが整い免

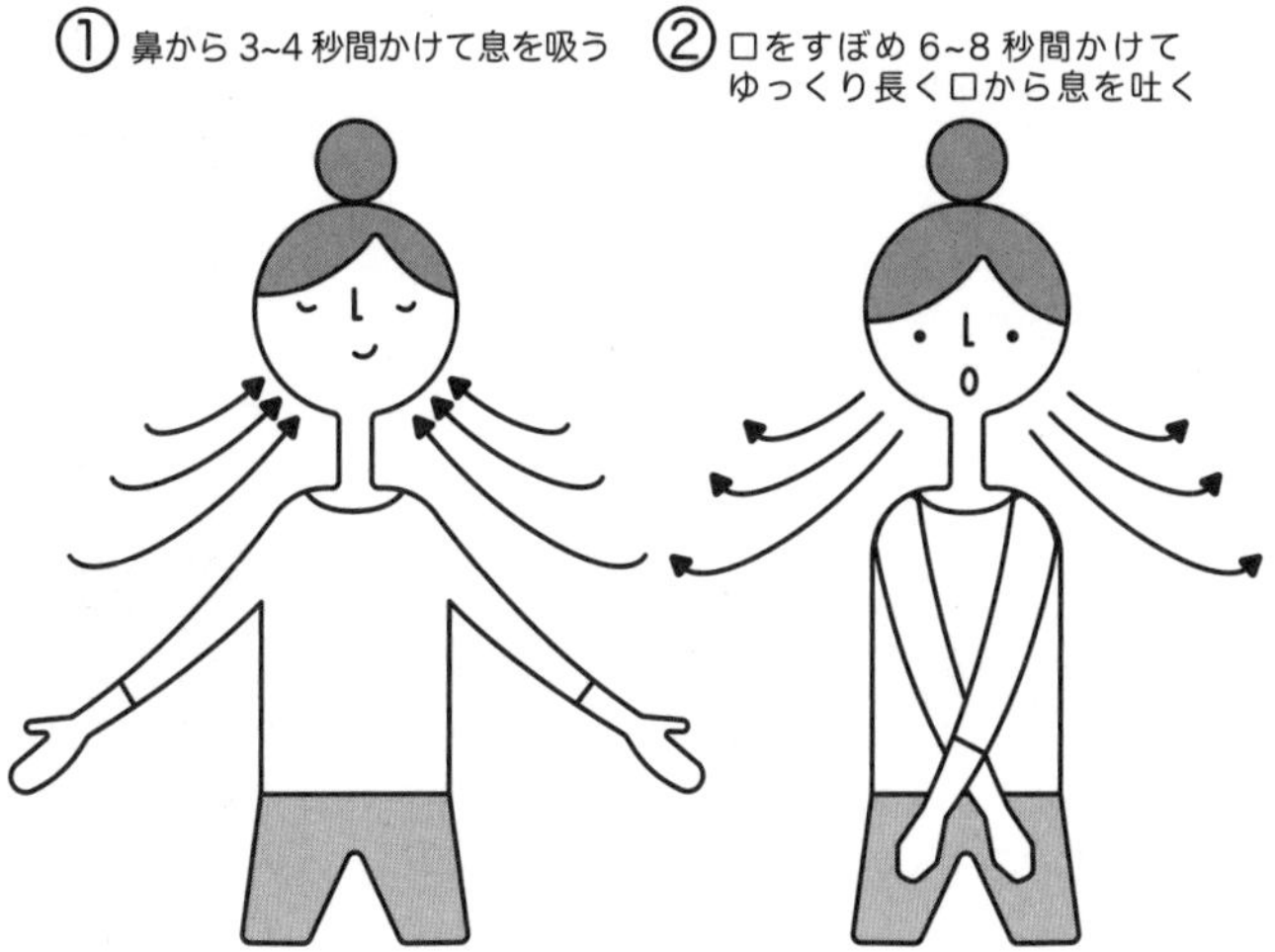
① 鼻から3~4秒間かけて息を吸う
② 口をすぼめ6~8秒間かけて
ゆっくり長く口から息を吐く

疲力も上がってくるだろう。

ストレスやプレッシャーを強く感じたりイライラしたり、集中力がなくなってきたりしたときも、この「1：2の呼吸法」は効果がある。気持ちが落ち着き、頭もすっきりクリアになって、思わぬよいアイデアがひらめいたりすることも大いに期待できる。

自律神経　知っ得MEMO

呼吸は自律神経をコントロールする唯一の方法

心理的に余裕があるときの呼吸は1分間に15～20回程度だが、緊張すると20回以上に増えてしまう。呼吸は唯一、自分の意思で自律神経をコントロールできる手段なので、深呼吸することを試してみてほしい。

交感神経を抑える栄養素のカルシウムやビタミンを積極的にとるようにする

KEYWORD ＞ 抗酸化ビタミン

イライラした状態がつづくと交感神経が優位で血流が悪くなる

現代のようなストレス社会に生きていると、交感神経が優位になりがちである。四六時中イライラしていて、眠りが浅く、どれだけ寝ても疲れがとれない。そんな人の自律神経を測定してみると、だいたいの場合、交感神経の働きが異常に優位になっている。

交感神経の働きが優位になると、血管が収縮するため、血流が悪くなり、必然的に血液の質が低下する。

イライラした心理状態がつづくようなときは、血液がドロドロになっていると考えてもよいだろう。

交感神経が活性化すると、興奮物質のドーパミンなどさまざまなホルモンが過剰に分泌されることも大きな問題である。

ホルモンの調節機能が低下するため、ホルモンが適正に分泌されにくくなる危険性も生

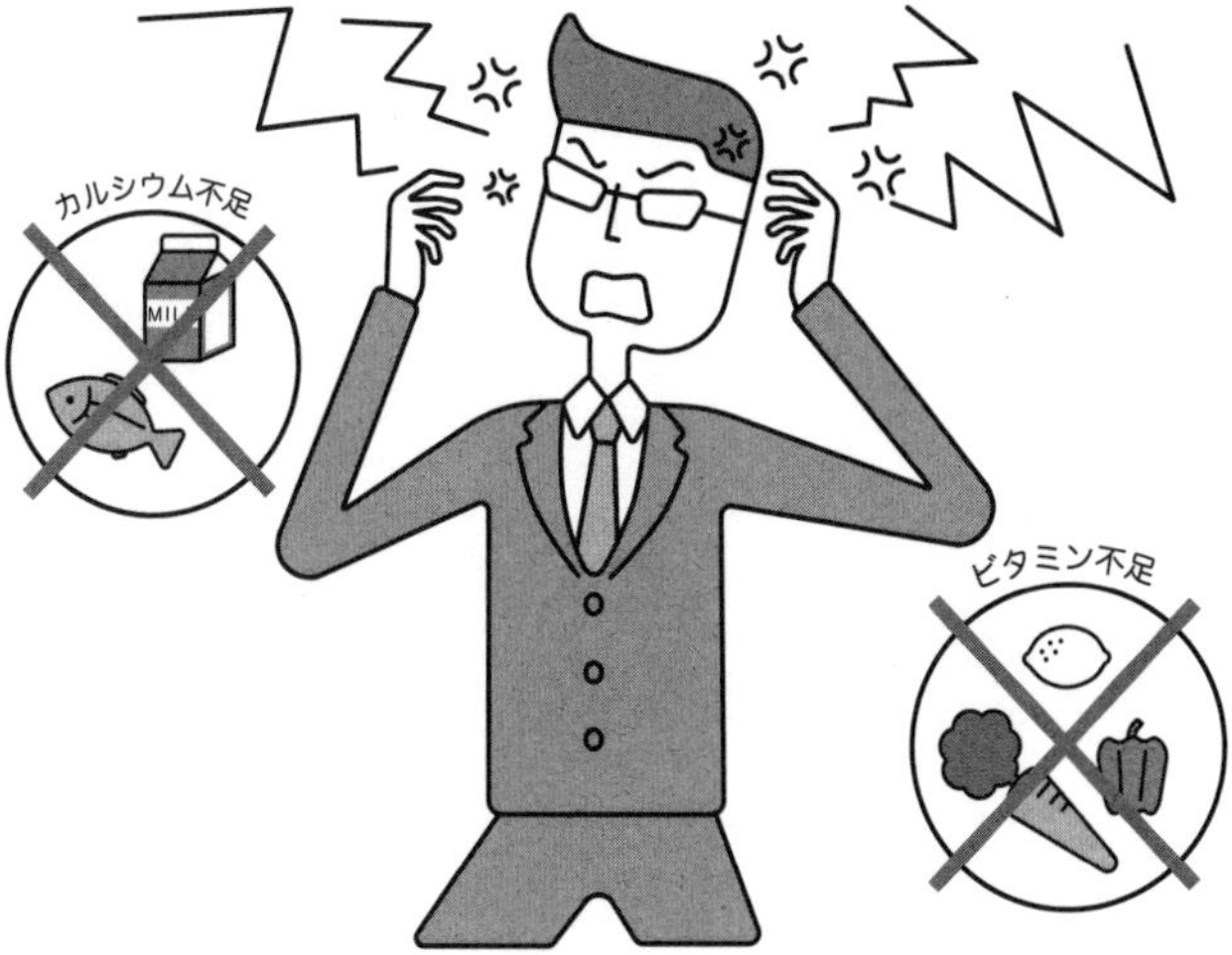

じるのだ。
交感神経が過剰に優位になった状態を改善するためには、交感神経の興奮を抑える栄養素を積極的にとることが大切である。
その筆頭がカルシウムだ。カルシウムは骨をつくる主成分であるが、じつは神経にも含まれていて興奮を抑える働きをしている。

自律神経　知っ得MEMO

自律神経を整えるためには抗酸化物質を摂取

血流を改善し、自律神経のバランスをアップするには、血液をサラサラに保つ栄養素である抗酸化物質をとるとよいだろう。体の酸化、つまりサビを防ぐ物質で、βカロチン、ビタミンC、ビタミンE、ポリフェノールが挙げられる。

カルシウムやマグネシウムをとると血流がアップし肩こりが解消する

カルシウムは、ちりめんじゃこ、しらすなどの小魚だけでなく、チーズや乳製品、ホウレンソウ、モロヘイヤ、豆腐にも豊富に含まれている。

カルシウムをとる際、カルシウムの吸収を助けるビタミンDもいっしょにとると効果的である。きのこ類にはビタミンDが豊富に含まれている。

また、豆腐をつくるときに使う「にがり」の代表的な栄養素であるマグネシウムも、交感神経の興奮を抑えて自律神経を安定させてくれる。

ミネラル類のカルシウムやマグネシウムには、自律神経のバランスを安定させる働きがあり、筋肉の緊張を緩和してくれる。交感神経が高くなり、自律神経のバランスが崩れることによって血管が収縮し、毛細血管の血流が悪くなると、筋肉に血液が十分行きわたらなくなることで、筋肉がこり固まり、肩こりが起こる。筋肉のすみずみまで酸素や血液を行きわたらせるためには、毛細血管の血流をアップさせる必要がある。カルシウムやマグネシウムを豊富にとると、溜まった疲労物質が流され、肩こりの解消にもつながる。

マグネシウムは、大豆や豆腐、納豆、豆乳などの大豆製品、雑穀、海藻などに含まれる。

自律神経の乱れからくる肌荒れには抗酸化ビタミンをとるのが効果的

自律神経のバランスが崩れることによって、引き起こされたにきびや吹き出物、毛穴のト

ストレスにいいビタミンB群

疲労を感じにくくするためには、エネルギー代謝を落とさないことがポイント！　そこで重要な役割を果たすのがビタミンB群。しっかり補給することでエネルギー代謝を高め、疲労感を解消することができる。

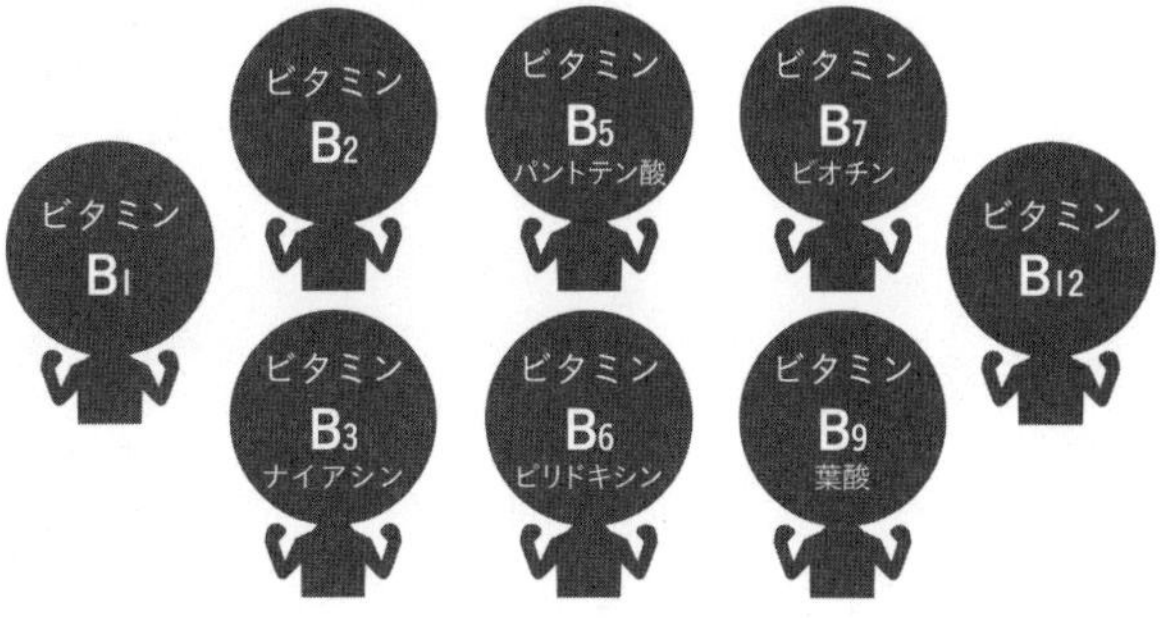

ラブルといった肌荒れへの対策としては、抗酸化ビタミンといわれるビタミンA、ビタミンC、ビタミンEをとることだ。副交感神経の働きを高め、血流をアップし、肌の細胞に酸素や栄養を送ることができる。

さらに、豚肉などに多く含まれるビタミンB群も、別名「ストレス・ビタミン」といわれるほど神経の安定に欠かせない。

青背魚からとることができるビタミンB_6は、刺激を抑制する神経伝達物質の生成に関わっており、神経過敏、不眠に効果があるといわれている。

アスリートやプロスポーツ選手が、試合の前にビタミンB群が豊富な豚肉や青背魚を食べるのは、試合がもたらすプレッシャーや、ストレスからくる交感神経の興奮をしずめ、神経を安定させるためである。

食事に集中するマインドフルネスでストレスを緩和し、自律神経を整える

KEYWORD ＞ **マインドフルネス**

「いま、ここにある現実」に目を向ける手法で食事中に瞑想する

免疫力を高める食事をとるためには、食事に集中し楽しむことがポイントだ。「食べることに集中する」というのは、自律神経を整える効果も期待できる。近年、注目されている「マインドフルネス」という心理療法がある。過去の後悔や未来への不安を手放し、「いま、ここにある現実」だけに目を向けて、心を安定させるという手軽な「瞑想」の手法だ。

意識が散漫になりがちな昼食をとる際、自分のやっていることを声に出さずに実況中継してみよう。

「肉汁とタレの甘みが口のなかに広がる」「いま、味わいながら噛んでいる」

食事中に考えても仕方がない雑念がなくなり、食べる速度もゆっくりになり、ひとつひとつをじっくり味わうことができる。いつの間にか雑念がすっかり消え去り、心のなかは

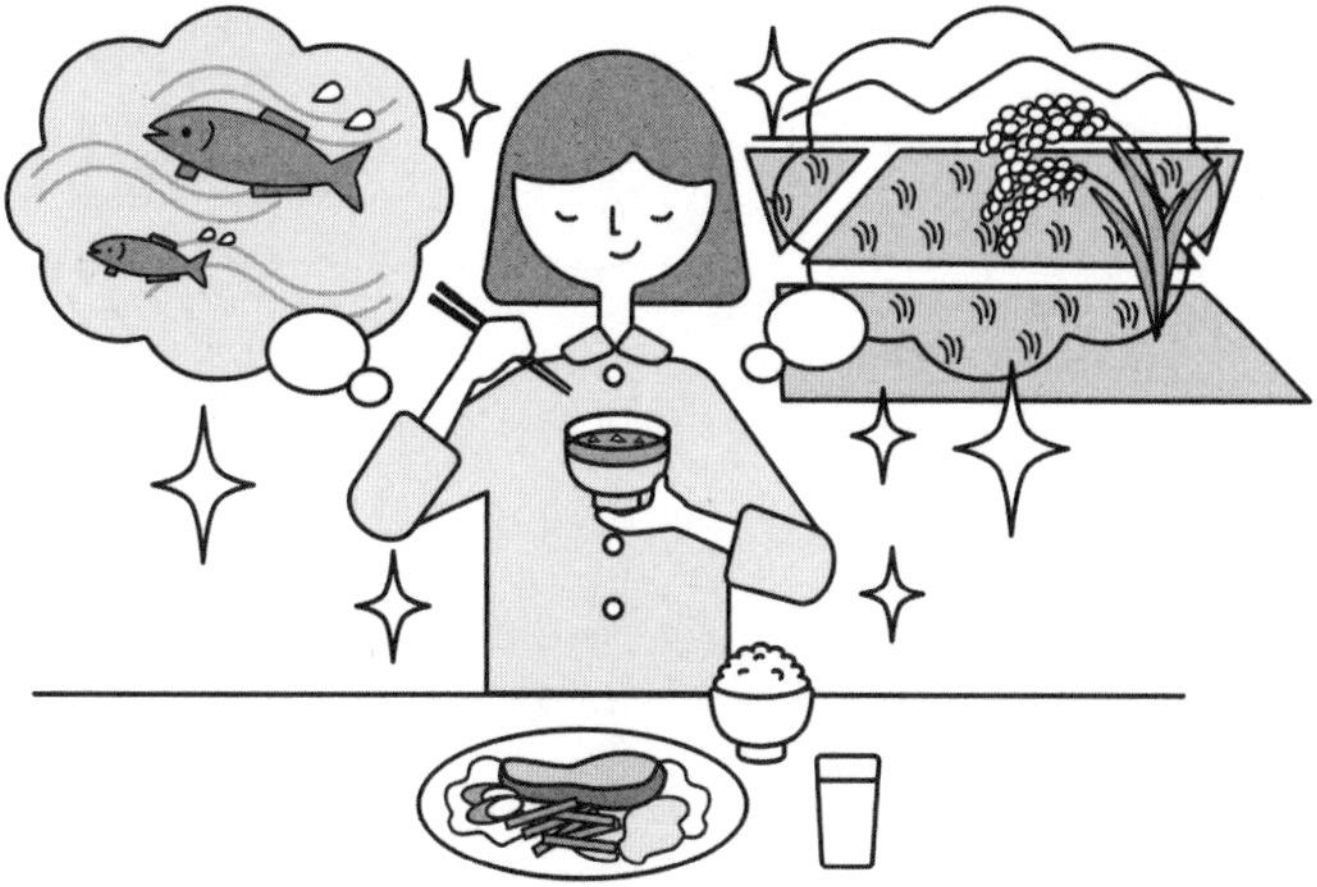

食事の楽しさで満たされていくだろう。
自分が何を食べているか意識しながら、今日はどんな一日だったのか、自分は何をしたかなど、自分を見つめる時間にあててもいい。食事中もマインドフルネスの手法を利用して、溜まったストレスを緩和し免疫力をアップさせよう。

自律神経　知っ得MEMO

意識を集中するマインドフルネスは自律神経を整える

マインドフルネスとは呼吸であれば呼吸に意識を集中し、「いま、鼻から吸った息が肺を膨らませている」と呼吸だけに意識を向け、目の前にあることに集中して余計な雑念を排除する手法で、自律神経を整えるのに効果的だ。

一日が後悔で終わりを迎えないように休日の過ごし方を時間で整理する

KEYWORD ＞ 休日

休日の終わりに後悔してしまうと自律神経のバランスが崩れる

休日の過ごし方で注意しておきたいのは、「今日はなんて無駄に過ごしてしまったんだ」と後悔しないことだ。「ダラダラ過ごしたことを後悔し、嫌な気分になる」と自律神経を乱す原因になる。一日が嫌な気持ちのまま終わってしまうと、自律神経のバランスが崩れたままベッドに入ることになり、睡眠の質は下がり、疲れもとれない。悔いが残らないようにするには、時間を整理し「ゆるやかな計画性」を持つことだ。休日の時間を整理し、この時間はこれをやるという「区切り」をつけるのである。

私の場合は、休みの日にかならずすることを、「体を動かすこと」と「片づけ」の二つに整理した。１週間かけて休みの日の「区切り」を決めるようにしたのである。たとえば、休みの日にゴルフに行くと半日以上使ってし

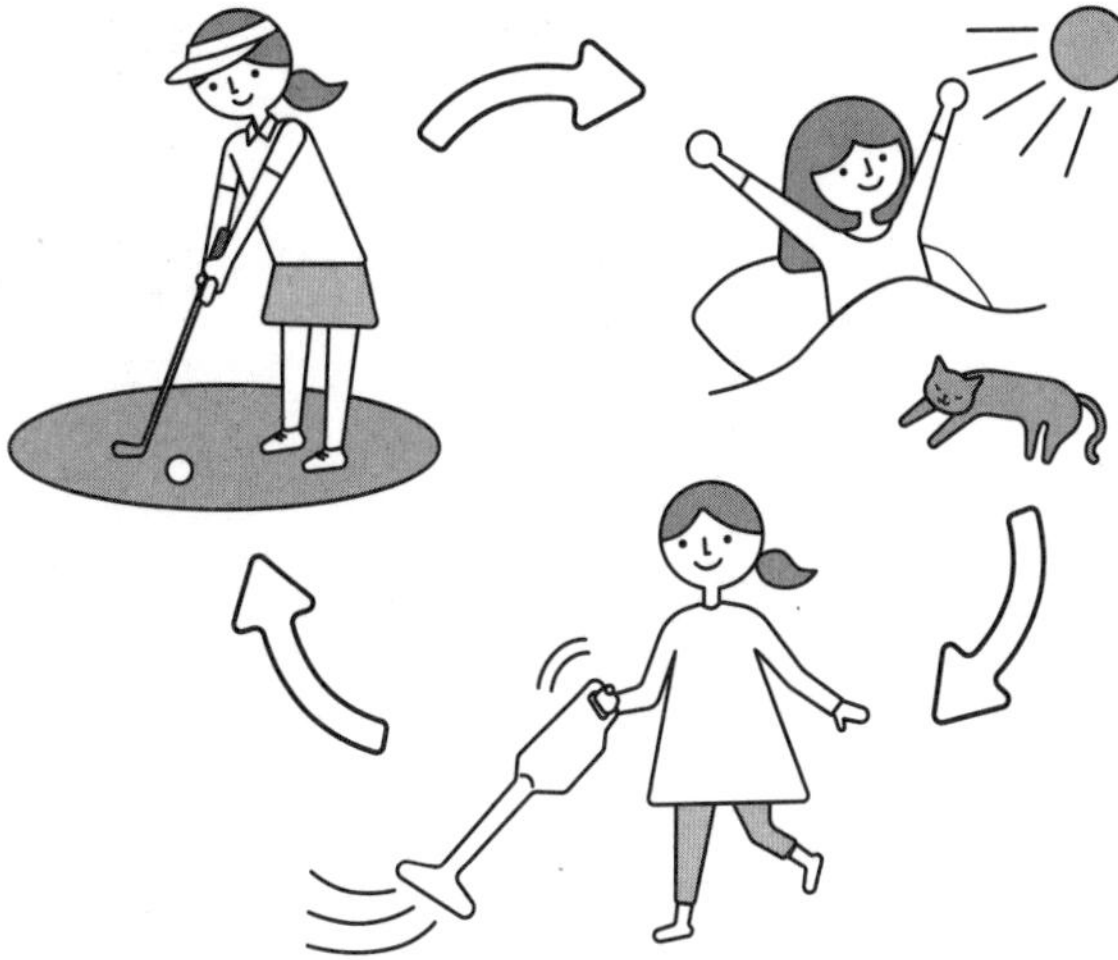

まうので、「片づけ」は残りの時間帯で何時から何時までの30分と区切る。ゴルフの予定がないときは、少し長めに片づけの時間を区切り、片づけによって体を動かすことも念頭に置いて動く。あらかじめ休日の時間を区切っておけば、「休みの日を無駄にしてしまった」という後悔を防ぐことができる。

自律神経　知っ得MEMO

寝溜めしても日頃の睡眠不足は解消できない

睡眠不足を解消しようと、週末に「寝溜め」をする人も見かけられる。寝すぎることで副交感神経の働きが過剰になり、体に疲れが溜まって倦怠感が増す。「時差ボケ」になる結果を招き、免疫力も低下してしまうから要注意なのだ。

鏡に向かい笑顔をつくることで副交感神経の働きを活性化させる

KEYWORD > 笑顔

笑顔にはストレスを解消し免疫力を高める力が秘められている

朝の自律神経のバランスはその日一日の調子に影響するので、朝、笑顔になる習慣をつけることで腸の働きもよくなる。ぜひ、朝起きたときや出かける前に鏡に向かって笑うことを習慣にしてほしい。

私は朝だけでなく、ことあるごとに鏡で自分の顔をチェックする。出かける前、人と会う前などに鏡で自分の顔を眺め、怒りやマイナスの感情が出ていないかを確認し、笑顔をつくって鏡の前を離れる。机の上や引き出しに鏡を置いてチェックすることもある。

笑うことによって幸せホルモンと呼ばれる「セロトニン」の分泌が増加し、セロトニンには気持ちを安定させる効果があるため、ストレスを軽減させるのに有効である。笑顔にはストレスを解消して病気を防ぐ力がある。笑顔にリンパ球が活性化し免疫力が高まる。

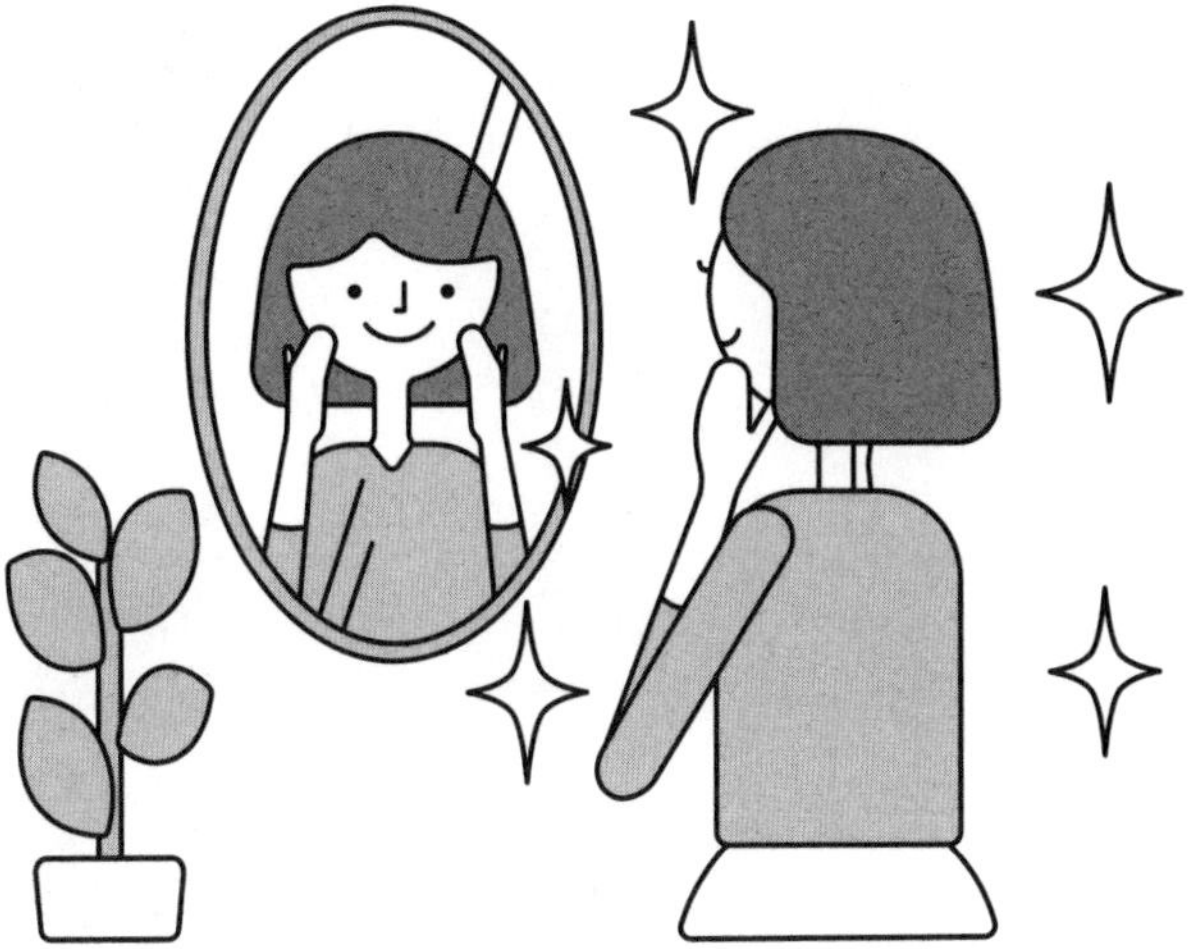

口角をしっかりと上げて笑うと、その表情の変化が脳の視床下部に影響を及ぼし、副交感神経が活発になることもわかっている。これはつくり笑顔でも同じ効果が期待できる。ふだんの生活でも、つくり笑いでもいいので笑う習慣をつけてほしい。笑顔は免疫力にとって最良の特効薬といえる。

自律神経　知っ得MEMO

口角を上げることで気持ちが落ち着き解決策が浮かぶ

やることが多過ぎてパニックになったり、慌てたりしたときもほほ笑んでみよう。口角を上げるとそれだけで緊張がとけ、副交感神経が働き、気持ちが落ち着いてくる。冷静になれば、解決方法や別のアイデアも浮かんでくるものだ。

自然のなかに身を置くことで自律神経の乱れをリセットする

KEYWORD ＞ 五感

ストレスで疲れた心身を癒やすには頭であれこれ考えず五感を刺激する

現代は情報過多のストレス社会である。現代人の多くは副交感神経のスイッチが入りにくく、交感神経が優位になり過ぎた状態だ。ストレスによって自律神経が乱れると免疫力も落ちてしまう。ストレスにさらされ、疲れた心身を癒やすためには気持ちをリセットするといいだろう。頭で考えることをやめ、五感を刺激すれば手軽にリフレッシュできる。

たとえば自然のなかに身を置いてみよう。人間も自然の一部であり、自然に囲まれた環境に身を置くことでリラックスする。時間を見つけて、山や海、森など自然があふれる場所を訪れ、日常のわずらわしさから解放されてのんびり過ごすといい。

わざわざ休日に遠出して自然のなかに足を運ばなくても、身近に自然を意識することはできる。気に入った花があれば買ってきて、

落ち込んだときは空を見上げるだけでいい

イライラしたときや落ち込んだときこそ、ちょっとだけ立ち止まって空を見上げよう。『上を向いて歩こう』という歌があるが、上を向くと気道がまっすぐになり、体内に入ってくる酸素が増え、末梢の血管が一瞬で拡張し、全身に酸素と栄養素が行きわたる。

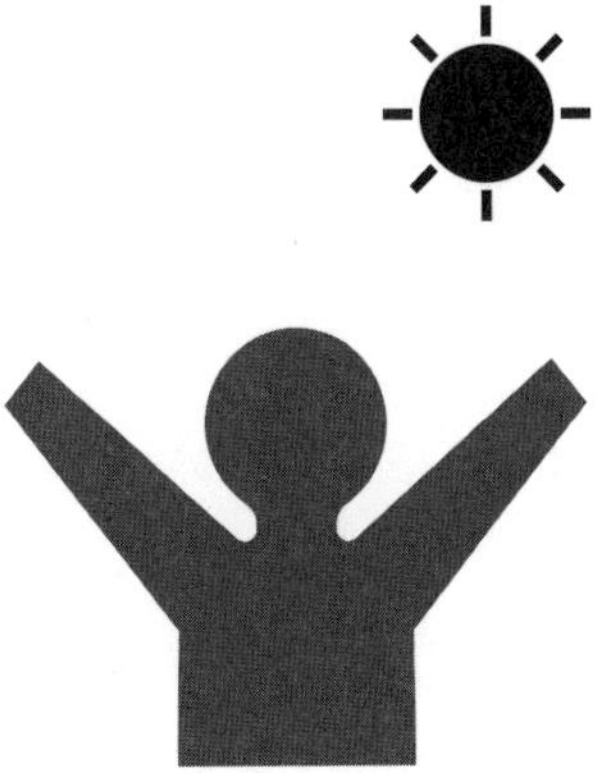

自律神経　知っ得MEMO

空を見上げると酸素が行きわたるよい効果もある

自然に触れるという意味合いのほかにも、空を見上げると気道がまっすぐになる。酸素の量が増加し、末梢の血管が拡張し、全身のすみずみまで酸素が行きわたる。自律神経のバランスが安定し、体が軽くなる効果もあるのだ。

部屋に飾ってみるのもいいだろう。花には、ストレスにさらされてバランスが崩れた自律神経を癒やす力がある。花の色と香りに触れることは、心の潤いになる。人が心地よいと感じる香りは、そのときの状態いかんで変化するので、花を買うときは直感的によいと感じる香りの花を選ぶのが望ましい。

日常生活で自然の変化に注意すると副交感神経が活性化し前向きになる

また、特別に花を買ってきたりしなくても、日常生活のなかで空を見上げたり、季節の移り変わりや天気を感じるだけでも十分に五感は刺激される。

「なんて澄み切った青空なんだろう」、そんなことを思いながら空を見上げているだけで気持ちが楽になり、心も晴れわたっていくだろう。

ふだんは天気のよさや、そよ風の気持ちよさ、道端で咲く花の色などを意識する習慣があまりないかもしれない。ただ、外出する際、積極的に周囲の様子に目を配るよう心がければ、細かい自然の変化にも気がつくようになるはずだ。思いもよらぬ光景が広がっているのに触れることで、その瞬間に緊張感や小さな悩みから解放され、副交感神経の働きが活発になりリラックスできるようになる。

過剰だった交感神経の働きがしずまると、自律神経のバランスが良好になる。身近に自然を感じることで前向きな気持ちが湧いてきて、自分本来のペースを取り戻すことができるだろう。

温泉地への1泊旅行で副交感神経の数値が格段にアップ

一つ、興味深い実験のデータを紹介しよう。自律神経の変化を測定できる装置で、東京から温泉地への1泊の旅行中、24時間にわたって自律神経の数値を計測した実験結果が出ているのだ。

被験者は東京で測定した際、多忙を極める

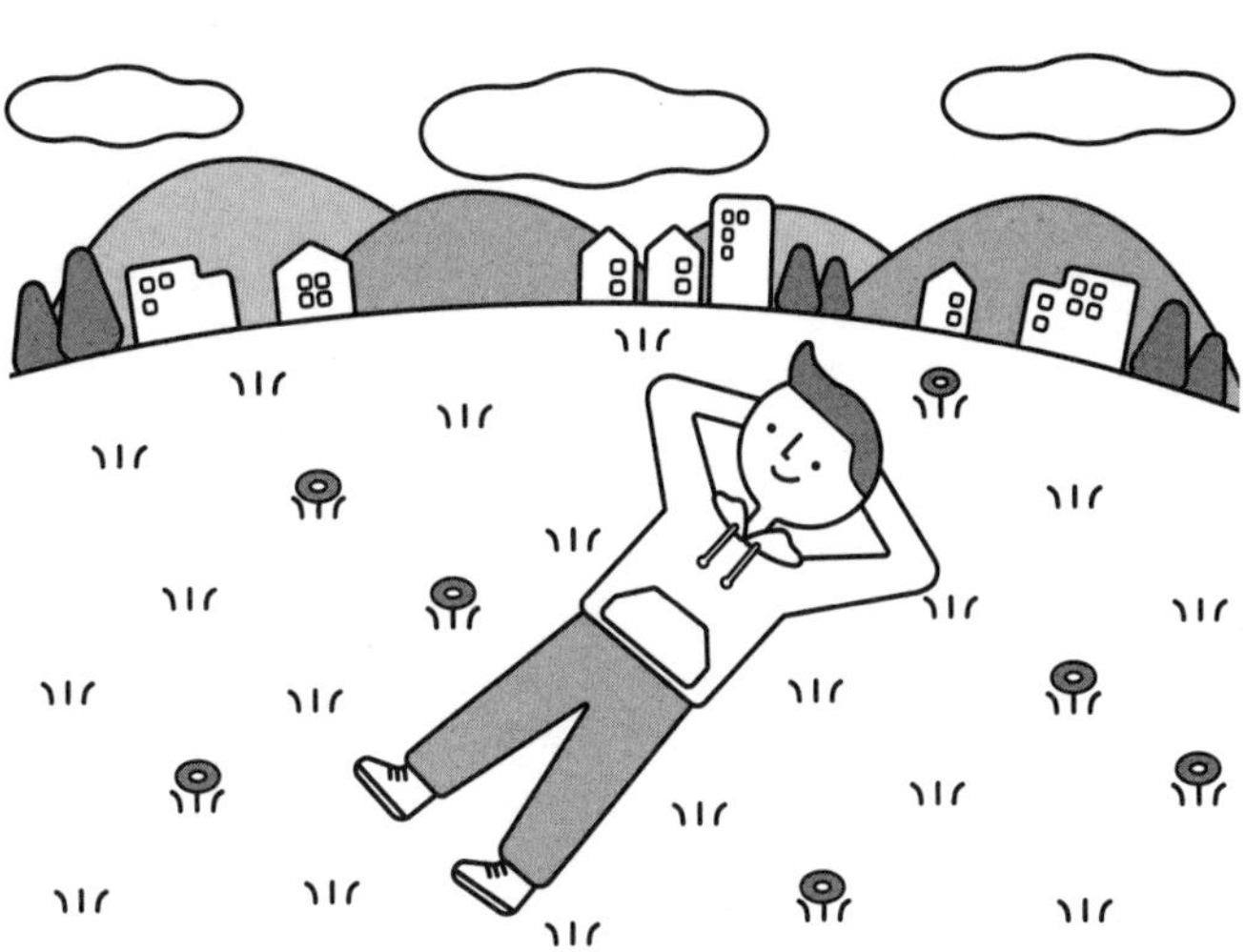

仕事のストレスからなのか、副交感神経の数値が低かったのだが、温泉地から帰るときには格段に数値が上がっていた。

出発時には呼吸の乱れも計測されていたものの、温泉地で周辺の自然を散策したり、温泉に漬かってリラックスしたりするうちに、呼吸もゆったりしたものとなり、副交感神経の数値が上がったといえる。

周囲に自然を感じることで、呼吸がゆっくりとしたものになり、副交感神経の働きがアップし、自律神経のバランスが整ってきたということだろう。

自宅から外出するときだけでなく、気分が落ち着かないときや、悩みごとで頭を抱えてしまったときは、空を見上げることで自然を感じてほしい。誰にでも手軽にできる自律神経のコントロール法といえる。

波の音のCDやお香・アロマセラピーで五感を刺激し、気分をリフレッシュさせる

KEYWORD ＞ **アロマセラピー**

自然界にある香りや音でリラックス効果をもたらす

自然界にある色や香り、音を日々の暮らしに取り入れてみよう。五感を刺激することで自律神経は整い免疫力も上がる。花の香りだけでなく、樹木やハーブなどから抽出した香り成分（精油）を使うアロマセラピーもおすすめだ。香り成分は鼻から大脳に届き、大脳辺縁系から視床下部に伝わり、自律神経をコントロールする。血流が改善するのはもちろん、免疫力もアップする。

嗅覚からの刺激は直接、感情に働きかけるため、香りによってリラックスしたり、気持ちを高めたりすることができる。アロマオイルは、種類ごとに風邪予防や集中力を高めるリラックス効果など、さまざまな効能がうたわれている。私の研究では、とくに柑橘《かんきつ》系の香りが交感神経と副交感神経の働きをともに活性化し、血流を増加させる効果も高いこと

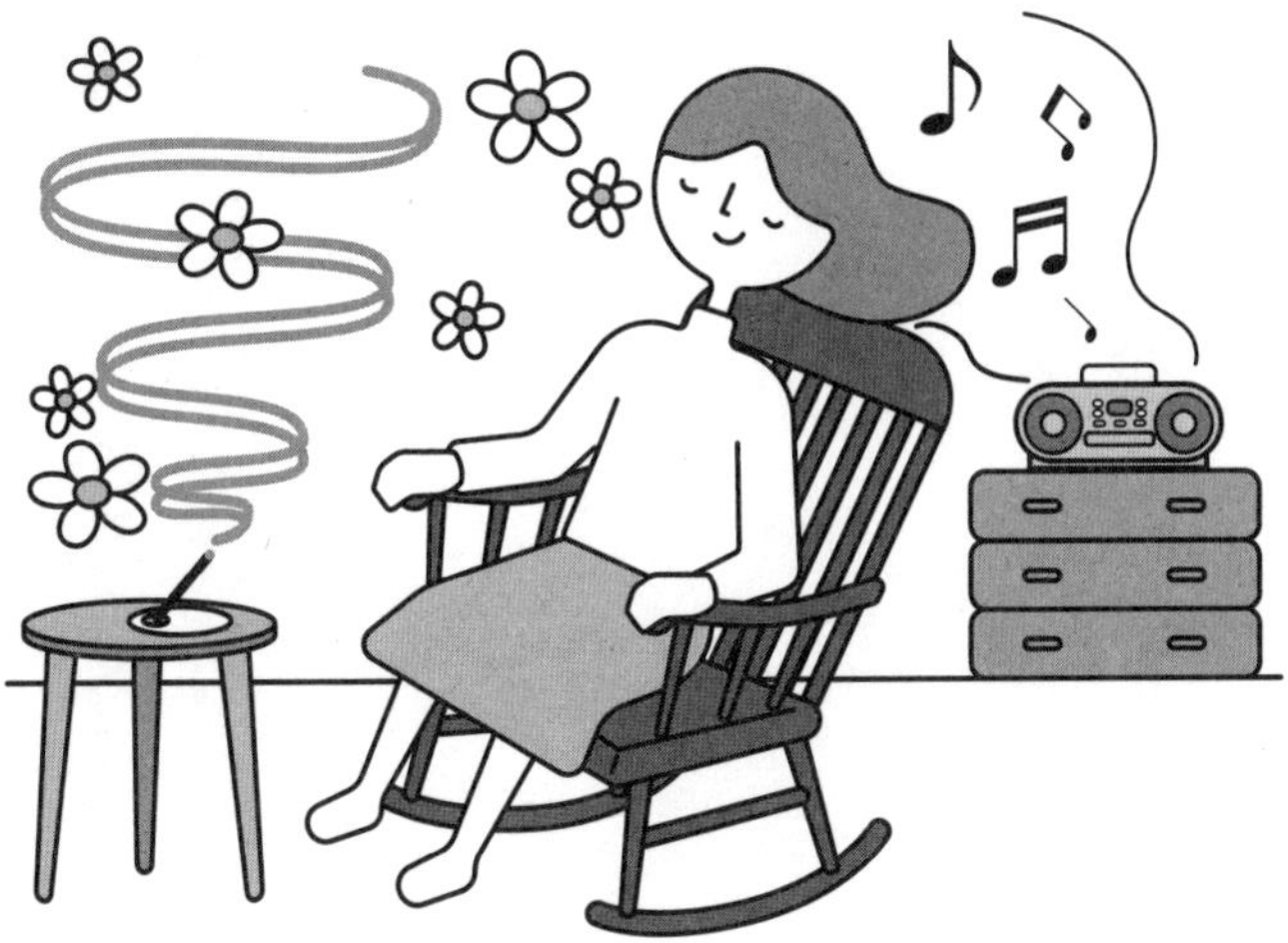

が明らかになっている。
身近なアイテムで自然を体感するのもよい。海や空を感じさせるブルーには鎮静作用があり、植物を連想させるグリーンには癒やしの心理効果がある。小川のせせらぎや波の音などが収録されたヒーリングCDを聴くのも、自律神経が整うためおすすめだ。

自律神経　知っ得MEMO

香りを感じることでリラックス効果がもたらされる

人は集中し過ぎると呼吸が浅くなり、交感神経が優位になり血流も悪くなる。酸素が行きわたらず、脳のパフォーマンスは低下し、免疫力も落ちる。香りは意識を活性化し、呼吸を活発にさせ、心の落ち着きをもたらしてくれるのだ。

ちょっとぬるめの入浴で腸を温め副交感神経の働きを高めてから就寝する

KEYWORD ＞ 入浴

入浴後、深部体温が下がると睡眠に移行し腸の働きが整う

　バスタイムは入浴の仕方しだいで、一日の疲れを癒やし、心地よい睡眠に入る準備をする時間にもなる。入浴を工夫し、自律神経のバランスと腸の働きを整え、免疫力をアップさせるようにしよう。腸の働きを整えるためには、「39〜40℃のちょっとぬるめのお湯に15分漬かること」が理想。まず手足など心臓から遠い部分にかけ湯をし、最初の5分は肩まで漬かり、残りの10分はみぞおちくらいまでの半身浴にするという順序で入るのがおすすめだ。

　これがもっとも副交感神経の働きを高め、血流をよくするのに効果的な入浴法である。しかも、直腸温度を上げ過ぎず、体の深部温度を適温に保ってくれる入り方なのだ。

　体の深部温度を39〜39・5℃に温めると、入浴後、温まった深部体温がゆるやかに下が

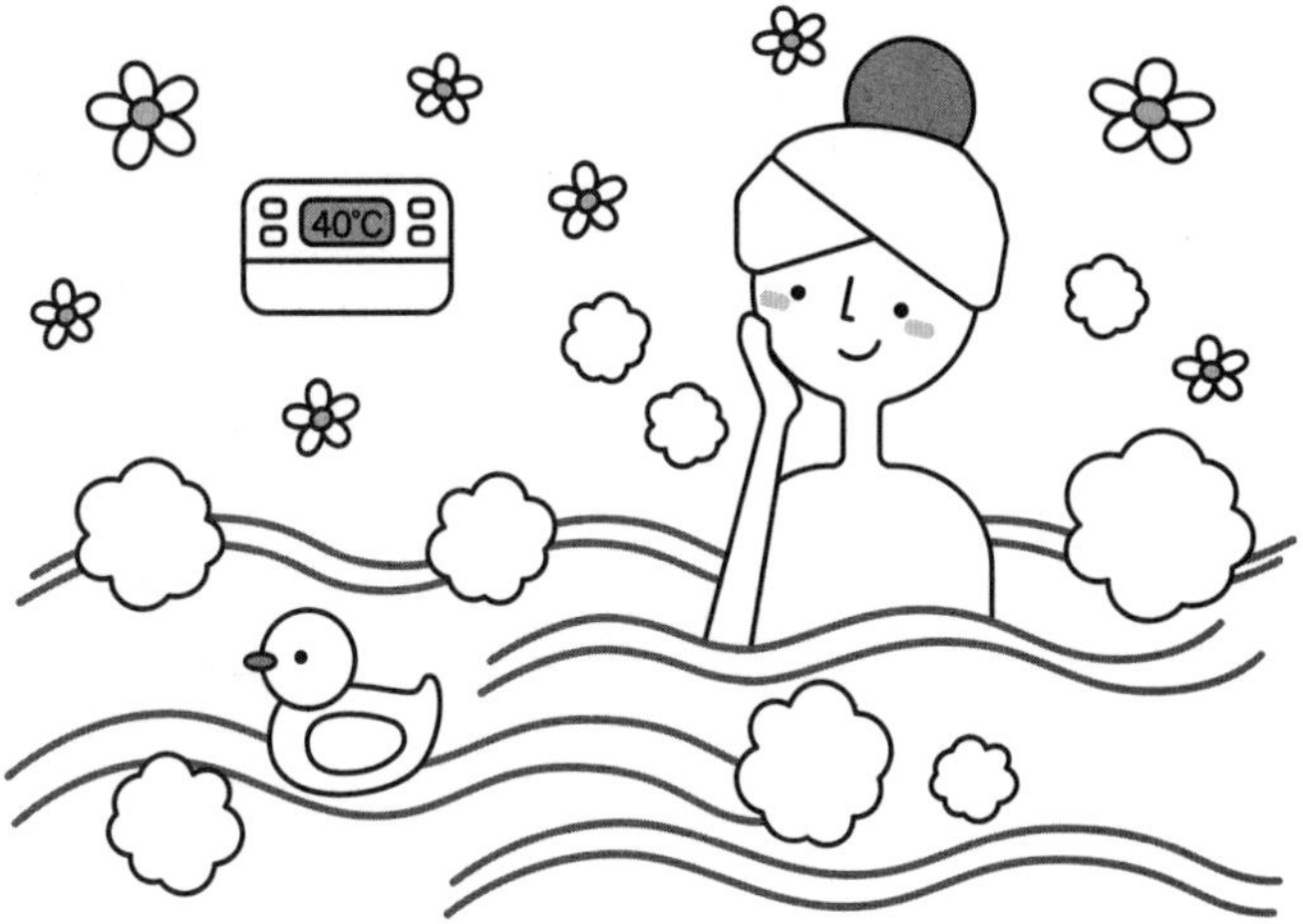

るのにしたがって、スムーズな入眠に移行し腸の働きが整う。入浴はむくみ解消やダイエットにも効果的だ。体を温めたり、発汗を促したりして、腸の冷えを防ぐようにしよう。疲れているときは、湯船に漬かってから寝るようにしたほうがよい。免疫力を上げるには、入浴の習慣がおすすめだ。

自律神経　知っ得MEMO

熱過ぎる温度は交感神経を刺激し自律神経が乱れる

40℃以上、42～43℃の温度のお風呂に好んで入る人もいるが、医学的な観点からは、熱過ぎて危険だ。交感神経を急激に刺激し自律神経が乱れてしまう。長時間の入浴も、脱水症状を起こして体に負担がかかるので注意しよう。

寝る前は交感神経を活発にするスマートフォンやパソコンを遠ざける

KEYWORD ＞ ブルーライト

寝る前は睡眠に不要な刺激を自律神経や脳に与えないよう注意

夕食後の3時間は質の高い睡眠をとるためのゴールデンタイムである。この時間帯はスマホやパソコンを避けてほしい。スマホやパソコンのディスプレイの明かり（ブルーライト）は交感神経の働きを活発にする。自律神経や脳に刺激を与えて、深い睡眠に入りにくくさせるので、体は疲れているのに眠れないという状態になってしまう。眠れたとしても、「眠りが浅い」「夜中に何度も起きる」というトラブルが発生する。自律神経が乱れれば、腸の働きも鈍くなり免疫力が低下する。

寝る前にスマホやパソコンを見ないほうがいい理由としては、よい睡眠をとるために、必要のない情報を寝る前に脳に入れないためでもある。睡眠中、脳はその日に入ってきた情報に優先順位をつけて整理している。寝る前にメールやSNSをチェックするというの

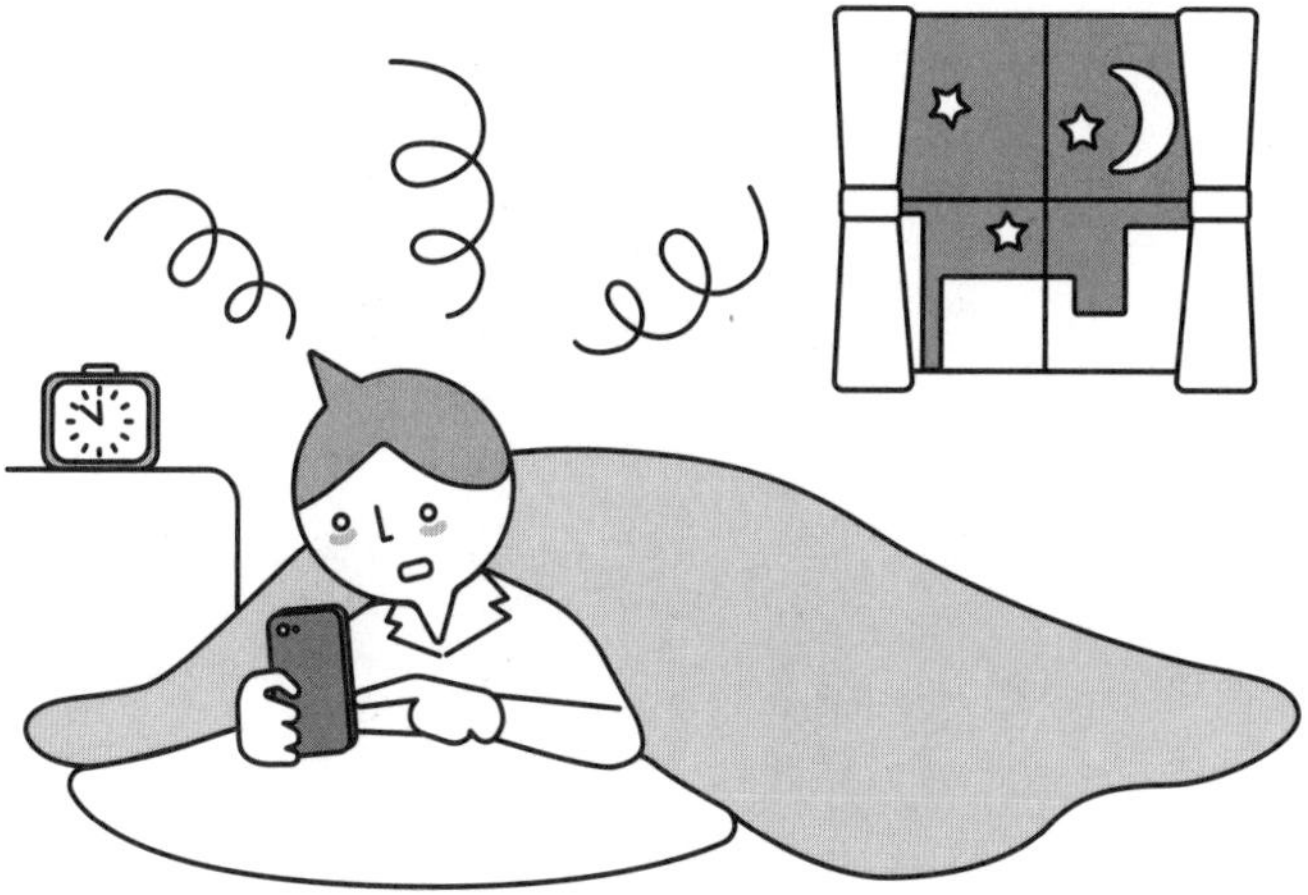

は、無駄な情報を脳に与え交感神経を興奮させてしまうことが多い。
　また、副交感神経は夜中の12時すぎに活動のピークを迎えるので、それまでにかならずベッドに入るようにしよう。自律神経を整えて質の高い睡眠をとることが免疫力アップにつながる。

自律神経　知っ得MEMO

寝る直前には SNSなどを見て 自律神経を乱さない

SNSで、「見たいと思わない余計な情報まで入ってくる」ことで嫌な気分になると、大きなストレスの要因となり、自律神経が乱れがちである。完全にやめるのは難しいとしても、寝る直前はSNSを見ないようにしよう。

自律神経にまつわる名言

私たちはものを増やしながら
自分で自分のストレスを
増やしつづけている
ストレスを買いあさっている
ようなものだ

小林弘幸

順天堂大学医学部教授

第4章

今日から実践しよう！

日常でできる自律神経にいい習慣

日常生活で「自律神経にいいこと」を習慣にできれば、
全身の血流がアップし、心身ともにリフレッシュ。
全身の細胞が活性化するので、ぜひ実践してほしい。

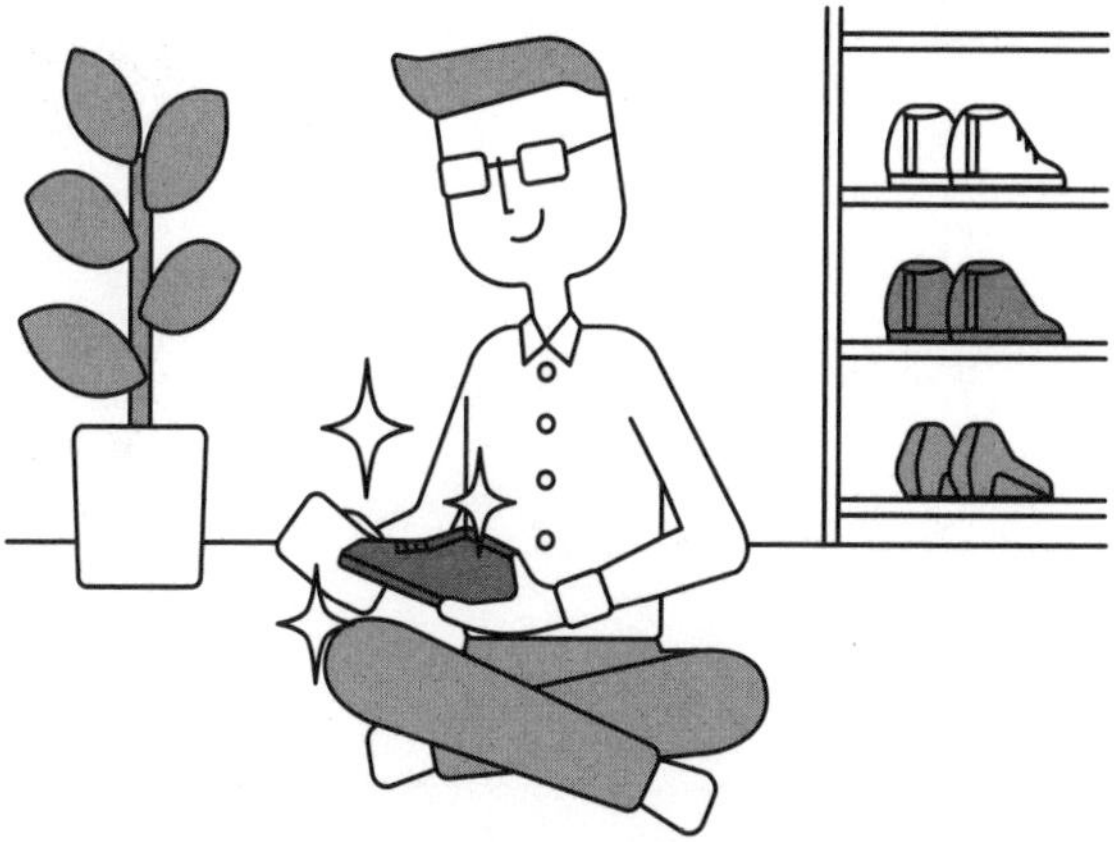

ゆっくり深い呼吸を意識すれば一瞬にしてメンタルを安定させられる

KEYWORD 末梢血管

呼吸を止めた瞬間に末梢血管の血流が引いていく

すっきり片づいた空間に身を置くと、私たちの呼吸は、深くゆっくりしたものになる。その深い呼吸が副交感神経の働きを高め、心身のパフォーマンスを高めてくれる。私がそのメカニズムを医学的に解明できたのは、自律神経の研究を始めてからだった。ある画期的な機械の開発によって、呼吸が体にどのような影響を及ぼすか、医学的に証明することができたからである。その機械とは、末梢血管の血流量を測ることができるもの。それまで長いあいだ、末梢血管の血流量を科学的に計測することはできなかったのだが、この機械の開発によって、それが可能になったのである。その機械は、計測した血流量が数字で表示され、医学論文にも使うことができる。

私がその機械を導入していちばん驚いたのは、呼吸を止めた瞬間に末梢血管に血液が流

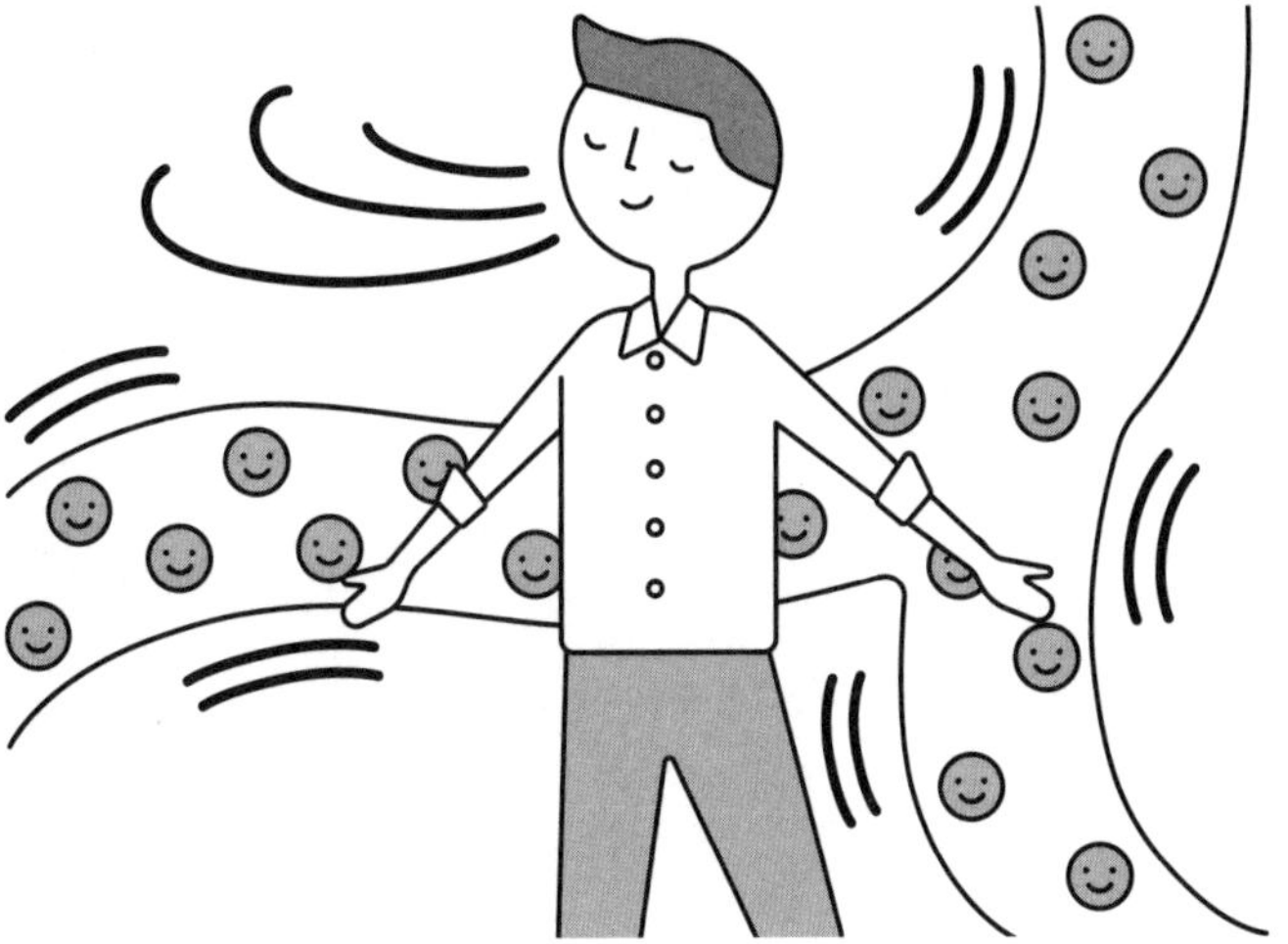

れにくくなるとわかったことだった。呼吸を止める。すると、見事に末梢血管から血流が引いていくのである。この測定結果によって、はっきりと「呼吸には瞬間的に体の状態を変える力がある」ということが証明されたのだ。昔から、呼吸が健康と大きく関わっていることは、よく知られていた。

自律神経　知っ得MEMO

外科手術の本番で低酸素状態に陥った新人医師の対処法

外科手術のとき、新人ドクターが極度の緊張から低酸素状態に陥ることがある。先輩ドクターが新人ドクターの背中を一発たたくと、ハッと我に返って、一瞬、呼吸が深くなる。そうすると、手先の震えが止まり、頭も働き始めるのだ。

ゆっくりした深い呼吸によって副交感神経を刺激し筋肉が弛緩

けれども、それはあくまで経験に基づくもので、なぜ呼吸を整えることが健康に結びつくのか、医学的に明確な説明をすることはできなかった。それがこの機械によって、計測可能な数値として一目瞭然になったのである。

緊張したとき、深呼吸をすると心が落ち着くのは、末梢の血液量が増加するからだ。心に余裕があったり、安心したりしているとき、人の呼吸はゆっくり深くなる。逆に、イライラしたり、怒りに燃えていたり、ストレスがたまっていたり、緊張したりすると、無意識のうちに速く浅い呼吸に変わる。

回数でいえば、心に余裕があるときの呼吸は1分間に15～20回程度だが、イライラしたり、焦ったり、緊張したりすると、1分間に20回以上に増えてしまう。

こうした呼吸の差は、そのまま自律神経のバランスの差に影響する。ゆっくりとした深い呼吸は副交感神経を刺激するので、血管が開き、末梢まで血流がアップする。血流がよくなると、筋肉が弛緩するので、体はリラックスし、こわばりがとれ、肩の力も抜けていく。つまりこれが、緊張したときに深呼吸をすると、心が落ち着く最大の理由なのだ。

高くなり過ぎたテンションを抑えたいとき、いちばんよいのは筋肉をリラックスさせることである。筋肉を弛緩させるのは血流で、血流をコントロールしているのは自律神経だ。自分の意思で、もっとも手っ取り早く自律神経をコントロールできるのは「呼吸」といえる。

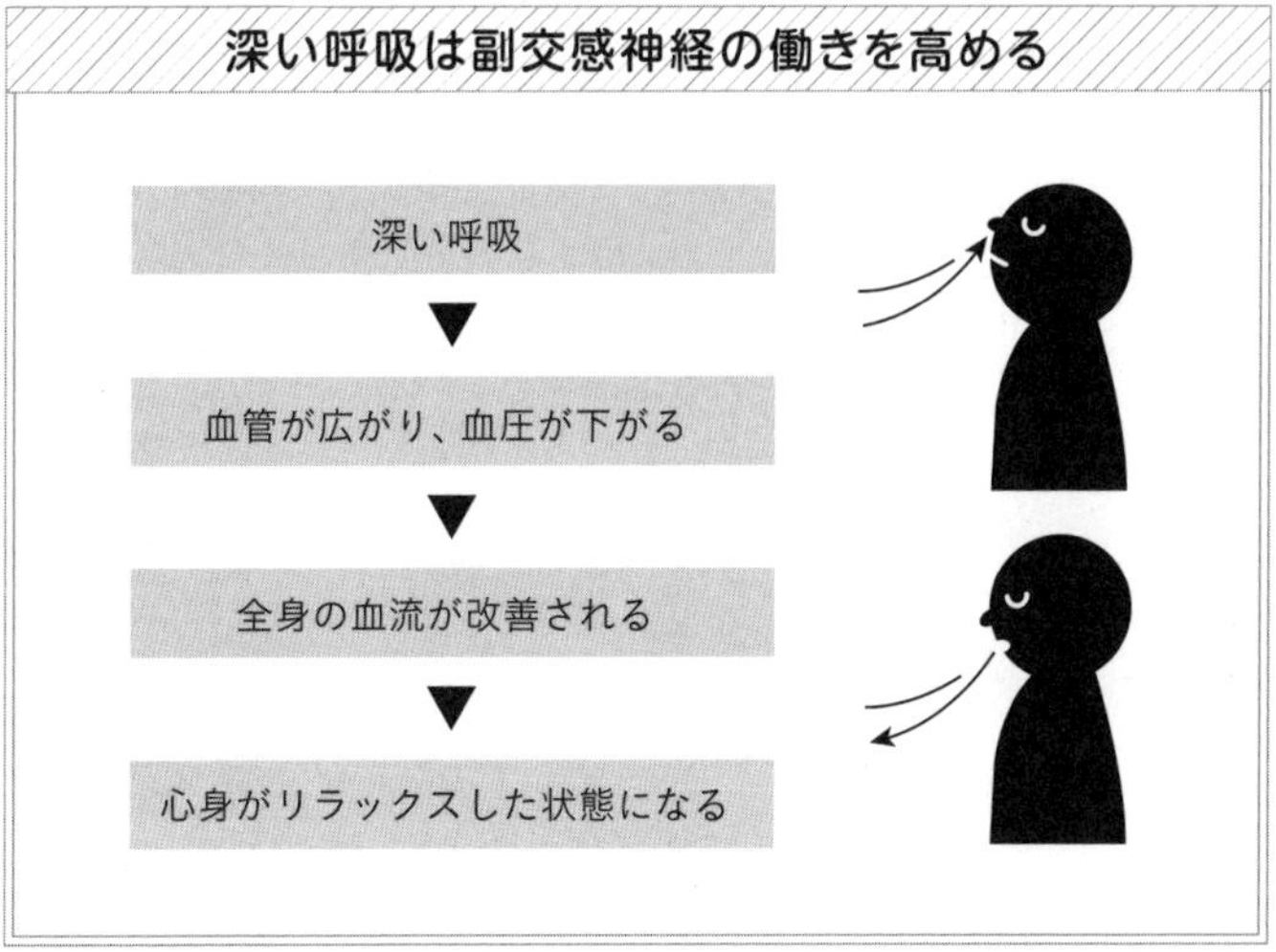
深い呼吸は副交感神経の働きを高める
深い呼吸
▼
血管が広がり、血圧が下がる
▼
全身の血流が改善される
▼
心身がリラックスした状態になる

片づけとは物理的な現象ではなく体と人生を変えてくれるもの

片づいた空間に身を置いて、自然に深い呼吸に変われば、自律神経が整い、私たちの心身のパフォーマンスを上げてくれるだろう。

ものにあふれ雑然とした空間は、そこにいるだけで、ますます呼吸が浅く速くなり、自律神経が乱れて、心身のパフォーマンスが落ちてしまう。

身の回りの環境をすっきり片づければ、日々の呼吸はゆっくり深くなり、自律神経のバランスが整い、心身ともに健康な状態に近づいていく。

片づけとは単純に物理的なものではなく、一瞬にして体と人生を変える力も持っているのである。

寝る前に翌日の準備を整えておけば「自律神経を乱す芽」を摘むことができる

KEYWORD 〉片づけ

部屋の片づけを習慣にすることで自律神経を整え、高い免疫力を維持

脳科学や分子生理学の研究が進むにつれ、ストレスが及ぼす心身への悪影響が明確になってきた。そこで、危険なストレスを減らしていくための手軽な方法が「片づけ」である。すっきりと整った空間はストレスを軽減してくれる。ストレスによって下がっていた副交感神経の働きが高まり、自律神経も整って、さまざまな体の不調も改善される。すっきりとした気分になると、副交感神経の働きも上がるから、胃腸もよく動いてくれて消化もよくなる。疲れにくくなって集中力も高まり、やる気や活力も湧いてくる。加えて、感染症などに対する免疫力もアップするのだ。

翌日の準備をすることも重要である。スケジュールの確認、着ていく服の決定、カバンや財布の中身の確認などだ。カバンに必要なものだけが入っているか、余計なものは紛れ

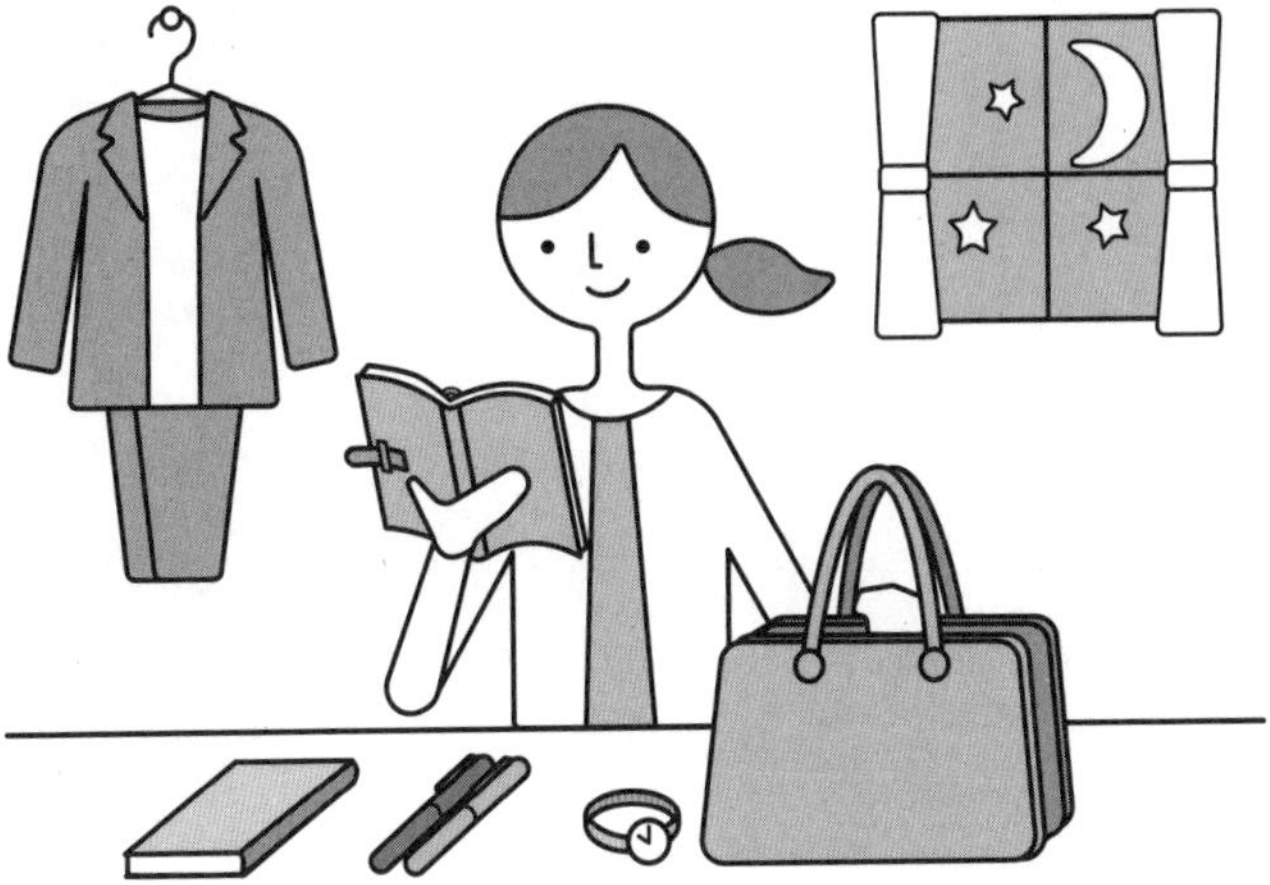

込んでいないか。ものを出し入れしやすいかどうかも重要である。財布に入れておく金額をあらかじめ自分で設定しその額に戻す。

決まったものが決まった位置にあることで、あるべき何かが見つからずに焦るといった「自律神経を乱す芽」を摘むことができ、気持ちよく眠りにつけるはずである。

自律神経　知っ得MEMO

ストレスによって脳細胞が破壊されうつ病のリスク発生

ストレスにより、コルチゾールというホルモンが過剰に分泌されることで脳細胞が破壊される。脳細胞が破壊されれば、認知症やうつ病にかかりやすくなる。体の調子が悪くなる程度にはとどまらず、命を奪う危険性まで生じるのだ。

「座るより立つ、立つより動く」を習慣にすることで免疫力を高める

KEYWORD ＞ ゆるスクワット

座っている時間の合間を見て「ゆるスクワット」で血流を増やす

人は座っていると老化が進み、免疫力も落ち、病気になるリスクが上がる。休憩時にちょっとした運動をすれば、全身の血流は増す。おすすめは「ゆるスクワット」だ。無理のない範囲でしゃがむ動作を繰り返すこのエクササイズさえ習慣づければ、腸の筋肉や骨盤底筋群も鍛えることができる。血行が改善され基礎代謝が上がり、自律神経のバランスも整う。場所をとらず、自宅でもできて道具も不要だ。全身運動だから効果が得られる。

ただし、間違ったやり方では効果がないばかりか、かえってひざや腰を痛めてしまう危険性もあるので、正しいフォームをしっかり覚えてほしい。呼吸を意識しながらゆっくりおこなうこと。ひざを曲げ過ぎないように気をつけてほしい。体が不安定なら、椅子の背やテーブルを支えに使っておこなうとよい。

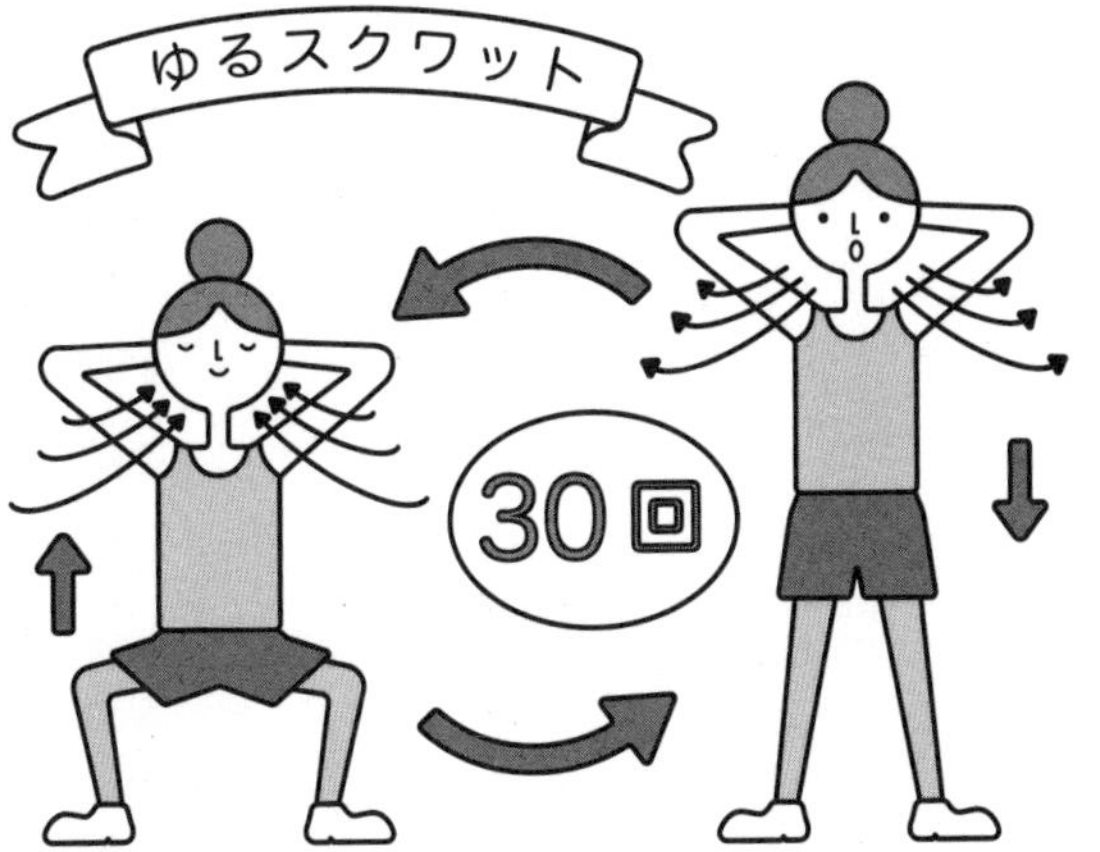

息を吸いながら
ゆっくりひざを伸ばし
元の姿勢に戻す

息を吐きながら
ひざを90度になるまで
ゆっくりと腰を下ろす

まず両足を肩幅に開き、両手を頭の後ろで組む。背筋を伸ばして、息を吐きながらひざが90度になるまでゆっくりと腰を下ろす。息を吸いながらゆっくりひざを伸ばして、元の姿勢に戻す。これを繰り返す。朝晩30回ずつおこなうのが理想的だが、空いた時間や気分転換にやるのもいいだろう。

自律神経　知っ得MEMO

座っている時間が短くなれば寿命は長くなる

スウェーデンでの実験の結果、座っている時間が短くなると、寿命の指標とされるテロメアは長くなる傾向にあることがわかった。座りっぱなしの生活は糖尿病やがん、心血管系疾患を引き起こす原因になるとWHOも警告している。

シンプルなライフスタイルを実践すれば自律神経を整え、人生を輝かせてくれる

KEYWORD ＞ ミニマリスト

たくさんのものから選択することはそれだけで多大なストレスがかかる

近年、家のなかにできるかぎり、ものを置かない「ミニマリスト」というライフスタイルが注目されている。この「ミニマリスト」という方向性は、自律神経を整える観点から素晴らしいライフスタイルといえる。なぜなら、家のなかで視界に飛び込んでくる「たくさんのものを見る」という行為は、それだけで多大なストレスをもたらしているからである。

また、私たち人間にとって、「選択」というのも、多大なストレスになる。つまり、ものにあふれた部屋に住むということは、毎回、たくさんのものから選択することも強いられるので、みずからストレスフルで自律神経が乱れる環境をつくり出していることにほかならない。

経済的に豊かになって、ものを増やす人。

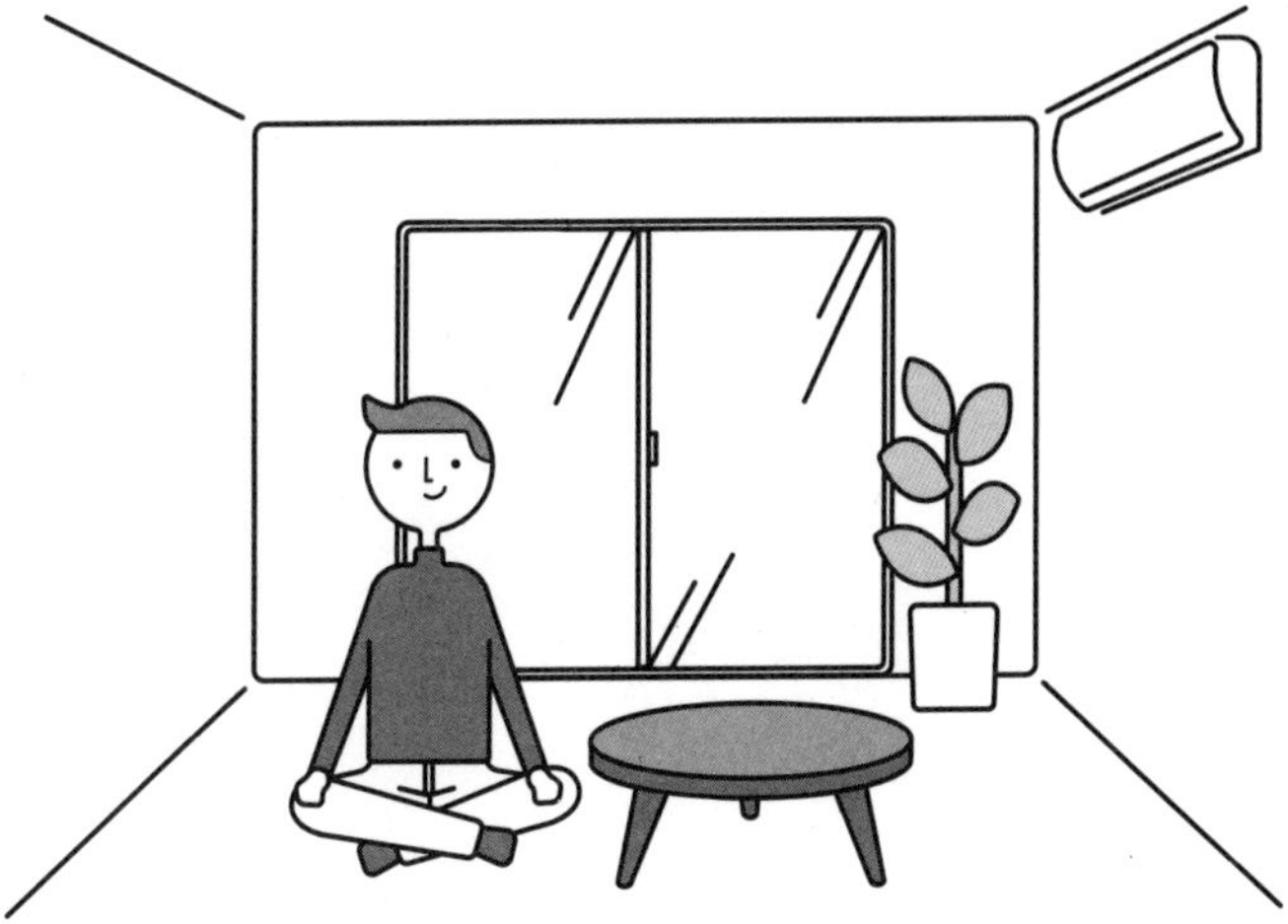

経済的に豊かになっても、ものを減らしシンプルなライフスタイルに向かう人。どちらの選択も、もちろんその人の自由だ。

しかしながら、自律神経を整える、いくつになっても若々しくいきいきと明日の人生を輝かせるという意味においては、やはり後者のほうに軍配が上がる。

自律神経　知っ得MEMO

使い切った万年筆を感謝とともに神社に奉納する習慣

私は1年間使い切った万年筆を感謝とともに、神社に奉納している。日記を書きながらともに1年を過ごしたので、ゴミ箱に捨てるのはどうもしのびない。ものが喜んでくれるような終わり方を実践しているのである。

加齢によるメンタルの不調には片づけで過去を処分するのが効果的

自律神経のバランスは、不規則な生活、暴飲暴食、ストレスだけでなく、加齢によっても崩れる。男性は30代、女性は40代になると、副交感神経の働きがガクンと下がり、それによって更年期障害や生活習慣病、あるいはうつなどのメンタルな不調も招きやすくなってしまう。

男性でも女性でも、年を重ねれば重ねるほど「シンプル・イズ・ベスト」。そのために、本書では、どんな片づけ下手な人でも、たくさんの「もの」に翻弄されてしまっている人でも、できるかぎりストレスなく、いまからすぐに実践できることを念頭に置いた「自律神経にいい習慣」について、さまざまな角度から紹介しているのである。

片づけで自律神経を整えるためには、「過去」は必要ない。これまでにも述べたように、自律神経を整えたかったら、過去ではなく未来に向けて片づけること。

後生大事に過去を抱えて、日に日に増えていく過去の遺物を、果てしなく整理整頓しつづけるのではなく、ものに感謝して過去を処分する。「人生を輝かせる片づけ」というのは、そういうことだと私は思う。

自律神経を乱す大敵になるのはものを捨てるときに生じる心の痛み

そのためにも、いま手元に残したものを大切に使い切ることだ。それも、好調を維持するシンプルな暮らしの極意である。

服でも小物でも、お気に入りのものはもっ

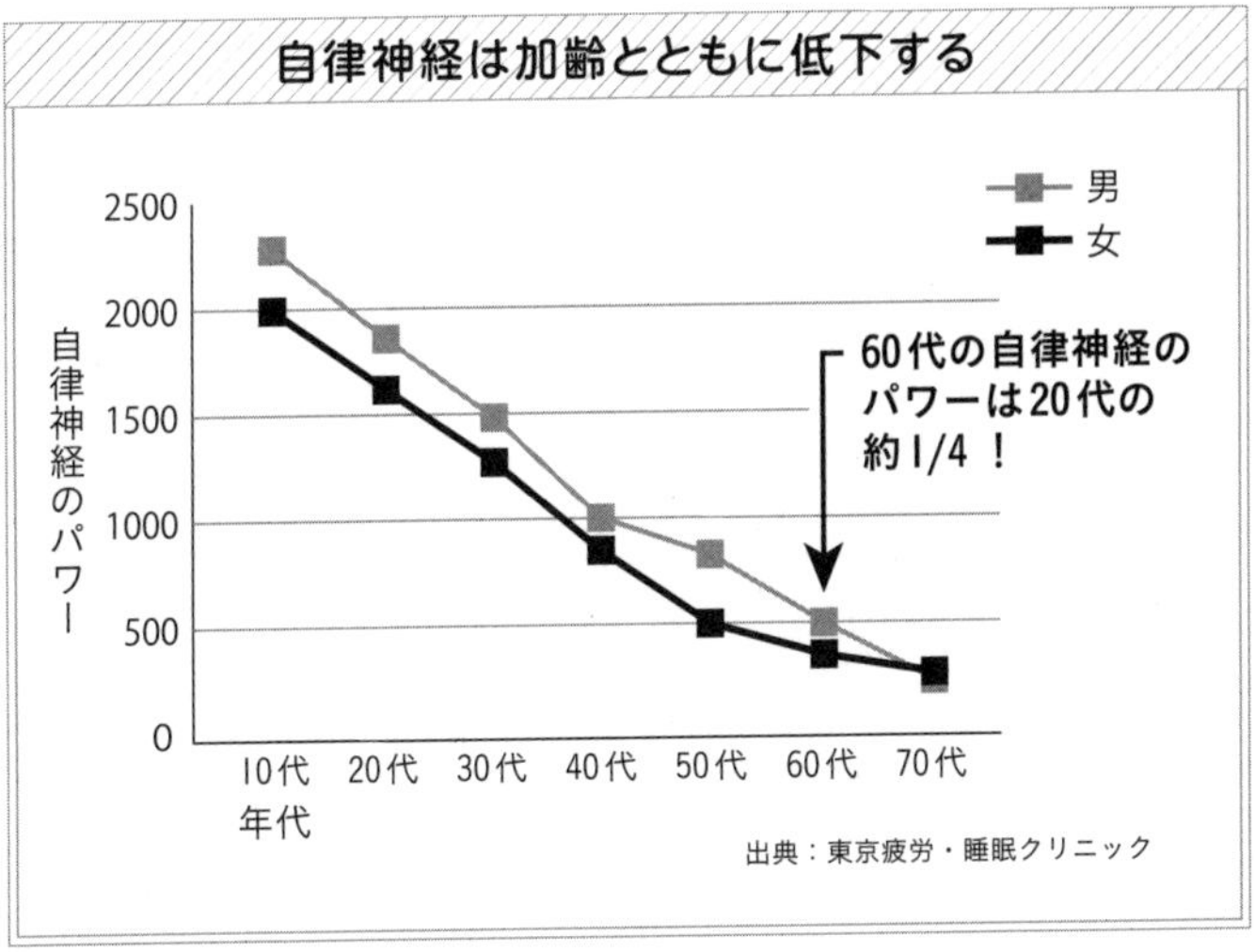

たいないから使わないという人がいるが、お気に入りのものこそ、ふだんからどんどん使うべきである。

お気に入りのものをとっておくというのではなく、お気に入りのものだからこそふだん使いにして、「ああ、われながら、よく使ったなあ」「毎日、大活躍してくれたなあ」というくらい気持ちよく使い込む。そうすると捨てるときも心が痛まないし、自律神経を乱す大敵＝ストレスにもならない。

しかも、処分するときは、ものがさらなる喜びを返してくれるのである。胸が痛む片づけとは１８０度違って、「十分に使命を全うした」という、ものが喜んでいる感覚がなんとなく伝わってきて、さらにその片づけが自律神経のバランスをアップしてくれる結果につながるだろう。

冷たい飲み物は腸に負担をかけてしまい イライラや不安感、無気力の原因になる

KEYWORD 冷え

真夏でも必要以上に体を冷やすと幸福物質セロトニンの分泌が下がる

温かい飲み物や食事をとることは副交感神経の働きを高めて、ほっと心を落ち着かせてくれる。習慣として間食とともに、できるだけ温かい飲み物をとること。なぜなら、冷たい飲み物はそれだけで胃腸に負担をかけてしまうからである。

私自身もそのことに気づいてからは、基本的に冷たい飲み物は、朝の1杯の水しか飲まない。コーヒーもお茶も温かいもの。飲み物だけでなく、サラダ以外は温かい食事が基本である。夏に冷やし中華とか、ざるそばとかの冷たいものが食べたいときは、締めのそば湯や温かいお茶で胃腸を温めている。

「冷え」は健康の大敵だが、腸にとっても同じである。メンタルヘルス、幸福感に関わるセロトニンなどの幸福物質の95%が腸粘膜から分泌されている。冷たい飲み物で腸が冷え

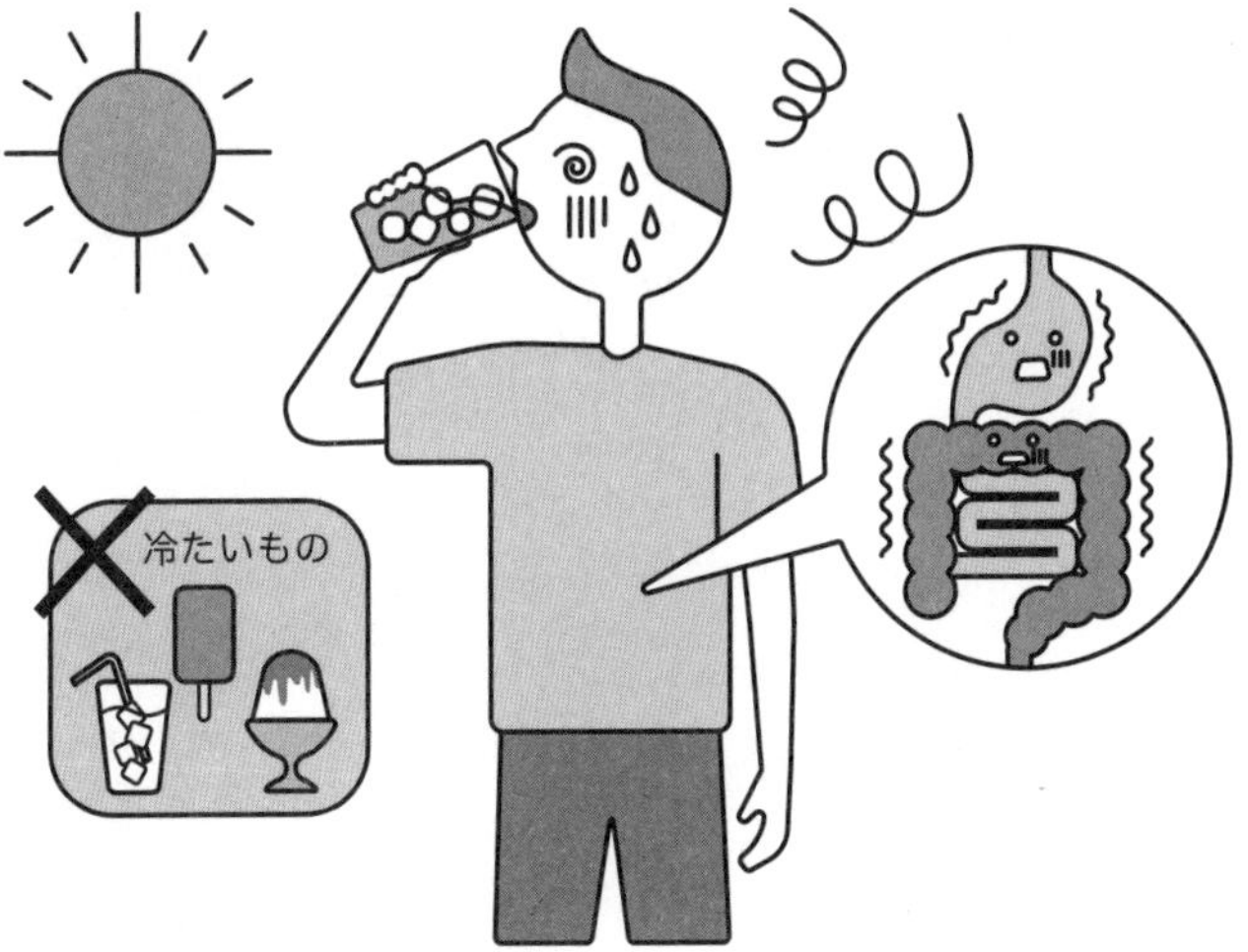

ると、幸福物質の分泌も下がってしまう。

冷えによって血流が滞ると、腸は機能不全に陥り、幸福物質の分泌量が低下し、イライラや不安感、無気力などを引き起こす。アメリカの研究者が１９８４年に「冬季うつ」という病気を発表したが、私は寒さによる腸の冷えにも一因があると考えている。

自律神経　知っ得MEMO

腸の「冷え」を改善するためには入浴で温めること

腸の「冷え」は、腸内環境の大敵＝便秘の原因にもなる。「冷え」を改善するには、腸のなかから温めること。40℃のぬるま湯にゆっくり漬かり、体の芯から温めるよう心がけよう。毎日の入浴は、冷えを防止するのに大切な習慣なのである。

「たんすの肥やし」の服を整理すれば自律神経のバランスがアップする

KEYWORD ＞ クローゼット

ストレス解消のつもりでしていた不必要な買い物がストレスの原因

「たんすの肥やし」はストレスのもと。私がそれを痛感したのは50代はじめ、数年前である。当時の私は人間関係のストレスで、自律神経が最悪の状態だった。これをリセットしたい、悪い流れを断ち切りたいと、自分の身の回りを考えてみたとき、自分にとって「仕事や人間関係以外」でのいちばんのストレスは、ものが多くて落ち着かないこと。なかでも、クローゼットのなかに全然着ない洋服が多数ぶら下がっていることだった。

明日の準備をしようと、毎晩、クローゼットを開けるたびに、ゴチャゴチャぶりにうんざりする。仕事や人間関係のストレスで自律神経のバランスは最悪なうえに、雑然としたクローゼットが追い打ちをかけてくるのだ。

もちろん、多くの人にとって買い物というのは、楽しみの一つである。私もストレス解

衝動買いが自律神経を乱す仕組み

衝動買いをする

▼

一瞬で気持ちが高揚する＝交感神経が一気に高まる

▼

副交感神経の働きがガクンと下がる

▼

交感神経が過剰に優位になったり、副交感神経の働きが下がったりすると、血流が滞り胃腸の働きが低下

消のためと称して、ぱっと目についたもの、必要ではない洋服も数多く買っていた。

けれども、買ったときは気分転換、ストレス解消だと思っていたものが、じつは、最大のストレスのもとになっていたのだ。そのとき、「たんすの肥やし」は、ストレスのもとだとはっきり実感したのである。

自律神経　知っ得MEMO

年に1度の
ワードローブ一新は
最高のリフレッシュ

私は1年の始まりにクローゼットの一新を習慣にしている。年末に1年間使い切ったものを感謝して処分し、空っぽになったクローゼットに新しいスーツ5着、ワイシャツ10枚をそろえるひとときで、自律神経が最高に整った状態になるのである。

本当のお洒落に近づくためにはむしろ服の量を減らしたほうがよい

逆にいえば、「たんすの肥やし」をなくし服を整理できれば、自律神経は格段に整えられるということも、はっきり見極められた。『フランス人は10着しか服を持たない』（大和書房）でも述べられているとおりだ。いま、私はその恩恵を実感している。

しかも、スーツ5着、シャツ10枚のクローゼット片づけ術を実践するようになってから、それはますますシンプルに、ヴァージョンアップしている。

たとえばスーツなら、以前はグレーや紺のものを買っていたが、いまでは黒しか買わない。1年ごとにクローゼットの入れ替えをしているあいだに、自分には黒のスーツがもっともしっくりくる、着ていてストレスがないということがはっきりわかるようになったからだ。ファッションセンス・ゼロの私にとっては、グレーや紺のスーツの着こなしをあれこれ考えることもまた大きなストレスだったのだろう。

そして、皮肉なことに、黒のスーツを5着しか持たないことで、お洒落が気楽になり、幅広い着こなし方ができるようになった。スーツは黒だけだから、ハンカチーフとかマフラーなどの小物使いが楽になって、あれこれたくさん持っていたときよりも、細かいお洒落のバリエーションができるようになったのである。本当のお洒落に近づきたいなら、量を減らすこと。ものを少なくすればするほど心に余裕ができ、自律神経が整い、生き方までもがお洒落に変わるのだ。

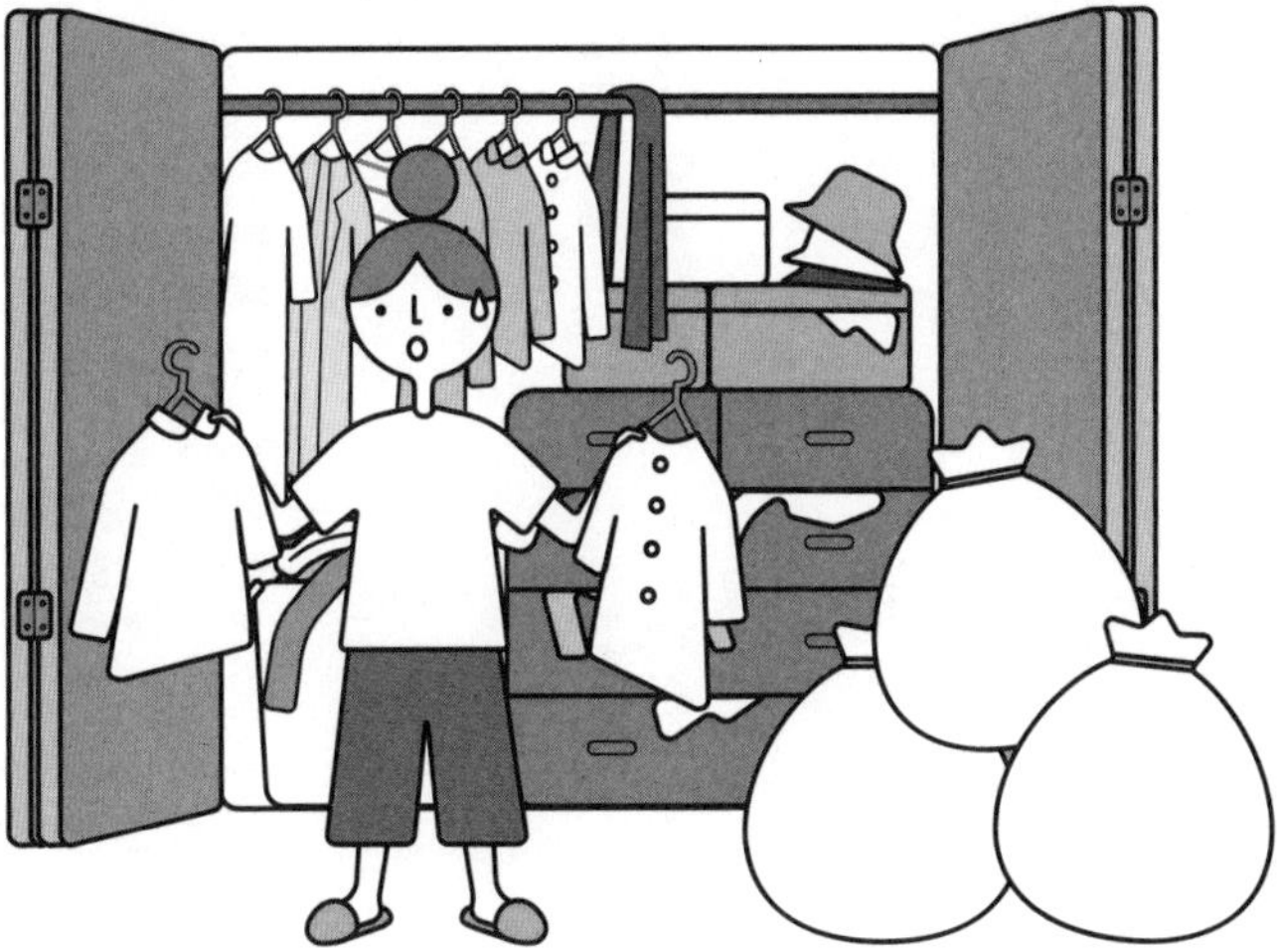

究極のお洒落とは自律神経を整えるクローゼットの片づけ術と相通ずる

『フランス人は10着しか服を持たない』に書かれているフランス人的ライフスタイルは、まさに的を射ていて、自律神経の観点からも、大いに参考にしたい内容だった。

以前の私だったら、うかつにも「10着で足りるわけがない」と速断してしまったかもしれない。

ところが、フランス人的な10着だけの思想、それこそが究極のお洒落なのである。

しかもそれは、自律神経にいい究極のクローゼットや靴箱の片づけ術でもあった。

先にも述べたように、期せずして私も同じ方法を考えて、すでに実践していたとおりである。

リーズナブルなスーツ、ワイシャツを1年間で使い切るとストレスが軽減

KEYWORD > リーズナブル

自律神経にいいだけでなく身だしなみもよくなるマイルール

いまはスーツでも靴でも、安価で高品質のものが多い。たとえば仕事用のスーツは、私の場合、2万〜3万円のものしか買わないと決めている。「高いものは買わない」というのが、自律神経にいいだけでなく、身だしなみをよくするのにも効果的だった。

きっかけはネクタイで、3、4年前、毎日の服装を決めるときに、どうもしっくりこないなとストレスを感じたことがあった。スーツ、シャツ、ネクタイ、何をどう合わせても何かしっくりこない。あれこれ悩んでいると時間もかかるし、イライラも増してくる。そこで、自分のワードローブの何が駄目なのか、その大もとの原因を見直してみた結果、自分が必要以上にものを買い過ぎていたことに気がついた。

男性のファッションにも、やはり「流行」

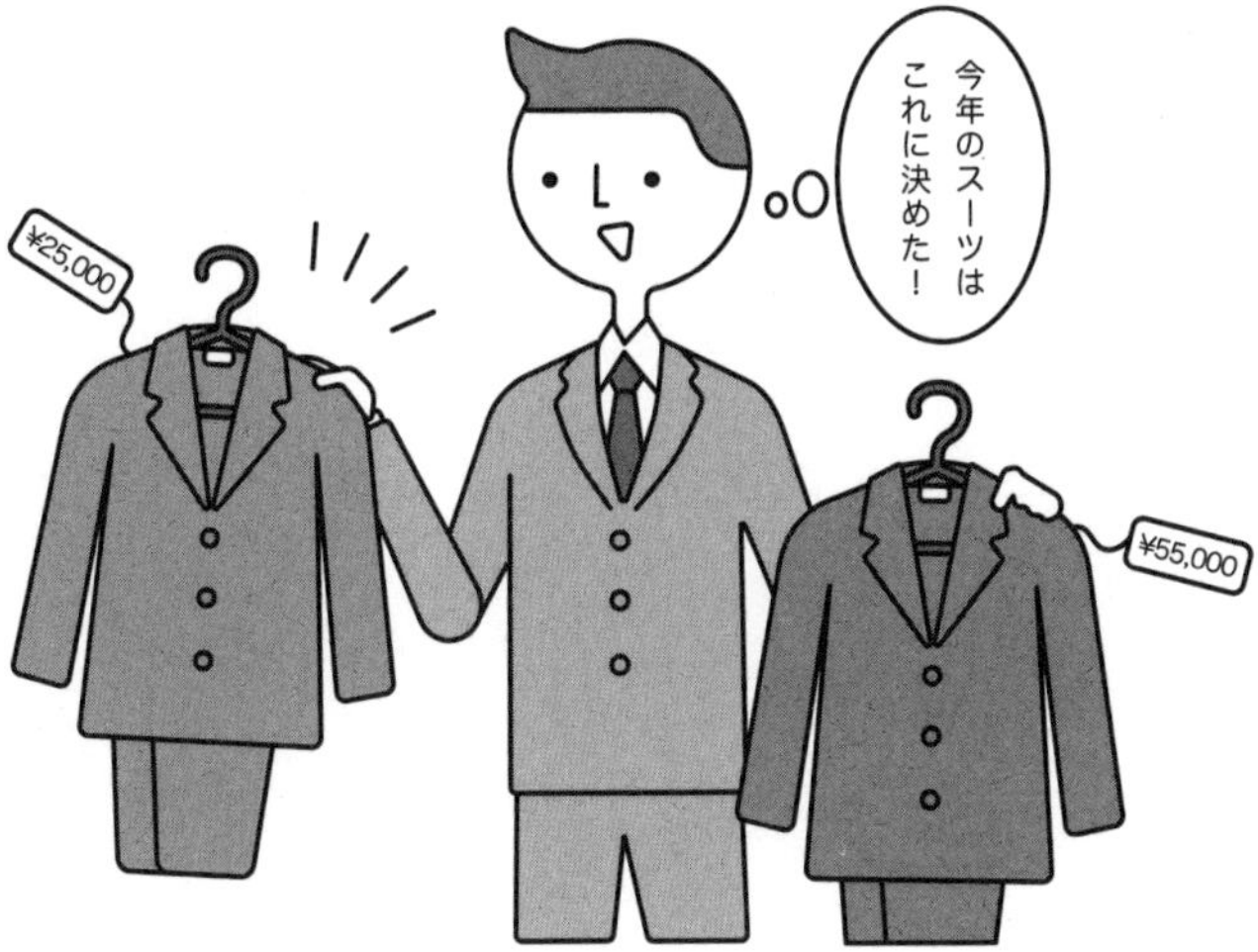
今年のスーツはこれに決めた！
¥25,000
¥55,000

というものがあり、どんなに高品質で、長年使用できるいいものを買ったとしても、2、3年も経てば、どこか流行遅れの感じがしてきて、しっくりこなくなってしまう。代わりに実践したのが、「リーズナブルなスーツ5着、ワイシャツ10枚を1年間で使い切る」というルールだ。

自律神経　知っ得MEMO

一張羅のスーツを1年で処分するのはサイクルが短過ぎる

服装においてはTPOが大事なので、私の場合は、テレビや結婚式に出るときだけ一張羅を準備している。一張羅についていえば、1年で処分ということはない。滅多に着ないものだから、十分使い切るには、1年というサイクルでは短過ぎるのだ。

選択肢が多すぎたことによる服選びのストレスから解放

たとえば、私は仕事で毎日スーツを着ているが、5種類違うものを買ったとしたらそれで十分。仮に色違いで黒が2着、グレーが2着、ストライプなどの柄物1着で、1週間、1カ月、1年、それで十分まかないきれる。

ただ、シャツについてはクリーニングに出してからの時間がかかり、どうしても5枚では足りないのでその倍の10枚。そうすれば、いつでも清潔でぱりっとしたシャツを1年間着ることができるのだ。

このルールを習慣づけるようになってから、我ながら見違えるように、毎日の服選びがうまくいくようになった。服選びの時間が大幅に短縮でき、日々の服選びにおけるストレスがなくなったのだ。「ああでもない、こうでもない」と鏡の前でうんざりするような時間は、いま、私の一日からなくなった。しかも、毎シーズン、目新しいスーツやシャツをたくさん買っていたときに比べると、だんぜん以前よりは洗練された着こなしができるようにもなってきたといえる。

リーズナブルでない服だと捨てるときのストレスも招く

このルールを実践することによって、私たち人間が生きていくうえで切っても切れないこと＝「衣食住」における「衣」のストレスが大幅に軽減され、副交感神経の働きが高まり、乱れていた自律神経がうまく整った。その結果、心身ともに生き生きと余裕が出てきたことで、文字どおり「すべてがうまく行く

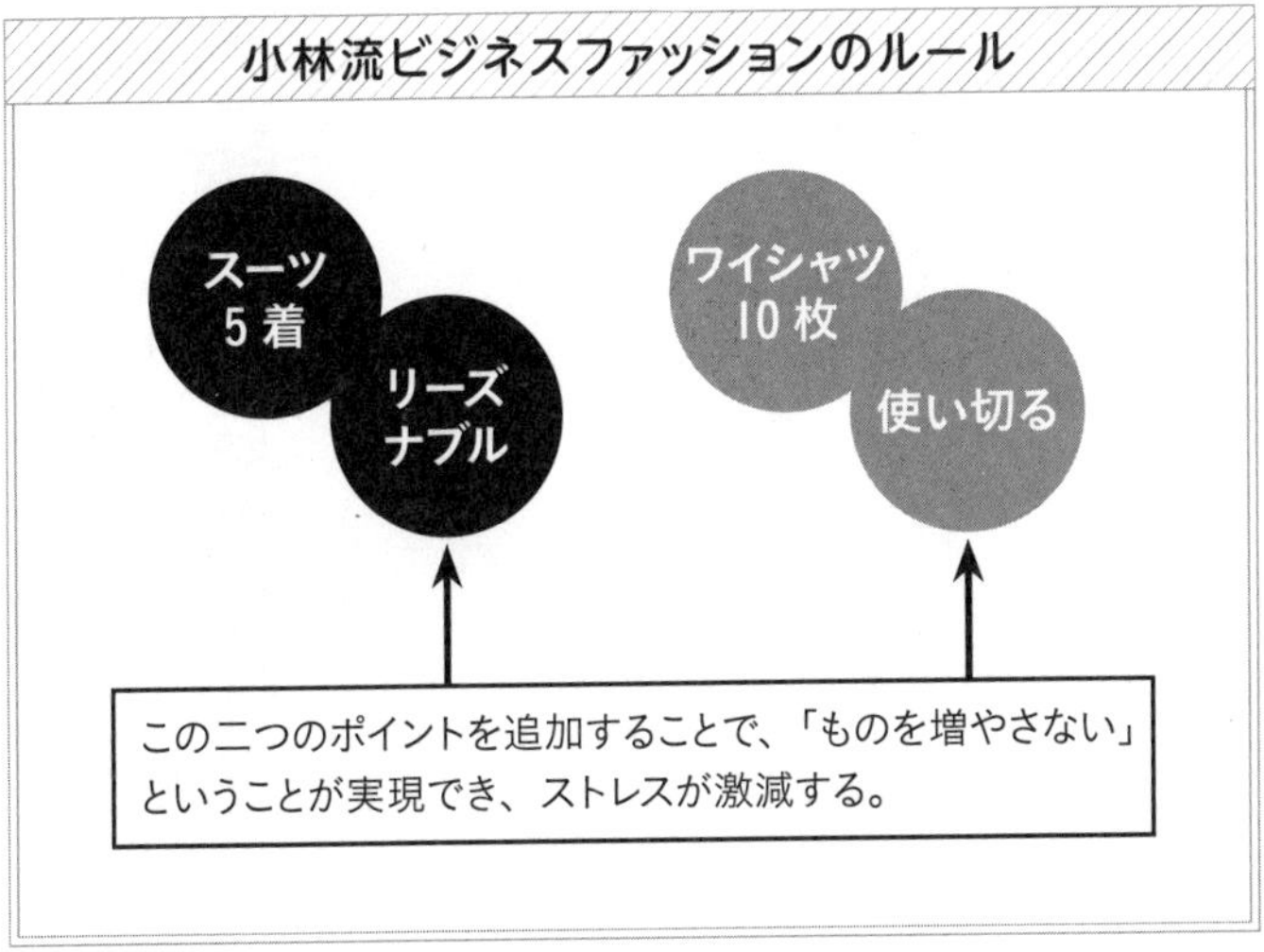
小林流ビジネスファッションのルール
スーツ
５着
リーズ
ナブル
ワイシャツ
10枚
使い切る
この二つのポイントを追加することで、「ものを増やさない」
ということが実現でき、ストレスが激減する。

方向に変えられた」のだ。

このルールの最大のポイントは、「リーズナブル」と「使い切る」。「スーツ5着、ワイシャツ10枚」ということもそうだが、「ものを増やさない」というのは、さまざまな片づけの本でも述べられている。けれども、そこにあえて「リーズナブル」と「使い切る」ということをプラスしたことが、ストレスを軽減し、自律神経を整える研究を専門にする私ならではのポイントの一つ。

その論理はごくシンプルで、すなわち「捨てるストレスをなくす」ということ。あまりに高価な服を買ってしまうと、たとえ1年間で存分に使い切ったとしても、「あれだけお金を出したのに、もったいないな」というような迷いが生じ、それが新たなストレスを招いてしまうからだ。

1年のはじめに必要な小物をそろえ感謝して使い切ることで気分一新

KEYWORD ＞ **小物**

新しいメガネを使うことで副交感神経の働きを高める

クローゼットを整理するとき、意外に手こずるのが、ネクタイ、ベルト、靴、メガネなどの小物類だ。自律神経にいい片づけの習慣では、小物もシンプル・イズ・ベスト。スーツやシャツと同じように、1年のはじめに必要なものだけをそろえ、それを感謝して使い切るというルールを決めて実践している。

具体的には、ネクタイ5本、ベルト5本、靴5足、メガネ3本。ポイントは「自分にとってのリーズナブル」。たとえば、私はメガネをＪＩＮＳなどで買うのだが、3本買っても全部で2万円くらい。その3本を1年間で使い切ってから感謝して処分する。まだ使えても、思いきって処分をし、新しいものと取り替える。

こうすることで気分も一新できるし、新しいメガネを使うたびに、その「すっきりした

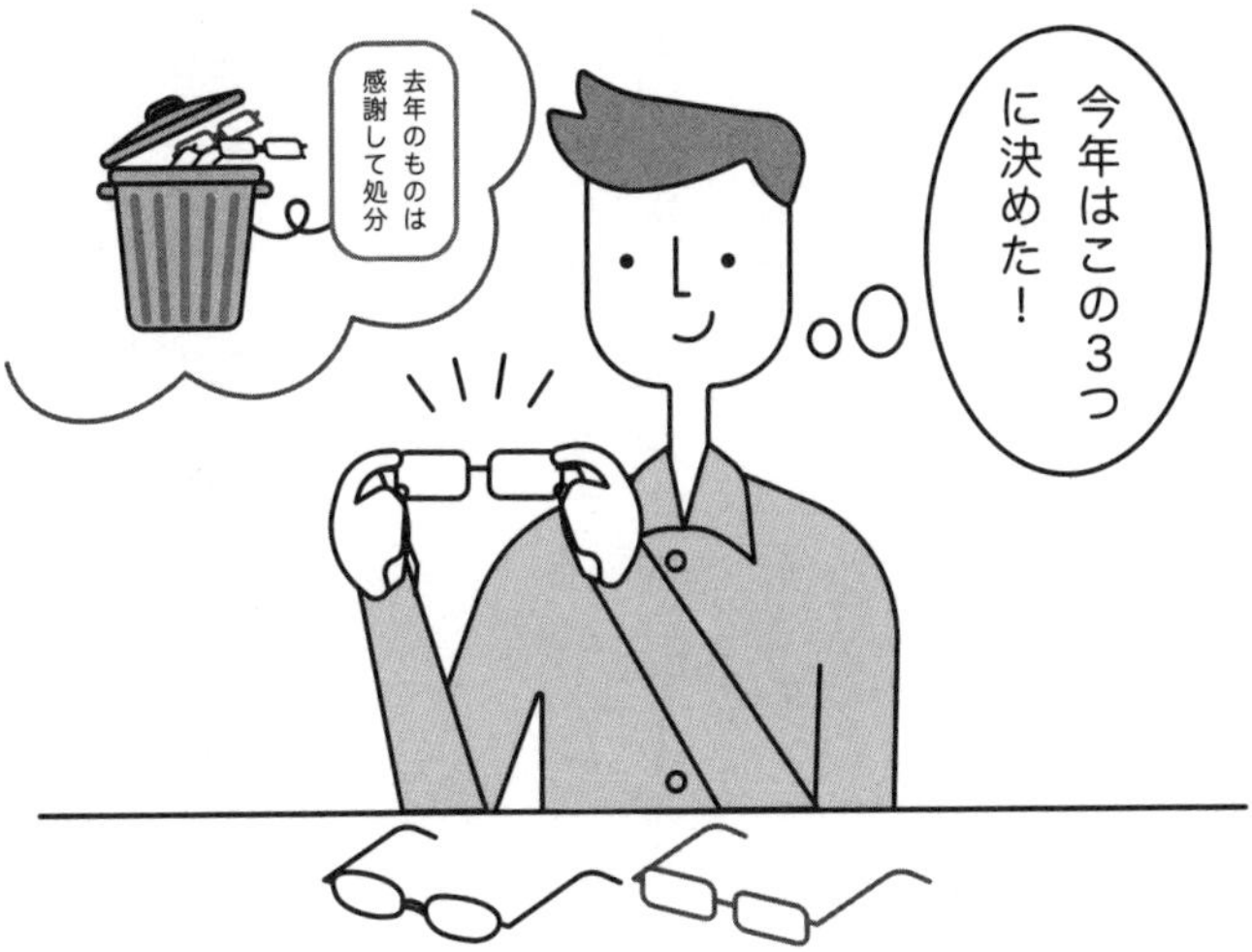
去年のものは感謝して処分
今年はこの３つに決めた！

気分」が副交感神経の働きを高め、自律神経のバランスを整えてくれる。これはもちろん、仕事のやる気、パフォーマンスを高めてくれることにもつながる。毎日、メガネをかけるたびに、すっきりした気分になることができ、仕事でもやる気が高まるのなら、十分すぎるくらい元がとれるはずだ。

自律神経　知っ得MEMO

きっぱりあきらめた高価なメガネを丁寧に使い込む方向性

高価なメガネを買ってみた時期もあったが１週間もしないうちに、JINSのメガネと同じ扱いになっていた。私は、「こだわりのメガネを手入れしつつ丁寧に使い込む」ことができないタイプ。だから、その方向の片づけは、きっぱりあきらめたのだ。

急激に交感神経が高まる衝動買いほど著しく自律神経を乱すものはない

KEYWORD 衝動買い

買い物で憂さ晴らししたくなったらまずは片づけで自律神経を整える

無駄な消費をすると疲れる。それは、ものが増えること、無駄な消費をすることによって自律神経が乱れるからだ。

衝動買いをして、一瞬は気持ちが高揚する。これは、アクティブな気分をつかさどる交感神経が一気に高まるからである。

交感神経が一気に高まると、逆に副交感神経の働きがガクンと下がる。なぜなら、自律神経を構成する二つの神経である交感神経と副交感神経は、ちょうど公園にあるシーソーのように、一方が高くなればもう一方は低くなるという性質を持っているからだ。交感神経が過剰に優位になり、副交感神経の働きが下がると、血流が悪くなり、胃腸の働きが低下し、体内の解毒力も低下して、体のなかに老廃物が溜まってしまう。その結果、心身ともにパフォーマンスが落ちて疲れを覚える。

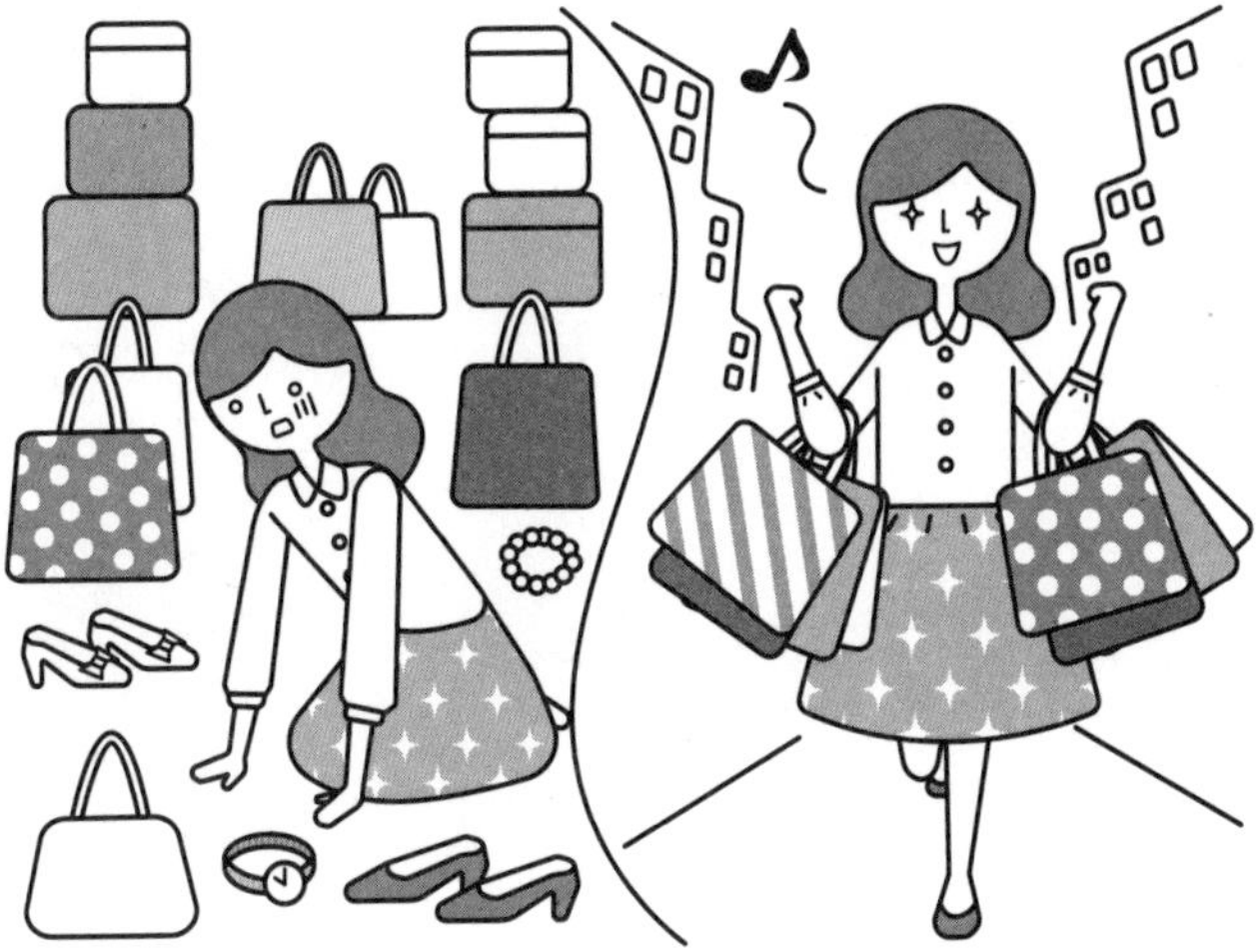

これが、衝動買いをして自律神経のバランスが乱れたことで起こる状態である。
買い物には明確な目的を持って行く。目的もなく、なんとなく憂さ晴らしのウインドーショッピングがしたくなったら、まずは身の回りを片づけて自律神経を整えること。私も、日々それを肝に銘じている。

自律神経　知っ得MEMO

片づけをすることで衝動買いがいかに無駄な行為かわかる

衝動買いというのは、「衝動」がすでに自律神経のバランスを乱しているので、脳もうまく働かず冷静な判断力も乏しくなっている。片づけをする際、衝動買いをしたものほど「使わないもの」のほうに山となることが多いはずなのだ。

1秒だったものを2秒かけるくらい「ゆっくり」動くことを心がける

KEYWORD ＞ スロー

ゆっくり動き呼吸が安定すれば副交感神経が優位になる

自律神経というのは本当に繊細である。季節の変わり目や環境の変化といった外的要因でも変化するし、食事や睡眠といった内的要因でも変わってくる。とりわけ、自律神経に大きな影響を与えるのが精神状態である。

ギリギリの時間で行動していると、時間に追われて焦って動くことになり交感神経の働きを高める。「約束の時間に間に合わないかも」とちょっと焦っただけで、交感神経が急激に高まり、自律神経のバランスが乱れてしまう。

交感神経が刺激され優位になると、呼吸は浅くなり、血流は乱れ、心身のパフォーマンスも低下し免疫力も落ちる。さらに脳の働きも低下するので、思考力も判断力も落ちてミスをしがちである。焦ったり、緊張して失敗することが多いのは、時間に追われ自律神経が乱れているのが原因かもしれない。

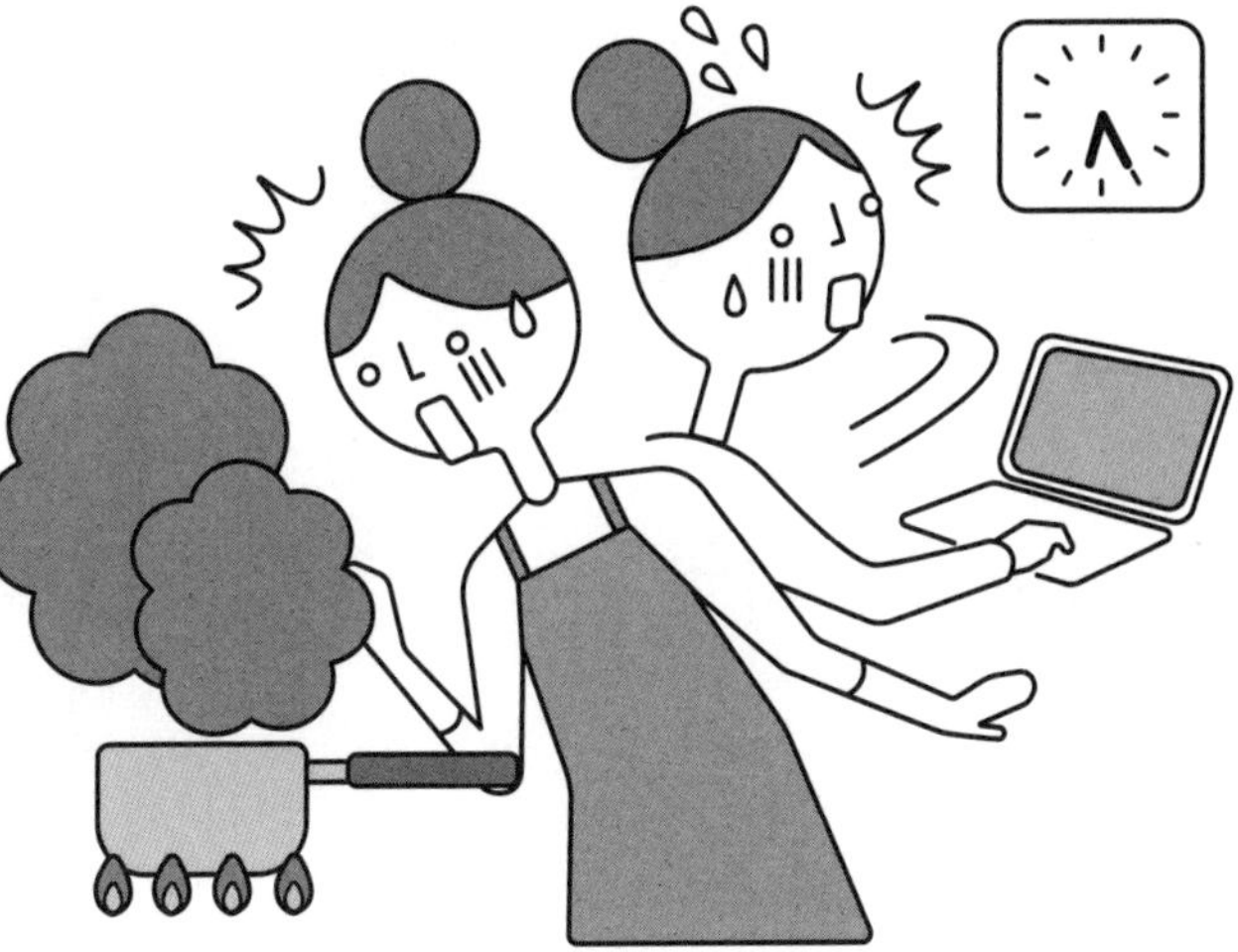

多くの現代人は時間に追われてせかせかしている。そのため、交感神経が優位になっていることがほとんどである。これを副交感神経が優位な状態に持っていき、自律神経のバランスを適切にするためには「ゆっくり動く」というのが重要になる。ゆっくり動くと、呼吸が深く安定し副交感神経の働きが高まる。

自律神経　知っ得MEMO

イギリス留学時代に印象に残った言葉「アフター・ユー」

イギリス留学時代に「アフター・ユー」という言葉を何度となく耳にした。「お先にどうぞ」という意味で、日本ではなかなか聞くことができない言葉だ。人の心をなごませ、交感神経の暴走をストップさせる習慣なので、ぜひ身につけてほしい。

30分前行動をとるだけで不要な緊張感や焦りを予防できる

焦っていると、頭のなかの整理ができず、マイナス思考になってしまう。ゆっくり動くことで副交感神経が刺激され冷静さを取り戻し、適切な判断ができるようになる。

イライラしているときほど意識的にゆっくり動くように心がけよう。歩いたり、片づけたり、話したりといった日常の動作をスローにするのである。1秒だった動きを2秒かけるくらいのゆっくりさ加減でOKだ。

とくに慌ただしい朝ほど、ゆっくり動くことを意識してほしい。早めに起きて、ゆっくりと歯を磨き、ゆっくりと朝食を食べる。会社や学校に向かうときも焦らずゆっくりと歩く。ゆっくり行動するよう気をつけるだけで、心が落ち着いて一日が快適になり、自律神経が安定して免疫力も上がる。

自律神経を乱すような緊張感や焦りに追い詰められないため、余裕を持った「30分前行動」もおすすめである。そんなに難しいことではない。いつもより30分早く家を出るため、30分早めに動くだけだ。30分間の余裕があるという事実が、心にゆとりをもたらすはずである。

時間的な余裕があるので駆け込み乗車をする必要もないし、天候や事故による予期しないアクシデントにも冷静に対応できる。

失敗したときはゆっくり動くことで自律神経を自分でコントロールする

さらに心の余裕を持つために、エレベーターやお店のエントランスでは、「お先にど

「ゆっくり」を心がけたい毎日の習慣

- ゆっくり歯を磨く
- 通勤・通学などゆっくり歩く
- 早めに起きる
- ゆっくり朝食を食べる

緊張感や焦りに追い詰められないように「30分前行動」がおすすめ！

うぞ」と笑顔で道をゆずってみよう。時間的な余裕だけでなく、人にゆずるという気持ちのゆとりを持つことで、自律神経のバランスはより良好な状態になる。

ミスや失敗をしてしまったとき、それに気づいた途端に胸が締めつけられ、無駄にあたふたしていないだろうか。交感神経を落ち着かせるため、失敗しそうなときやミスしたときこそ、あえてゆっくりと動くように意識しよう。

また、不安や緊張を感じたときには、意識的に背筋を伸ばして上を向き、ゆっくりと呼吸をし、自律神経のリズムを整えるように働きかける。こうした働きかけを自分でコントロールできるようになれば、免疫力を上げて感染症にならない体に近づくことができるだろう。

靴箱を整然と片づけると朝の自律神経が整うようになる

KEYWORD＞靴箱

朝に乱れた自律神経をリカバリーするのは難しい

本当に靴が好きな人というのは、定期的に自分で磨くものだ。靴箱に靴が5足以上あっても、「使うもの」「必要なもの」だけに片づいていることだろう。私は自分で靴を磨きたくないタイプだ。そこで、靴を選ぶときは2万円以下で、自分の好みに合ったもの、ずっと履いていても汚れにくい光沢のある靴を買うことに決めた。磨かなかったとしても、毎日磨いているかのように見えるので私にはぴったり。1年間に5足、ニーズに合った靴を感謝して使い切る。まだ履けても、1年経ったら新しく取り換えることにした。

以前のように、毎朝靴箱を開けてどの靴を履けばいいか迷うことも、合う靴がないとイライラすることもない。5足のなかからローテーションで靴を取り出すだけだ。

自律神経を整えるためには、「朝の余裕」

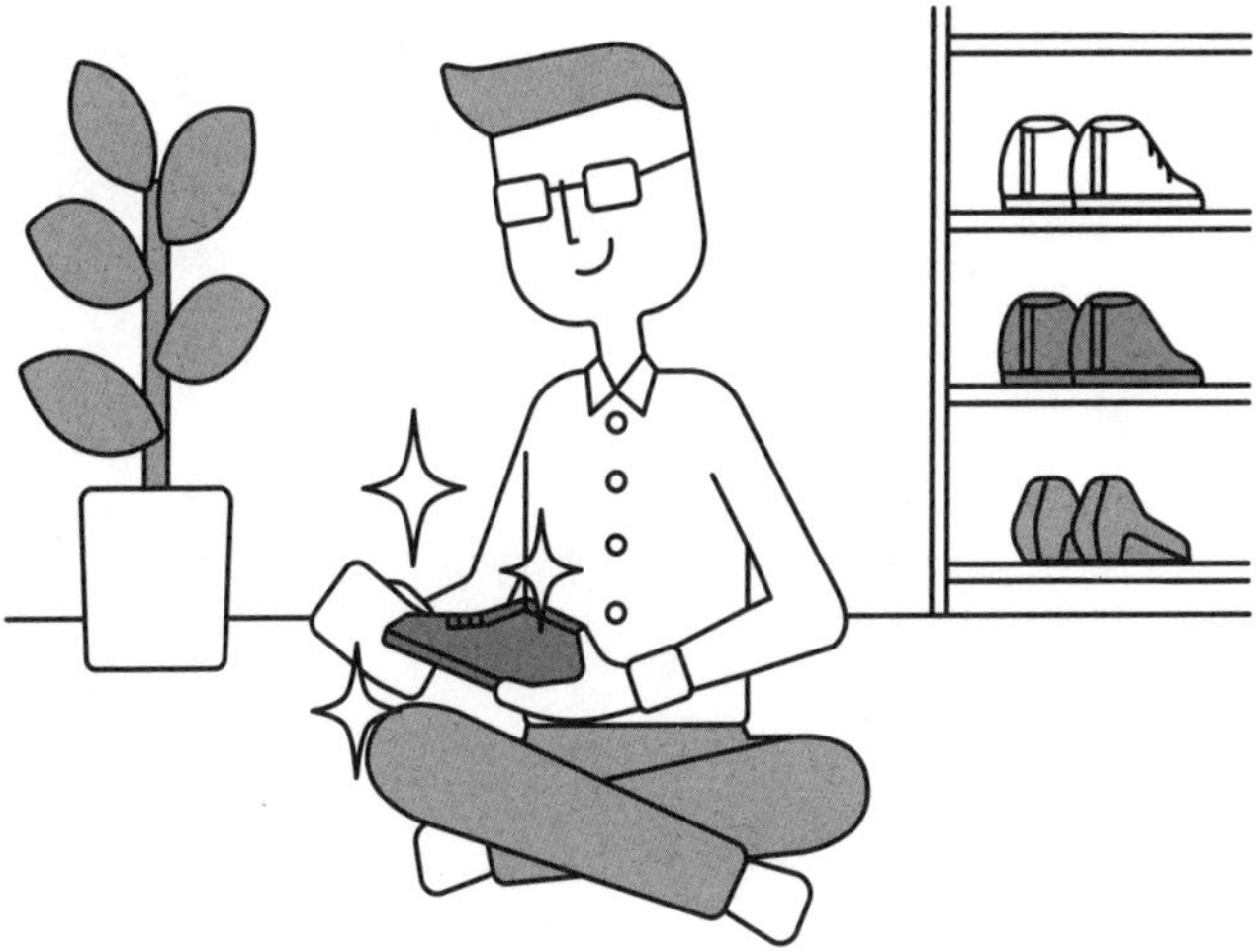

が極めて大事である。なぜなら、朝に乱れた自律神経をリカバリーするのは、なかなか難しい。朝に余裕がなく、イライラした気分のまま家を出ると、乱れた自律神経を終日引きずってしまいかねないからである。その意味で、靴箱の片づけは大きな効果を発揮してくれるのだ。

自律神経　知っ得MEMO

メンタル面の不調を感じる人こそ靴箱の整理が効果的

いま、なんだか調子が悪い、イライラが溜まっている。そんな人こそだまされたと思って、思いきって靴箱を徹底的に「使うものだけ」に整理してほしい。片づけはかならず、爽やかな明日への大きな第一歩になってくれるはずだ。

書斎・デスクまわりは毎日テーマを決め30分ずつ焦らずコツコツ片づける

KEYWORD ＞ デスクまわり

急激な変化は交感神経を過剰に上げ自律神経を乱す方向に作用する

何かを片づける、整理するというのは、気分をすっきりさせてくれるし、自律神経も安定させてくれる。なぜなら、人は片づけをしているとき、自然に深く、いい呼吸をするようになるからだ。深い呼吸は自律神経の安定をもたらしてくれる。

昔からよくいわれてきた「迷ったとき、悩んだときは、まず片づけをしろ」というのは、医学的に見ても、やはり真理をついている言葉なのだ。

ただ、自律神経を整えるためには、片づけ方にもコツがある。とくに、日々、大量の資料、備品、小物などが増えていきがちな書斎・デスクまわりの片づけは、一気にやるのは得策といえない。「毎日テーマと時間を決めて30分ずつ片づける」こと。これが、自律神経をよりよく整える片づけ術のポイントなので

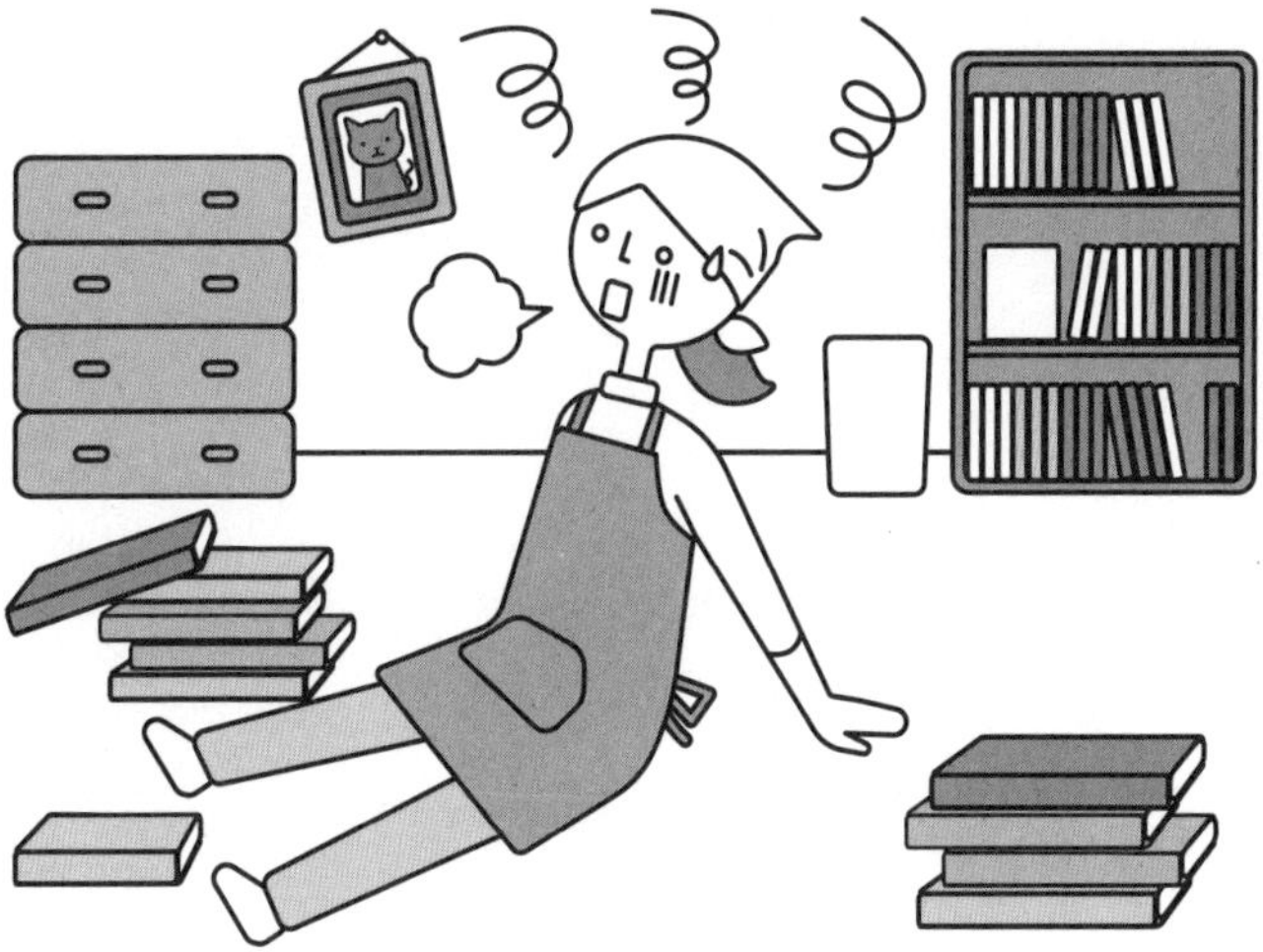

ある。

なぜなら、「極端」とか「急激な変化」は、かえってストレスとなり、交感神経を過剰に上げ、副交感神経の働きをガクンと下げてしまう結果につながりかねない。つまり、せっかくの片づけが、自律神経を乱す方向に作用してしまうからである。

自律神経　知っ得MEMO

パソコンの中身を整えることが私にとっての課題

研究室を理想的な環境に整えることができたものの、パソコンの中身は完全に整理できていない。このデータが欲しいと思ったときに、すぐ取り出せるよう系統立てて整理したいのだが、まだできていないのが私にとってストレスなのだ。

一日30分と決め集中力を保ちつつ片づけることで余計な迷いを避ける

また、人間の集中力は、保つことができて1時間半。あまり一気に片づけると、本当に捨てていいものかどうかの判断を間違えたり迷ったりして、すっきりするどころか、かえって疲れてしまい、途中で挫折してしまうことも起こりうる。

片づけを始める前より、さらに雑然とした書斎・デスクまわりになってしまった。そんな失敗は、往々にしてあることだ。

私も、毎日、テーマと時間を決めて、一日30分をめどに、書斎とデスクまわりの片づけを実践している。私の大学の研究室にいらした方は、「医学部教授の研究室とは思えない」と医学書などの資料が極端に少ないことに驚かれるのだが、それはこの毎日の片づけが功を奏した結果だろう。

たとえば研究室でいうと、片づけるエリア＝テーマを細かく分けて、それを毎日30分をめどに整理整頓、着実に片づけていく。もちろん時間はかかる。私の研究室は、それほど広いほうではないが、それでも一気にやることはできない。毎日、片づけの設計図をチェックしながら、エリアごとにコツコツ整理して、小刻みに片づけていくのだ。つまり、私は毎日、研究室のどこかしらを片づけているわけである。

午後3ごろ片づけることで疲れていた頭がすっきりする

とはいえ、自律神経を整える片づけ術を実践する前に比べれば、いまの私の研究室は、

小林式「片づけ設計図」（自宅寝室編）

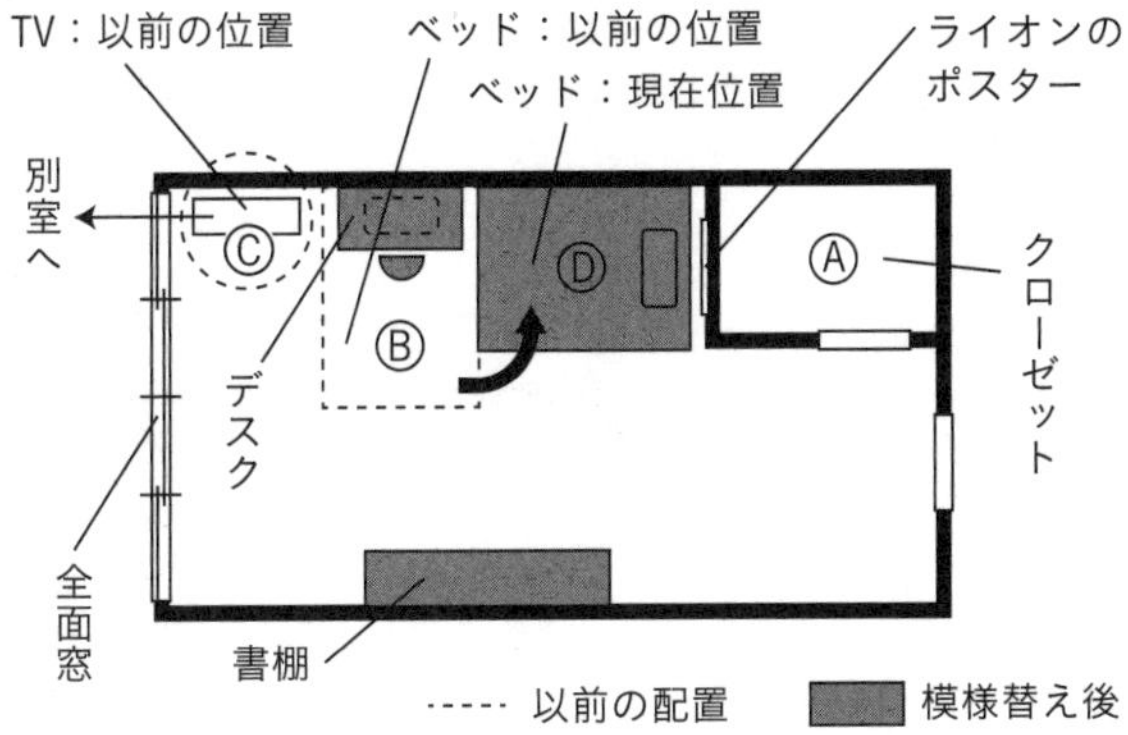

見違えるように自律神経が整う環境に生まれ変わった。不要なものがなく、ペン1本に至るまで、そこに「意義」を持って存在しているのだが、けっしてお洒落でもハイセンスでもないのだが、私にとって本当に気持ちよく、自律神経を整えてくれる環境になった。

さらにもう一つ、毎日少しずつ、30分をめどにコツコツ片づけることのメリットがある。それは、生活に「いいリズム」を与えてくれるということだ。たとえば私の場合は、毎日午後3時ごろ、ちょっと頭が疲れてきたなというときに、事前に簡単に描いておいた片づけの設計図を見ながら、その日の片づけテーマ＝エリアを決めて、焦らずコツコツ片づける。すると、疲れていた頭がすっきりしてきて、日々、自律神経のトータルバランスが上がっていくことを実感できるのだ。

書籍・雑誌は自分なりの基本ルールを設けて整理する

KEYWORD ＞ 書棚

空きスペースが残っている書棚こそ機能的であり自律神経を整える

順天堂大学の医学部教授という仕事柄、私のもとには、日々、膨大な資料やデータが送られてくる。また、自律神経をテーマにした著作も、これまで数多く刊行させていただいてきた。

ほうっておくと、私の研究室は、書籍や資料、取材を受けた雑誌の山で、目も当てられない状態になってしまう。

けれども、自律神経を整える片づけ術を実践するようになったいま、私の研究室の書棚は、かなりすっきりしている。

しかも、私が使っている書棚は、けっして大きいものではない。

ご家庭の書斎や勉強部屋でも使われているような、ごく普通サイズで、私の身長より少し高いくらいのだいたい6~7段くらいのもの。それでも、まだ何段か空きスペースが残っ

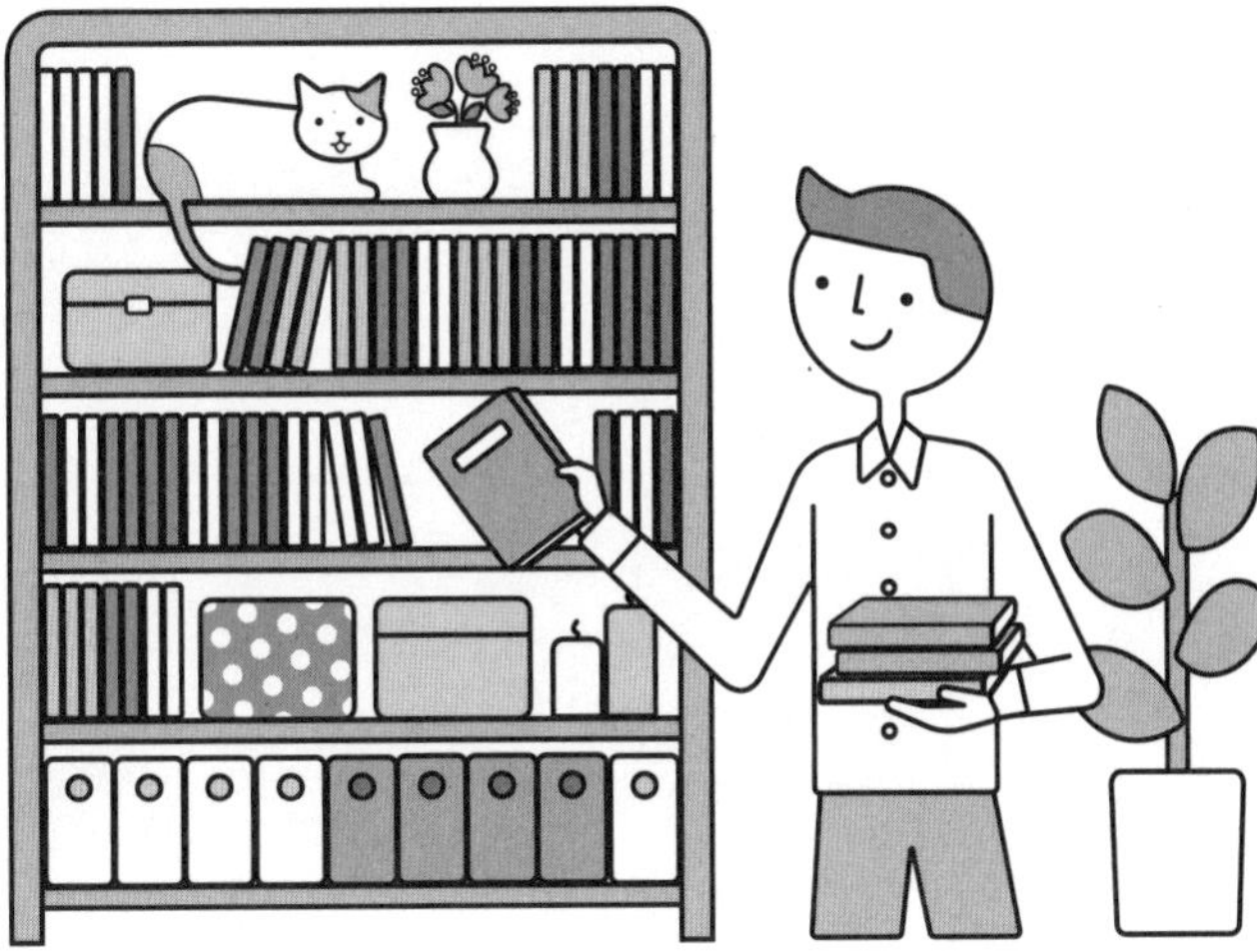

ている。

あまりの空き具合に、私の研究室にいらした方は、みなさん、びっくりされるのだが、私にとっては、この状態がもっとも機能的であり、なおかつ自律神経を整えて、仕事のパフォーマンスを最大限に上げてくれる書棚なのである。

自律神経　知っ得MEMO

ベストセラーだけが置かれたスペースは発奮するための材料

10万部を超えるベストセラーの著書や監修書は、私の執筆キャリアにとって重要なものと位置付けており、特別な保存スペースを設けている。このスペースを眺めると、新たなベストセラーを生み出そうと奮い立つ思いがするのだ。

ルールを設けて必要な資料を残し あとは処分して機能性をアップ

本が大好きで、気に入った本を並べて背表紙を眺めているだけで満ち足りた気分になる。そういう人は、立派な書棚を置くのもいいだろう。

けれども、とくに仕事用の書棚は、省スペース、機能性が最重要だ。つまり、書籍・雑誌の整理術においても、やはり、最大のポイントはこれ。「必要なもの」「使うもの」だけを残して、あとは処分する。

この1点をルールにすれば、日々、増えていく書籍や雑誌も、無駄なスペースをとることなく、すっきり整理できるようになるのだ。たとえば私の場合、こういうルールをつくっている。

①自分の著書と監修書のみを1冊ずつ刊行順に並べる。

②取材を受けたり、原稿を寄稿した雑誌は、それぞれ1年以内の掲載誌だけ残してあとは処分する。

③資料においても、現在、アイデア収集や今後の研究用に読んでいる書籍や雑誌だけ残し、あとは処分する。

基本のルールはこの三つである。さらに、そこに加えて、10万部を超えた著書と監修書だけが、仲間入りできる特別のスペースを設けている。

かさばりがちな資料・雑誌を整理するためのルール設定が効果的

この整理術で著書・監修書・資料・雑誌を分類することによって、書棚をぱっと見ただ

小林式本や雑誌を片づける3つのルール

ルール1

著書と監修書のみ、1冊ずつ刊行順に並べる

ルール2

取材を受けたり寄稿した雑誌は、それぞれ1年以内の掲載誌だけ残してあとは処分する

ルール3

アイデア収集や今後の研究用に読んでいる書籍や雑誌などの資料だけ残し、あとは処分する

けで、自分がこれまでどんな仕事を、どこで、どのようにしたのかが、すみやかに把握できるようになった。

たとえば、ある雑誌から新たに執筆や取材の依頼を受けたような場合でも、研究室の書棚さえ見れば、過去、どのくらい前に、その雑誌の取材を受けたのかが一目で判別できるのだ。

取材を受けるたびに掲載誌を送っていただくのだが、このルールを実践するようになってから、それを全部とっておく必要はいっさいなくなった。

お送りいただいて、自分の記事を一読し、チェックが済んだら、古くなったものは処分する。同じ雑誌の場合、最新のものだけを1冊残しておけば、いまの私にとってはそれで十分だからである。

家は片づけの設計図をつくって3カ月を目安に片づける

KEYWORD 〉設計図

片づけの設計図をつくり一日1カ所というエリアを決める

家の片づけでも、休みの日、その一日だけで一気にやってしまおうというのは、失敗のもとである。

一気にしなければいけないと思うから、それがストレスになって気が滅入り、ついつい先延ばしにしてしまうからだ。家の片づけも、休みの日の一日に1カ所というエリア＝テーマを決めて、それを一つずつ片づけていくことがポイントである。

人間の集中力というのは、持って90分だから、だいたい一日1カ所、30〜90分と時間を区切って、3カ月を目安に片づけていく。すると、途中であきらめて片づけに挫折することもまずなくなる。

たとえば、いまが5月なら、5月から8月までのあいだに、自分の部屋をすべて片づけよう。私なら、そういう計画を立てる。

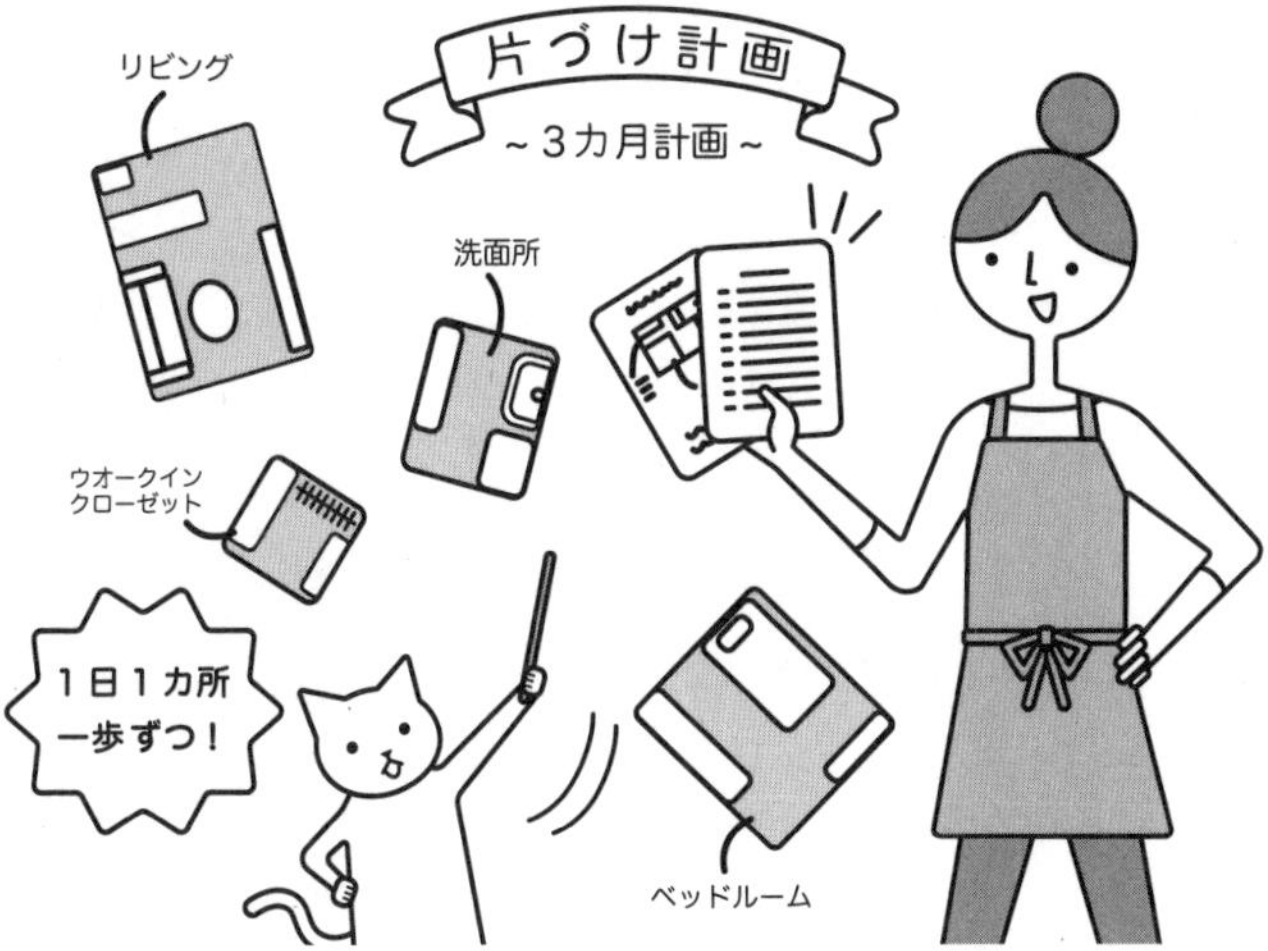
片づけ計画
～３カ月計画～
リビング
洗面所
ウオークイン
クローゼット
ベッドルーム
１日１カ所
一歩ずつ！

そして、そのために、まずは片づけの設計図をつくる。安易に、感覚だけで手当たりしだいに片づけようとするから、途中でうまくいかなくなるのだ。

まずは設計図を描くこと。これが、いちばん早いうえに、ストレスなく、最速で片づけできるようになるコツなのである。

自律神経　知っ得MEMO

プラモデルづくりも設計図がないと時間ばかりがかかる

プラモデルづくりで部品だけある場合、組み立てていけばいつかは完成するかもしれないが、設計図があるとスピード感が全然違う。行き当たりばったりに進めると、時間もかかるし、うまくいかないのは片づけも同じことなのだ。

外科手術も自宅の片づけも事前の設計図づくりが必須

まずは、片づけの設計図をつくる。それは、人生を変える設計図でもある。やろうと思い立ったら先延ばしにしないで、片づけの設計図を描くことは、いまから始めたほうがいい。すると、仕事場でも、家でも、その片づけは、かならず成功する。

家だったら3カ月、オフィスだったら1カ月もあれば、きっとその環境は見違えるようにすっきり片づき、自律神経を整えてくれる環境に変わるだろう。

ちなみに外科手術のときも、手術の設計図は不可欠である。手術前のカンファレンスのとき、その設計図を見ながら徹底的に準備する。手術の設計図なしに、なんとなく手術をするなどということは、まず考えられない。それはすなわち、手術の失敗を意味するからである。

片づけも、まずは設計図を描くこと。とはいえ、それは手術の設計図のように、綿密なものでなくていい。

私の片づけ設計図は、じつに簡単だ。守るべきポイントは、エリアをしっかり区切ることのみである。

各エリアの締め切りを設定すれば片づけを効率的に進められる

片づけの設計図においては、インテリアデザイナーのように、センスよく描くということは必要ない。オフィスにしろ、自室にしろ、そこにあるものでエリアを区切る。

たとえば私の場合だったら、ここに机があ

「片づけ設計図」に書き込んで整える

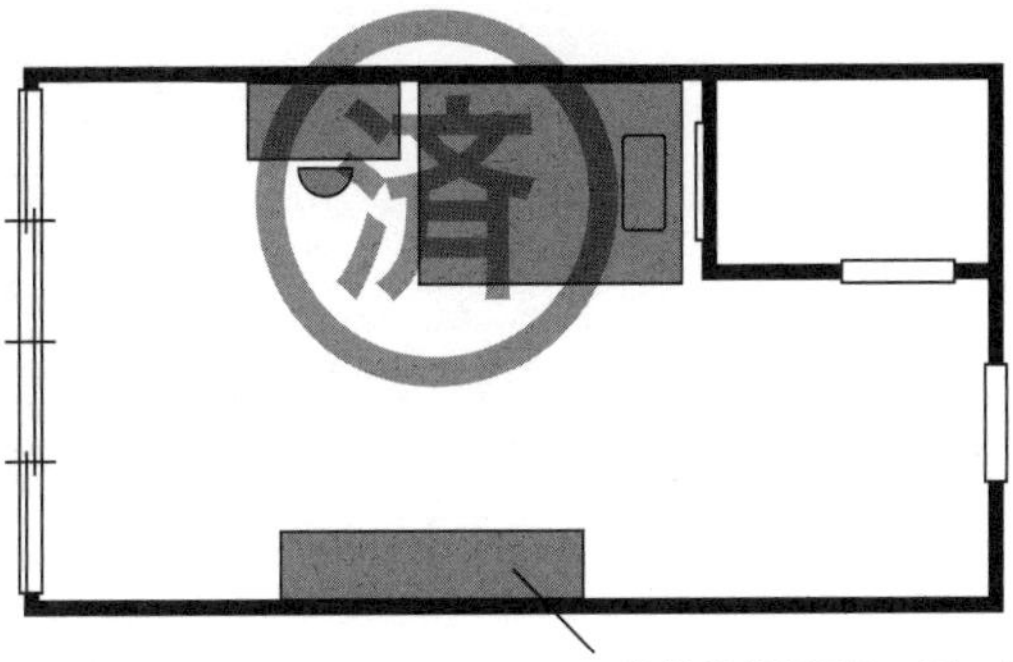

って引き出しが何段、ここに棚があって中身は何段というふうに、設計図に書き込んでいくわけである。そして、設計図をもとに片づけていき、整理が完成したエリアは丸で囲むなりしてチェックをつけていく。
さらに、そこに片づけの締め切り＝日付も入れる。そこでも、時間の「区切り」＝整理をするわけである。仕事にも当てはまるが、人は締め切りを明確にしないと、なかなか動くことができない。
私の場合も、この週までに書棚、この週はこの机、この週までにベッドというふうに、計画を立てたことで、家の片づけもだいたい3カ月で完遂できるようになった。自律神経を整えながら、一日1カ所、一歩ずつ。それが、家でもオフィスでも、片づけを成功させるポイントなのだ。

大量の片づけはストレスになるため一時据え置きすることで見極める

KEYWORD 据え置き

片づけの見極めがつかないことで自律神経に悪影響を及ぼす

「必要なもの」「気持ちよく使えるもの」だけを残し、あとは思いきって処分する。それが片づけのポイントだ。とはいえ、あまりにも「もの」が多過ぎることで、その見極めがなかなかつかないと悩んでいる人も多いかもしれない。

私自身も、たとえば洋服でも、仕事の資料でも、「いまは使わないけれども、もしかしたらどこかで使うかもしれない」というふうに迷ってしまうこともままある。

本当は、その場でさっぱり片づけたい。でも、片づけられない。そんなとき、いつまでもくよくよ悩んでいると、「自分はなんて優柔不断なんだ」と自分を責め、それがストレスとなって自律神経が乱れてしまう。つまり、せっかくの「自律神経にいい片づけ」が、逆効果になることもある。

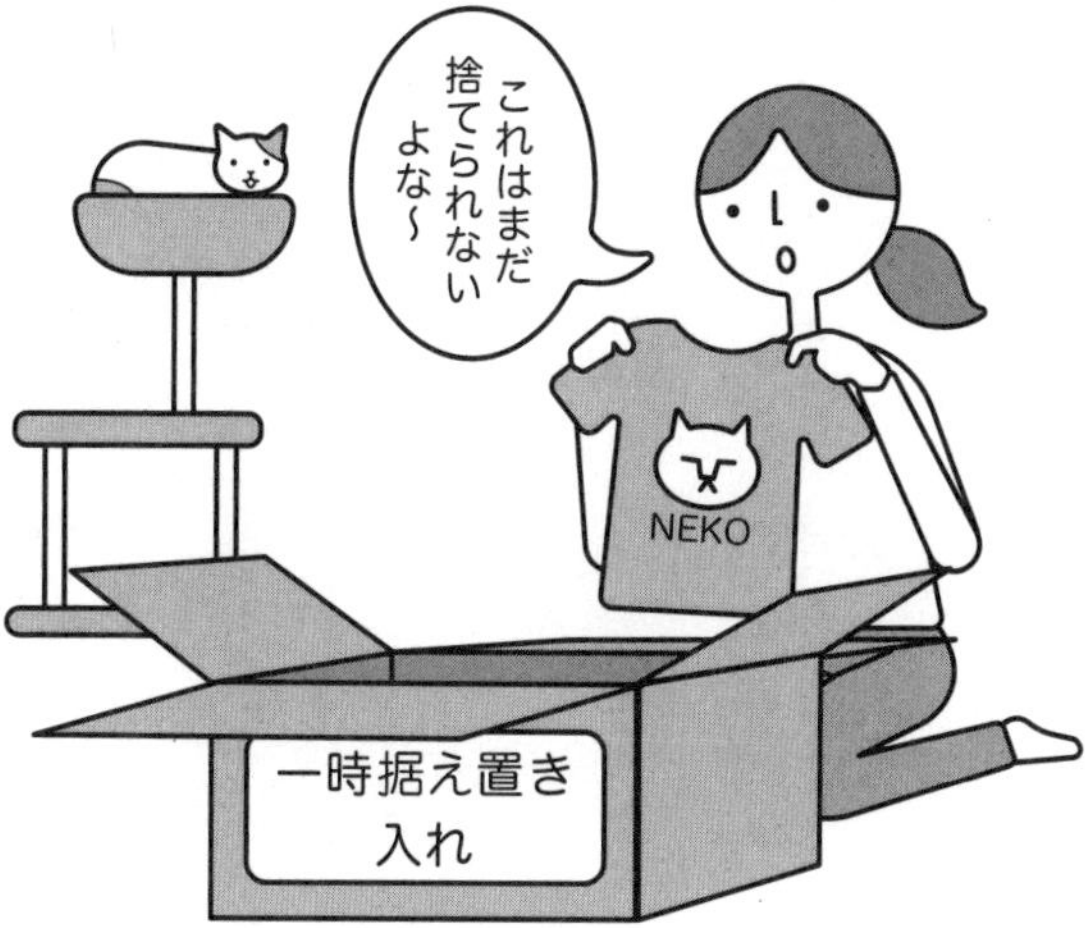
これはまだ捨てられないよな～
NEKO
一時据え置き入れ

もし無駄なものが見極められないなら、「一時据え置き」の場所をつくってみるのもいいかもしれない。たとえば洋服なら、これまでの片づけの本にもよくあるように、「捨てようかどうしようか迷うものは、すべて1回段ボールに入れてみる」というのもおすすめ。書籍や雑誌、仕事の資料なども同様だ。

自律神経　知っ得MEMO

大量の片づけを一気に強行するのはストレスのもと

「選択はストレスのもと」だということは、これまでにも述べてきたが、「無駄なものを見極める」という作業も選択の一つといえる。あまりにも大量の片づけを一気に強行しようとするのは、やはりストレス過多になってしまいがちなのだ。

段階を踏んで片づけることで本当に無駄なものを見極める

迷ったものは、段ボールにひとまとめにして、半年～1年間ぐらいの期限を区切って、そのあいだ段ボールの中身をまったく使わなかったら、そのとき処分する。

そういった段階を踏んで片づければ、「ああ、やっぱり使わなかった、やっぱりこれは必要ないものなんだ」という思い切りが自然にできるようになる。

つまり、この「一時据え置き」というのは、よりストレスなく片づけるためのやさしいコツの一つだと私も思う。

一気に大量のものを片づけようとすると、かえって自律神経のバランスが乱れてしまい、頭がぼんやりしてしまうこともある。その結果、「無駄なものを見極める判断力」も低下し、片づけに挫折したり、逆に必要なものまで全部捨ててしまったりというような大失敗も招きかねない。

見極めに迷ったら、まずは無理せず一時据え置きするのがいいだろう。

そうすれば、据え置きしている半年～1年のあいだに心が落ち着いて、頭もすっきり整理される。

次に据え置きのものを見たときに、新たな気持ちで、本当に無駄なものだけを見極められるようになる。

据え置きを繰り返すうちに片づけの経験値がアップ

しかも、この「一時据え置き」を繰り返すうちに、ますます「無駄なものを見極める判

一時据え置きボックスのルール

いるか・いらないものかを迷ったら、すべて段ボールに入れてみる。

▼

半年～1年の期限を決めて保管する。

▼

期限がきたら、まったく使わなかったものであれば、そのときに処分する。

▼

一時据え置きを繰り返すことによって、無駄なものを見極める力が養われる！

断力」も上がってくる。

たとえば最初は段ボール2箱分、迷って据え置きしていた。

2回目になるとそれが1箱分に減り、3回目には半箱分に減り、というふうに、ついには洋服でも、書籍でも雑誌でも、その場その場で、「要る」「要らない」と即座に判断できるようになってくる。

それは、自分のなかで片づけの経験値が上がったからといえる。何事においても、「無駄なものを見極める目」が養われたからだ。「迷ったら一時据え置き」、これも片づけ上達テクニックの一つである。

据え置くものが減り、据え置く期間が短くなるごとに、見違えるように自分が変わり、自分を取り巻く環境が変わり、人生が輝いてくる効果を実感してほしい。

やることを書き出し「見える化」すれば自律神経が整い、仕事の能率もアップ

KEYWORD〉見える化

片づけの設計図と同じ要領で仕事を全部書き出して整理する

日々、増えていく案件。気がつけば、抱えている仕事が山積みといった状態では自律神経が乱れてしまい、仕事におけるパフォーマンスアップは難しくなる。日々、増えていく仕事を片づけていく「仕事の整理」のポイントは、やることを全部書き出し、「長期」「中期」「短期」とはっきり分別して、その締め切り＝日付も書き入れること。片づけにおける設計図と同様だ。全部の仕事を書き出してきっちり分別すると、頭のなかがすっきりするし、自律神経が整ってくる。自分がいま何をやるべきか、どれから手をつけて片づけていくべきなのかも、はっきり見えてきて、仕事の能率も格段にアップする。

私も日々、これを実践している。病院での仕事、学会、講演、執筆、取材と仕事の案件が増えれば増えるほど、設計図を描いておか

やることを「見える化」することで効率アップ

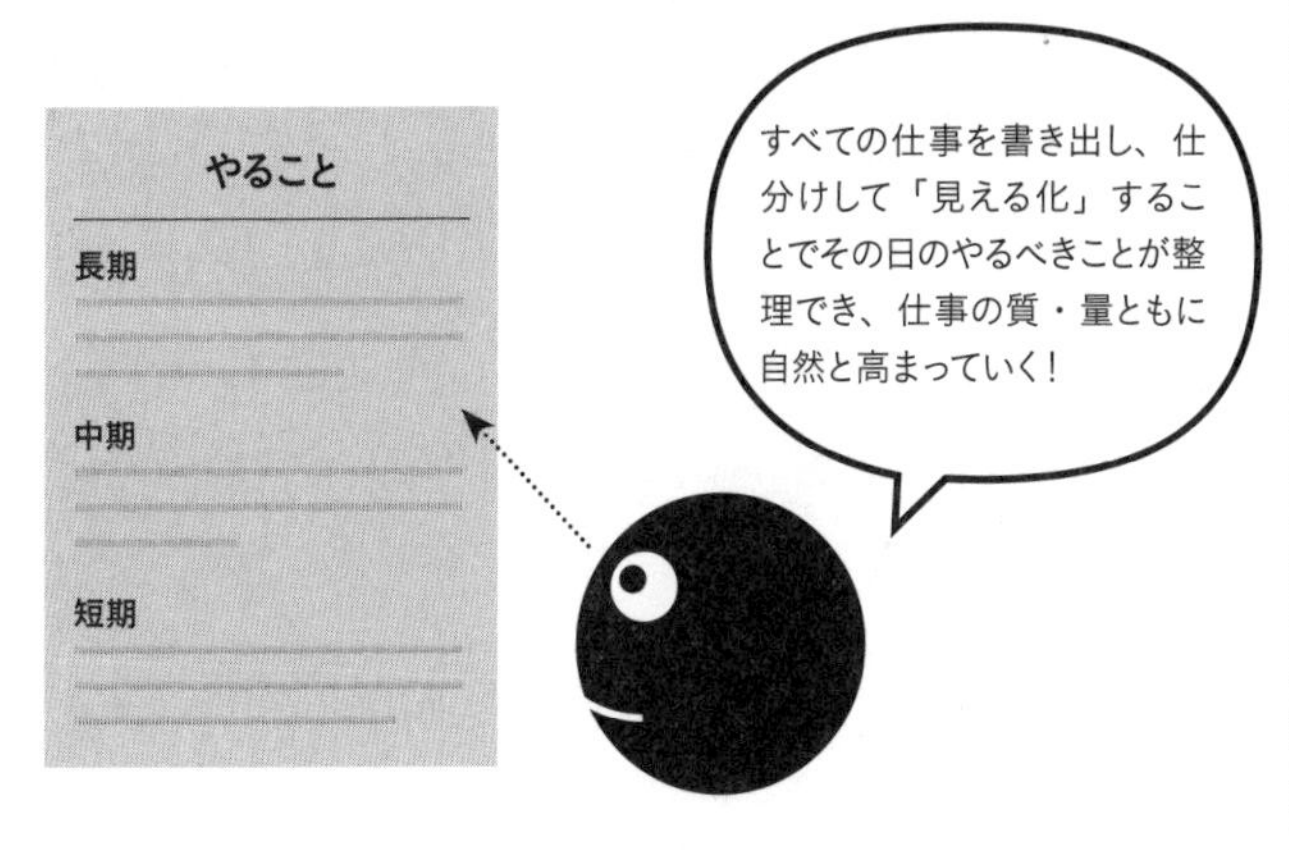
やること
長期
中期
短期
すべての仕事を書き出し、仕分けして「見える化」することでその日のやるべきことが整理でき、仕事の質・量ともに自然と高まっていく！

自律神経　知っ得MEMO

「見える化」すればパフォーマンスがアップする

すべての仕事を書き出し＝仕分けをして、「見える化」する。それを日々、チェックして、その日やるべきことを一つずつ片づけていく。そうすれば、おのずと仕事に追われることはなくなり、気づけば仕事のパフォーマンスも上がっているのだ。

ないと、仕事大好き人間を自認する私でも厳しい。仕事に追われる状況になってしまう。けれども、そうならずに済んでいるのは、仕事の書き出し＝仕分けを、日々実践しているからだ。長期は１年〜半年、中期が１カ月、短期は１週間。すべての仕事を「見える化」しておくのが極めて重要だ。

必要なものが取り出せないカバンや使いづらい財布はすぐに買い替える

KEYWORD ＞ カバン

「カバンのなかを探す」行為が自律神経を乱し免疫力を低下させる

「カバンのなかを探す」という小さな行為が、自律神経を大いに乱している可能性がある。探しものが見つからず焦った瞬間、交感神経は急激に高くなり血流が悪くなる。集中力も低下し、なかなかもとに戻らない。自律神経が乱れることで免疫力も低下する。

「いくら整理してもうまくいかない」という場合、カバンに問題があることも多いのだ。そのカバンは本当に使い勝手がよいのだろうか。最低限、何を入れるのか。優先すべき条件は大きさ、深さ、ポケットの数や位置なのか再確認しよう。

また、財布についても同じだ。財布のなかに必要のないレシートやポイントカードなどが、ぎゅうぎゅうに入っているのは自律神経を乱すもとである。財布の中身も一日1回、それが難しければ、少なくとも週に1回、「不要なもの」を一掃しよう。そうすると、財布のなかにもまた新しくよい循環が生まれ、無駄なものを見極める目が養われる。

持ちものが最適化されれば、つまらないストレスから解放されるはずだ。そうすれば自律神経のバランスは整い、結果として免疫力もアップするのである。

カバンの中身を整理する手順

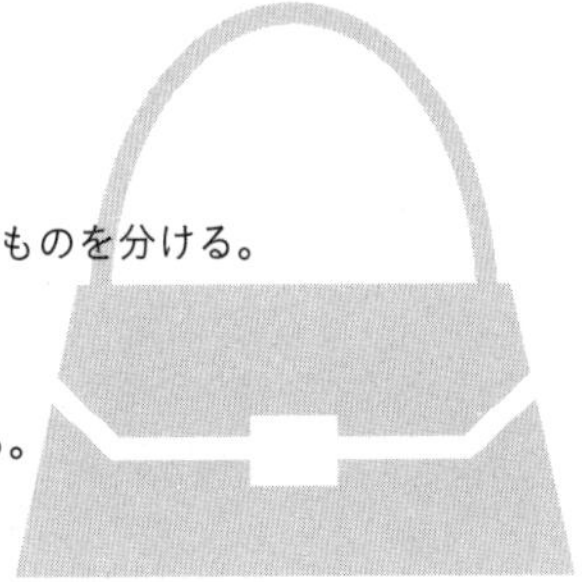

1. カバンの中身を全部出す。

↓

2. 必要なものと、そうでないものを分ける。

↓

3. 必要のないものを処分する。

↓

4. 必要なものは用途ごとに小分けにし、すぐに取り出しやすい状態でカバンにしまう。

自律神経　知っ得MEMO

仕事用のカバンは1つに絞るのがおすすめの理由

私がいくつかのカバンを併用していたとき、替える際に手帳を入れ忘れたり、財布を落としたりしたことがあった。「いつもと違うこと」をしたせいでストレスがかかり、自律神経が乱れ、注意力が散漫になってしまっていたのだ。

すべてのストレスのうち9割を占める「人間関係」も整理したほうがよい

KEYWORD 人間関係

「人間関係」をすっきり整理すれば自律神経が整い人生が有益になる

私たちを取り巻くストレスフルな環境。そのなかでも、「人間関係」は最大のストレスのもとである。すべてのストレスのうち、人間関係のストレスが9割を占めているといっても過言ではない。

自律神経を整えるためには、年を重ねるごとに、「人間関係」もできるだけすっきり整理することが重要である。その人間関係が、自分にとって何かの役に立っているかどうかといった観点から吟味したうえで、無意味だと思うものは、思いきって片づけたほうがいい。意味のない人間関係で、いたずらに不毛な時間を過ごすくらいなら、家に帰って本を読んだり、家の片づけをしたりするほうが、よほど自律神経にいいし、人生にとっても有益である。年を重ねるごとに「人間関係」も整理する。自分にとって本当に必要なのかど

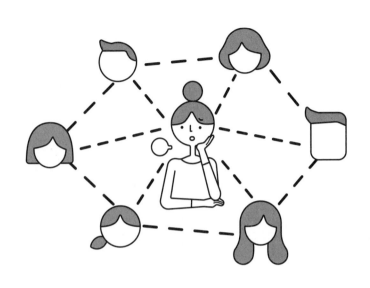

うかを、日々、検証するのが望ましい。シビアな言い方に感じるかもしれないが、自律神経を整えるためには本当に重要なのだ。
もちろん損得だけで人間関係を考えろというわけではない。仕事を抜きにしても、会って楽しい人、ほっとくつろげる人。そういう人は、「必要な人」なので大切にしたい。

自律神経　知っ得MEMO

自律神経が整うといまある「環境」もいい方向に変わる

自分の自律神経がよくなれば、自律神経が高いレベルで整っているスマートで素敵な人たちが、まわりに集まってくるようになる。自律神経を整えることで、いまある「環境」も確実にいい方向、好調を維持できる方向に変わってくるのである。

こちらの都合では整理できない仕事の人間関係がもっとも厄介

けれども、友人、知人、人脈の広さ、数だけを増やして、それを安心材料にしているようなら、自分の胸に手をあてて反省し、だらだら惰性でつき合っていても意味がないと思う人間関係からは、角が立たないようにフェイドアウトするのが無難である。それが、人間関係のしがらみを減らし、ストレスをなくしていくための片づけのコツなのだ。

人間関係も「もの」と同じで、友人知人の数が多ければいいというものではない。たとえ数が少なくとも、本当に大事な人との関係を大切に育み、楽しむほうが、人間関係もはるかに豊かで充実したものになるのだ。

その効果は、かつて30代、40代、50代前半と、最悪の人間関係のストレスに見舞われた私自身が、身をもって体験したことからも明らかである。自律神経を整えるためには、「人間関係」も整理する。とはいえ、人間関係の「片づけ」において、もっとも厄介なのは、「もの」とは違って、こちらの都合だけでは、相手を取り替えられないし、整理もできないということだ。とくに仕事がらみの人間関係においては、自分の意思や都合だけで整理することは、まず無理である。

ものを片づけることで環境を整え人間関係のストレスも片づける

人間関係のストレスを片づけるためには、まずはものの片づけによって、残り1割の「環境」を自力で整えること。そうすれば、9割を占めていた人間関係のストレスが、8割、

ものを片づけることで「人間関係のストレス」が減る

残り１割の環境を自力で整えると……
9割を占めていた人間関係のストレスが8割、7割、6割……
と減っていく！

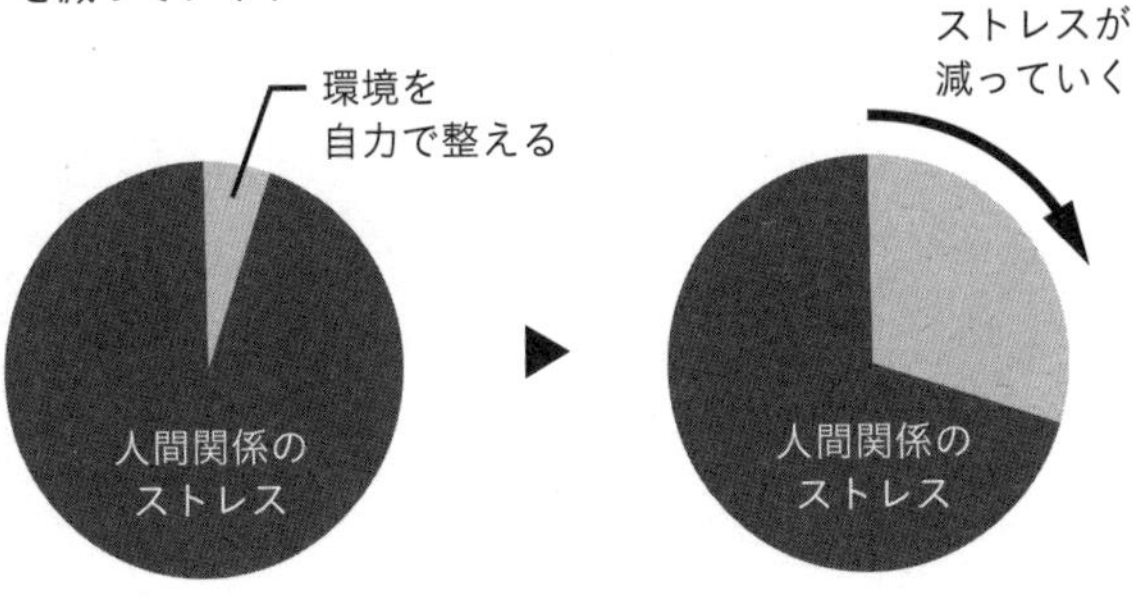

7割、6割、5割と徐々に減っていき、気づけば、あれほどつらかったストレスがすっきり、片づけられているようになるのだ。

それは、片づけによって「環境」を、必要なものだけにすっきり整えたことで、自分の自律神経も整ったからだ。そして、整った自律神経はおのずと、いい人間関係を呼んでくれるからである。

自分を変え、ひいてはまわりの環境や社会を少しでもよい方向に変えたいと思うなら、やはり、まずは自分の自律神経をよく整えること。それに気づいたとき、私自身も、ますます自律神経を整える片づけを心がけるようになった。

その結果、私自身も最悪の人間関係のストレスを乗り越え、好調を維持できるようになったのである。

片づけと体を動かすことの二つは人間関係のストレスから救ってくれる

KEYWORD ＞ リカバリー

ストレスを軽減し乱れた自律神経をリカバリーする着実な方法とは何か

本来、私はまったくストレスに弱い人間である。子どもの頃から、何かあるとずっと、くよくよ考え込んでしまうタイプで、いわゆるストレス溜め込み型。思い切りも悪いタイプだ。

生きていく以上、かならず降りかかってくるストレスを軽減し、乱れた自律神経をリカバリーし、高く安定したレベルで整え、心身のパフォーマンスや健康をよりよく高めていく方法とは何か。

それはなかなか答えの出ない永遠のテーマではあるが、いま間違いなく断言できることが、体を動かすことと片づけである。片づけこそが、いちばん身近で、いつでもできる方法なのだ。なぜなら私自身も、体を動かすことと片づけで、最悪のストレスから救われたからである。

片づけをすることで自律神経が整う

不要なものを処分して環境がすっきりすることで、気持ちが整い、迷いがなくなる。さらに片づけで体を動かすことで副交感神経の働きを高め、気持ちをリラックスさせる効果がある。

私は30歳から35歳まで、イギリス、アイルランドの大学病院に留学していた。睡眠時間もろくにとれないハードな日々だったが、尊敬すべき素晴らしい教授陣、優秀な同僚に恵まれ、帰国した私は希望と志に燃えていた。5年間の留学で学んだ知識、技術、経験を生かして、医師としてよい仕事をしたい。

自律神経　知っ得MEMO

できるところから片づけ始めるのがストレスを消す極意

最初は、片づけに着手するのが面倒くさいと思うかもしれない。けれども、「ストレスなく手をつけられそうなところから始める」ことが、人間関係のストレスも片づける極意。片づけに集中しているうちに、「余計なストレス」が消えるのだ。

体を動かすことと片づけは副交感神経の働きを高めてくれる

けれどもそこには、仕事上において、大きなストレスが待ち受けていたのである。朝から晩まで仕事漬けの日々。

朝7時には病院に行き、日中は手術や診療で昼食をとる暇もないほど忙しく、夜は日付が変わるまで残務整理をするのが当たり前。家には寝るためだけに帰るようなハードな毎日だ。

そして、ある日、気がつけば私はいわゆる「サザエさん症候群」になっていた。日曜日の夕方、テレビから「サザエさん」のテーマソングが流れてくる頃になると、明日の仕事を思ってうつうつとしてしまう。

体はだるく、頭も働かず、あんなに熱意を抱いていた仕事へのやる気も起こってこない。この悪循環をどうにかしたい。そんなとき、私を救ってくれたのが、体を動かすこと、片づけだったのである。体を動かすことで血流をよくして、乱れた自律神経を整える。片づけによって、1割の「環境」を自力で変えて自律神経を整える。

それは、医学的にも実証されている効果である。なぜなら、体を動かすことも片づけも血流をアップし、副交感神経の働きを高めてくれるからだ。

当時の私は、少しでもストレスを感じたら、とにかく階段の上り下り、そして自室のデスクまわりの片づけをやっていた。もしかしたら、当時の私は、順天堂医院のなかで、学生よりも誰よりも多く、階段の上り下りと、デスクまわりの片づけをしていた人間かもしれない。

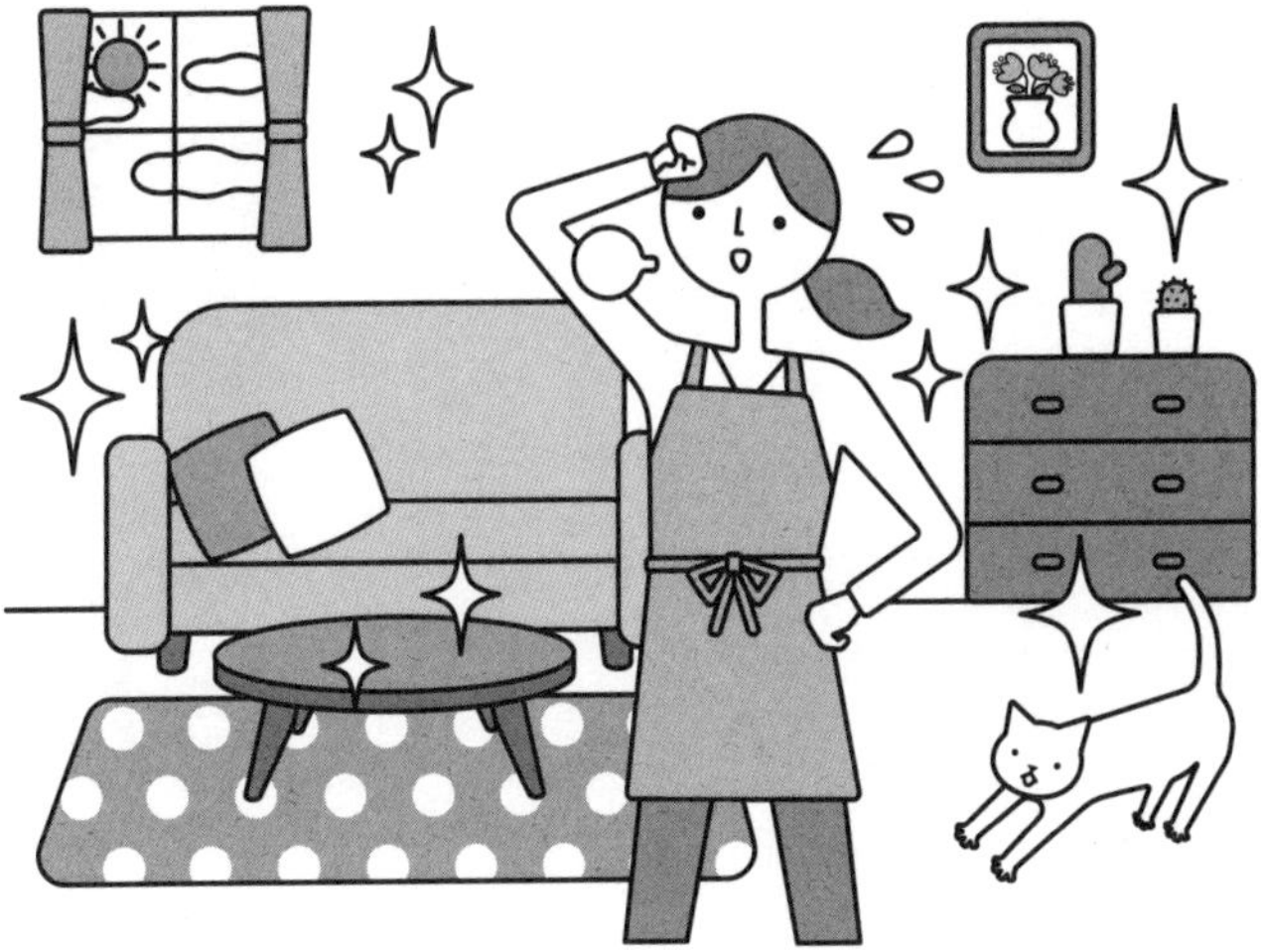

自律神経の整え方を実践に移し人間関係のストレスを乗り越える

そのおかげで、私は、うつの一歩手前から救われて、最悪の人間関係のストレスをやり過ごし、乗り越えることができた。自分でも、あの時期をよく耐えられたものだと思う。しかしながら、それは私が特別に辛抱強かったということではなく、自律神経の研究を通じて、つねに、「いかにストレスで乱れた自律神経をリカバリーできるか？」という方法を模索し、意識してそれらを実践したからである。そんななかで、もっとも手軽かつ、効果的だった方法が、体を動かすことと片づけだ。つまり、「片づけ」とは、最悪の人間関係も救ってくれる効果が期待できるということなのである。

帰る前に机の片づけを習慣にすれば好調を維持することができる

KEYWORD 継続性

特徴である「継続性」を利用し整った状態で自律神経を保つ秘訣

仕事でもプライベートでも好調を維持するためには、職場から帰る前に机の上を片づける習慣を身につけることが重要だ。自律神経には「継続性」という特徴がある。朝、きれいに片づいた机を見て、整った自律神経で気持ちよく仕事を始めると、一日中、整った自律神経が継続し、よい方向へと進む。肉体的にも呼吸が安定し、胃腸の働きもよくなり、疲れにくくなって、集中力も高まり、やる気や活力も湧いてくる。

逆に、雑然とした机に向かうことで、うかつに自律神経を乱してしまうと、その一日はイライラして落ち着かず、ケアレスミスも連発してしまう方向に進んでしまうのだ。

本来ならば、仕事をスタートしてからの3～4時間はゴールデンタイムである。自律神経が整いやすい午前中は、ドーパミンが大量

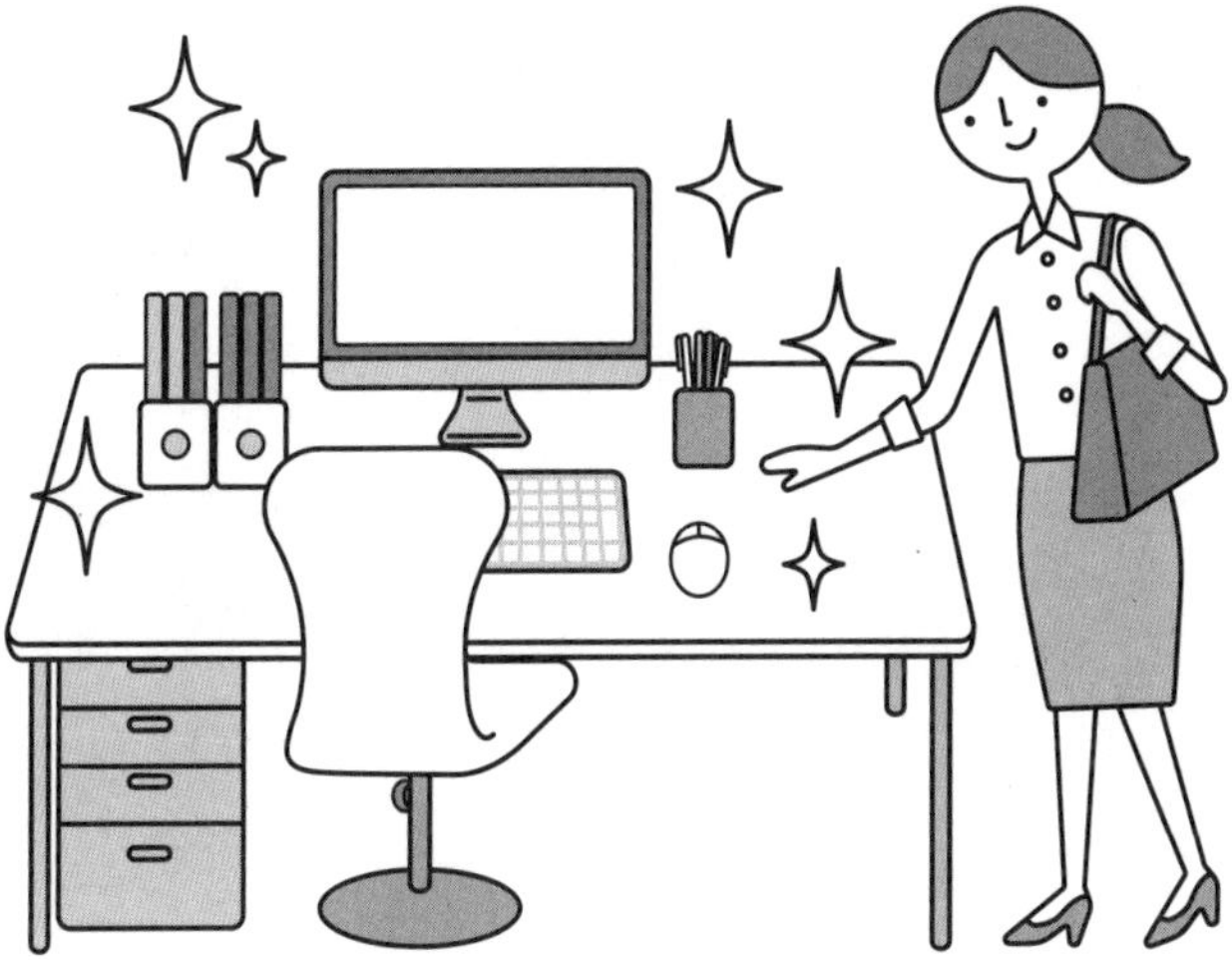

に分泌される時間帯でもあり、記憶や認知作用をつかさどる中枢神経が強化され、脳のポテンシャルも上がる。アドレナリンも多く出るから集中力も高まり、質の高い仕事ができる。午前中、仕事のゴールデンタイムを、雑然とした机のために台無しにしてしまうのは、じつにもったいないことだ。

自律神経　知っ得MEMO

机の上は自律神経の状態を映す鏡なので片づけを習慣にする

オフィスの机の上は自律神経の状態を映す鏡である。机の上が乱れた状態の人は、自律神経も乱れたままだ。ストレスをもとから断ち、好調を維持するシンプルな暮らしを実践するためには、机上の片づけを習慣にすることである。

一日に30分、手書きの3行日記で自律神経を整えることができる

KEYWORD ＞ 3行日記

文字にして書き出す行為によってストレスがデトックスされる

一日の終わりに3行くらいの短い日記を30分でつける。これも好調を維持する「自律神経にいいこと」の代表例である。なぜなら、「日記」というのはその日一日を整理し、心のなかをシンプルに片づけてくれるものだからだ。

一日の終わりに、3行程度の短い日記をつけて、いま、いちばん感じている心配事やストレスを書き出して明らかにすると、たとえそのとき適切な解決法が浮かばなかったとしても、本当に不思議なくらい、すっきりした気分になる。

それは、「文字にして書き出す」という行為によって、自分のなかに溜め込んでいたストレスがデトックスされて、心のなかがシンプルにすっきり片づき、自律神経が整ったからだ。

ちなみに、よりよく一日のストレスを片づ

「3行日記」の書き方

❶ 今日、いちばん失敗したことを書く

まず、いま、いちばんストレスに感じていることを1行程度で書き出す。

❷ 今日、いちばん感動・感謝したことを書く

次にいちばん感謝したことを1～2行程度で書き出す。

❸ ストレスの解決法、または明日の目標を書く

最後に解決法が浮かんだら1行程度で書き、感謝の気持ちで日記を終える。

けるために、私自身が実践している日記のつけ方は以下の要領である。

①まずは、一日の終わりに、いま、いちばんストレスを感じていることを短く1行程度で書き出す。

②次に、自分がいちばん感謝したことを1～2行程度で書き出す。

自律神経　知っ得MEMO

日記に反省点のみ書くやり方だとストレスが増大する

日記に失敗したことだけを書くと、暗い気持ちを引きずってしまい、ストレスが減るどころかますます大きくなって、翌日のモチベーションが下がってしまう危険性もある。モチベーションを維持するためにはポジティブなことも書くのが理想だ。

③最後に、もし解決方法が浮かんだら、それを1行程度で書き出して、「いろいろあるけど、今日もありがとう」と感謝の気持ちで日記を閉じる。

ポイントは、この三つだけ。ほんの5分もあればできる日記のつけ方であるが、これをやるとやらないとでは、自律神経のバランスも、日々の心のあり方も、まったく変わってくるのだ。

アイルランドの同僚医師から学んだ自律神経を整える日記の書き方

私がこの短い日記の習慣を身につけたのは30代で、イギリス、アイルランドの大学病院に留学していたときだった。30歳から35歳、約5年に及んだ留学時代、得たものはじつに多かったのだが、医療技術以外で得たもっとも素晴らしいことの一つが、この3行程度で書く短い日記の習慣だった。

私はアイルランドの大学病院で同僚だった医師から、日記を書くことをすすめられたのだ。彼は、自分の日記の書き方をすすめながらこう教えてくれた。

「最初に失敗を書くのは、医師としての謙虚さを忘れないためで、最後にいいことを書くのは、それがどんな失敗であっても、また明日から頑張るぞ、という気持ちを失わないためなんだよ」

私はいま、先に述べたような順番で日記をつけている。これは、アイルランドの同僚医師に教えられたやり方に、私なりの工夫を加えて、よりよく自律神経を整え、明日の活力を得られるものへと改良した日記のつけ方なのだ。

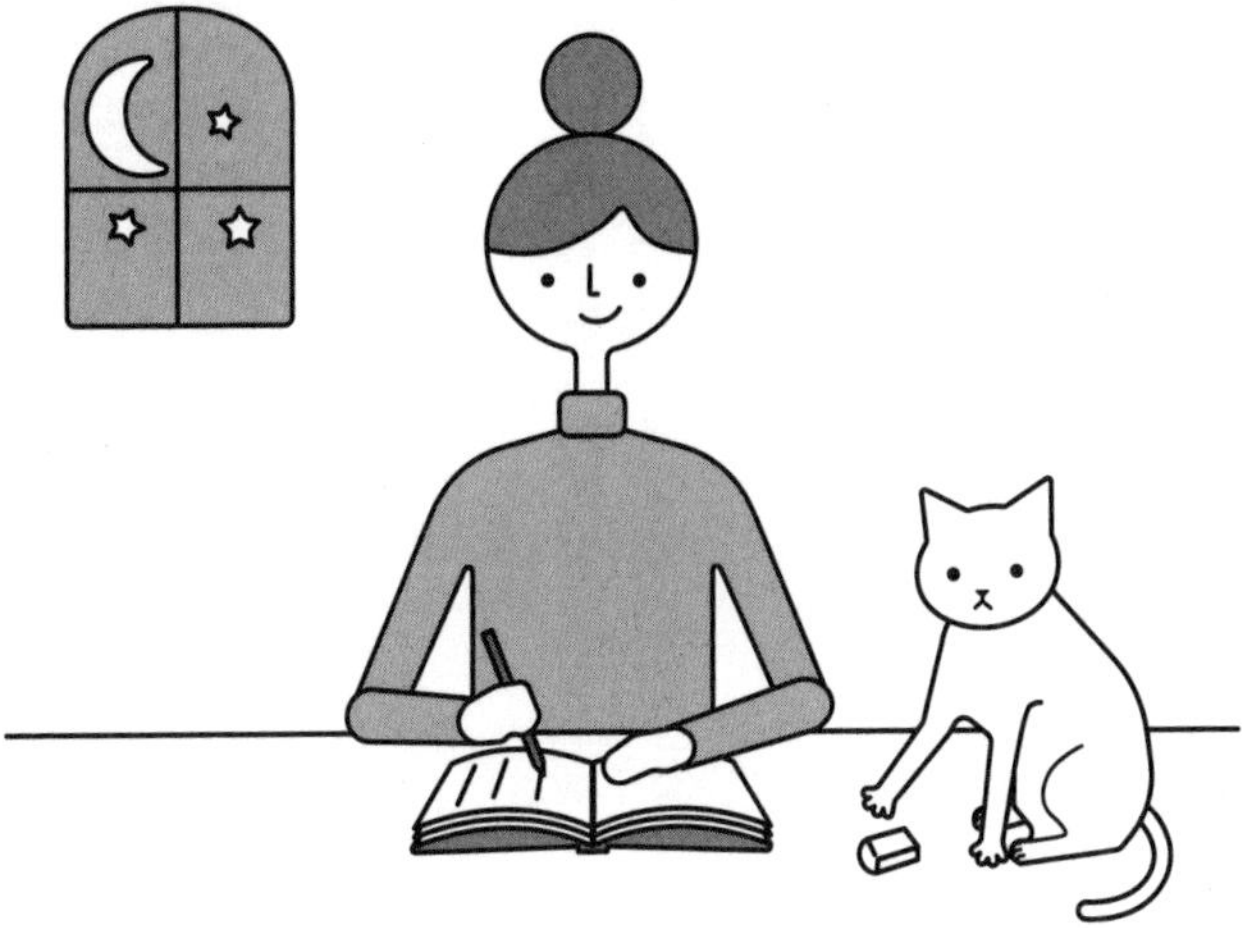

日記は心の余裕を生み未来を開くための扉

ストレスを書き出し、明らかにし、感謝の気持ちで日記を閉じる。そうすると、心がシンプルになり余裕が生まれる。自律神経を安定させるためのポイントの一つは、「心の余裕」である。

日記というのは心の片づけであり、明日への準備である。今日一日の出来事＝過去を書いているように見えるが、じつは、よりよい未来を開く扉のようなものだ。

寝る前の心落ち着くひとときに、ぜひスマホやパソコンを利用せず、手書きでこの3行日記をつけて、心を片づけ、整えて、自律神経のバランスがとれた好調な明日への扉を開いてほしい。

相手に怒鳴ってしまいそうなときは階段を1階分、上り下りすることで解消！

KEYWORD 怒り

怒りを感じると交感神経が高まり腸内環境が乱れ免疫力が低下する

「怒る」ことは自律神経を乱す。程度が大きくても小さくても関係ないのだ。

怒りとは、誰から見てもわかるくらい激怒することだけを意味するわけではない。怒りを外側に表現せずに、ぐっと押し殺して我慢している人も多いのである。

怒りを感じているときは、交感神経が急激に高まり目が充血したり、顔が赤くなったり、額に汗をかいたりする。交感神経が活性化すると、心拍数が増えて、血管が収縮し、血圧が上がって、血流は悪くなり、細胞に血液が行きわたらなくなる。

怒っているときは胃腸の働きも悪くなるので、腸内環境も乱れ、免疫力も低下してしまうのだ。

急激に血圧が上昇し心拍数が増加すると、脳梗塞や脳出血、心臓発作を起こす危険性が

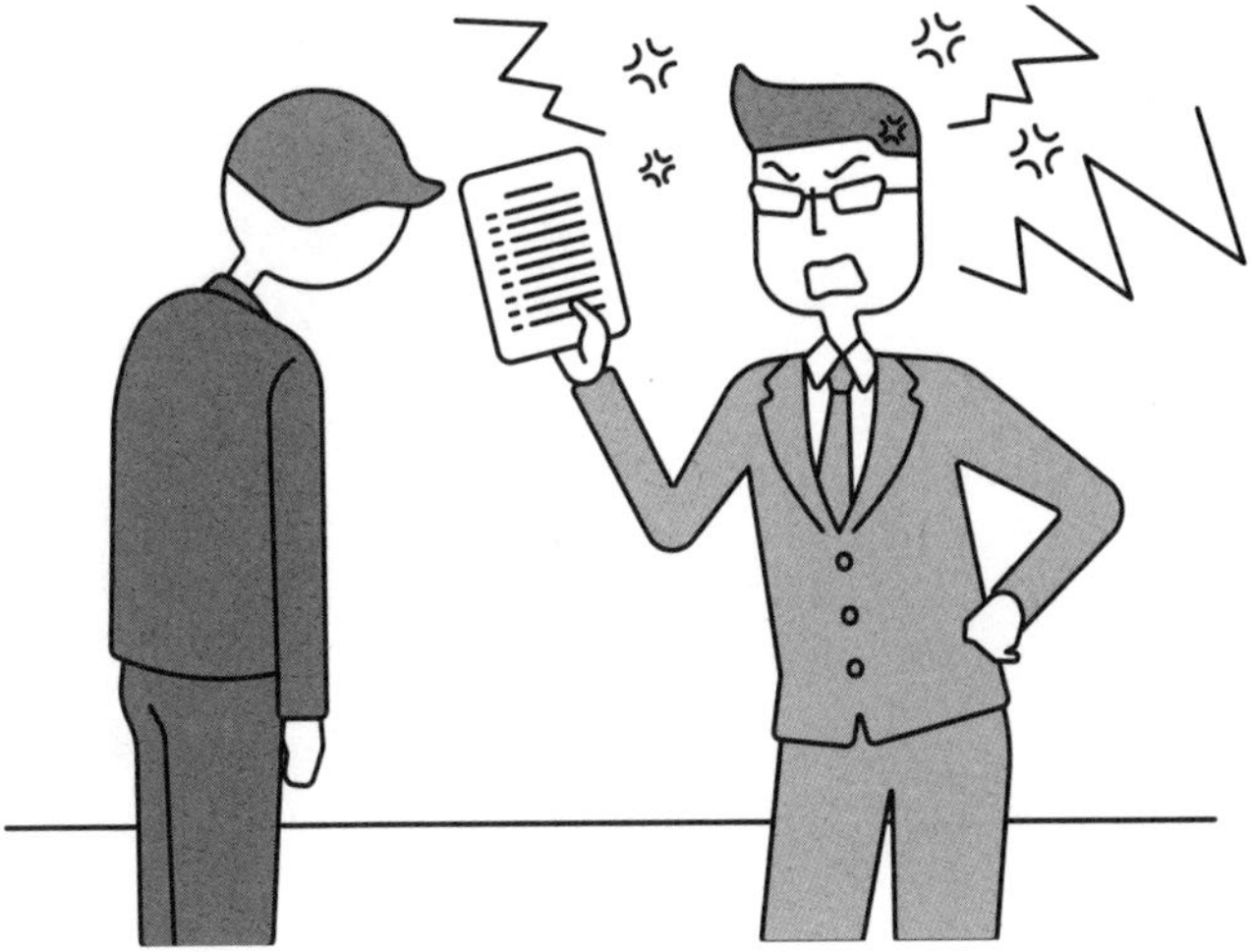

ある。

実際、怒りっぽい人ほど心臓病のリスクが高いというデータもある。

自分だけではなく、怒りを向けられた側も、それを聞いていた周囲の人間も不快に思い、自律神経が乱れてしまう。自律神経は周囲の影響を受けやすい。

自律神経　知っ得MEMO

自然な感情である怒りをいかにして制御するかが重要

怒りは人間の自然な感情であり、日々の生活のなかで怒りをなくすことはできない。ヒーリングミュージックや波や風の音などのネイチャーサウンドを聴くのも、リラックスする方法である。怒りをいかにコントロールするかが重要だ。

深呼吸で怒りを抑えきれない場合はゆっくり階段を上り下りするとよい

自律神経は急激に乱れると、その後、3時間は乱れたままになることがわかっている。一瞬怒りを感じただけでも、自律神経が乱れたまま、ひどい3時間を過ごさなければならない。一瞬の怒りがあなたの体をむしばむ。何度も怒ることによって免疫力は下がり、感染症にかかる可能性も生じるのだ。

免疫力を下げないためには、なるべく怒らないのが理想である。大事なのは、小さな怒りを感じても大きな怒りに結びつけず、小さな怒りのうちに解消してしまうことだ。そこで、簡単にできる怒りのコントロール術をご紹介しよう。

まずはいったん深呼吸をする。大きく息を吸い込んで、自律神経を整えることで落ち着き、「怒りたい！」という衝動は抑えられるだろう。怒鳴りたくなったときも、深呼吸をし、「ゆっくり」落ち着いて相手に話をする。ゆっくり話すと呼吸が深くなり、リラックス効果のある副交感神経が優位になる。

しかし、それだけで怒りを抑えきれない場合もあるかもしれない。そんなときはメンタルで処理するのではなく、「体」を通して自律神経のバランスを整えるとよい。私がおすすめする方法は「階段を1～2階分、上り下り」することだ。ポイントはゆっくりとリズムよく、上り下りすること。激しく上り下りすると交感神経が刺激されて興奮してしまうので、「ゆっくり」が基本だ。リズミカルな動作を繰り返すと、副交感神経が高まり自律神経のバランスが回復する。

怒りそうなときは階段を上り下りする

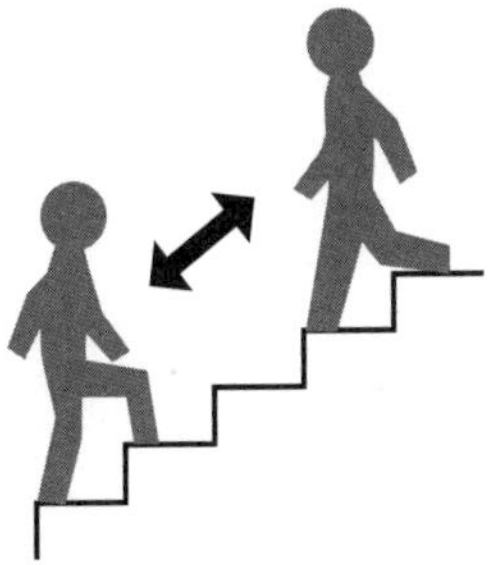

階段を１～2階分
上り下りする。

ポイントはゆっくりおこなうこと。激しいリズムでおこなうと交感神経が刺激され、かえって興奮してしまうため、ゆっくりでリズミカルな動きを繰り返す。

怒りを早めにしずめて免疫力をアップさせる秘訣

怒りを感じたときに、ゆっくりと水を１杯飲むことも効果的である。水を飲むと胃腸が刺激され、副交感神経が優位になり、過剰になっている交感神経を抑えることができる。

簡単な方法では、手首を軽くトントンとたたくというのも効果がある。手の甲側の手首を、もう一方の手の薬指と中指でリズミカルにタッピングするのだ。手首には副交感神経を活発にするツボがあり、怒りやイライラが収まるのである。

これらの方法で、怒りを早めにしずめることが、免疫力をアップさせる秘訣である。健康のためにも、できるだけ穏やかな気持ちで過ごすことを心がけよう。

「ルール」で自分をがんじがらめにせず自分が納得した習慣を実践してみる

KEYWORD ＞ ルール

習慣やルールを厳密に考え過ぎると守れなかったときに心が折れる

免疫力を上げるためのさまざまな習慣やルールは、ほんの数回やったからといってすぐに効果が表れるものでもない。肝心なのは日々の積み重ねだ。毎日実行し、習慣化できるかどうかが重要なのである。

人はいくつになっても変わることができる。それをかなえるのは毎日の小さな行動の積み重ねだ。どの習慣も、時にはさぼったりしてもいい。健康法は、あまり完璧を目指し過ぎるとつづかない。完璧ではなく8割くらいを目指す。そうすると、いろんなものごとがうまくこなせるようになる。

起床してから就寝するまでやるべきルーティンを決め、そのとおりにしなければいけないと強固に思い過ぎるのはよくない。ルールに縛られ過ぎると、体調が悪かったり、不測の事態が起きたときにも無理をして実行し

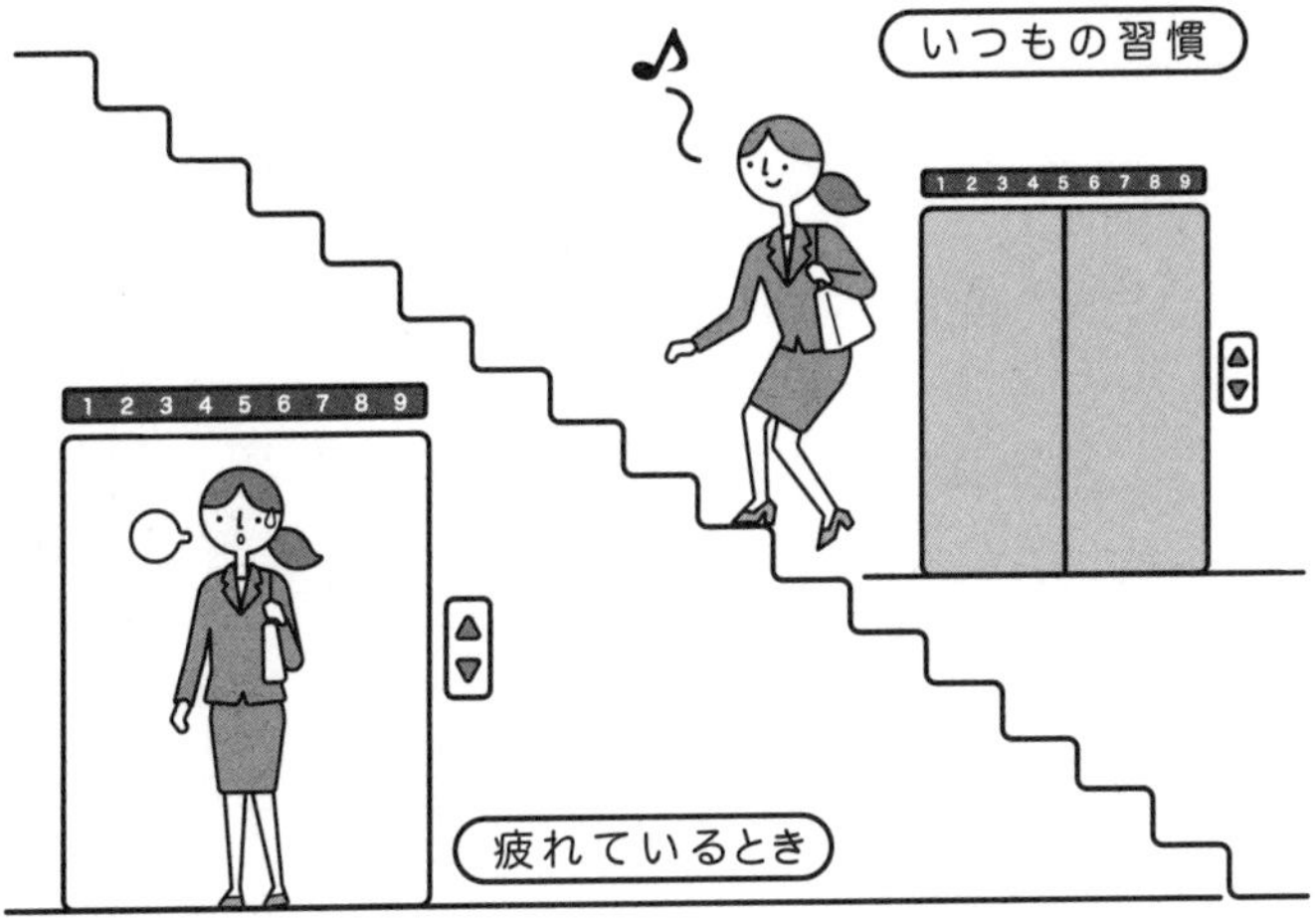

ようとしてしまう。また、ルールが守れず挫折したときにも、心がポッキリ折れてしまい、自律神経を乱すことになるだろう。

よりスムーズにストレスなく習慣をつづけるには、「8割できれば上等だ」とあきらめることこそが、自律神経を整えて免疫力をアップさせる最短距離なのだ。

自律神経　知っ得MEMO

自分の体調に最適な習慣を自分自身で見つけるのがよい

自律神経を整え、腸内環境を改善させ、免疫力をアップさせるためのさまざまな方法は、私が医師として経験してきたことから生まれた大切な習慣でありライフスタイルである。自分の体調に最適な方法を自分自身で見つけてほしい。

不要な選択をなくす環境づくりは「コレクション」の見直しから始める

KEYWORD ＞ コレクション

なんとなく捨てられないアイテムは余計なストレスのもとになる

「不要な選択」をなくし、ストレスフリーな環境をつくり自律神経を整える。片づけ術にとって、「コレクション」という趣味は再考の余地がある。もちろん、コレクションの趣味が、すべてNGというわけではない。

しかしながら、なんとなく集めつづけていて、捨てられないものをよくよく見直してみると、それもじつは、いまの自分には必要がなくなってしまっているものだったりする。

せっかく集めたのだからと、なんとなく捨てられないでそのままにしているアイテム、つまり、無駄なもの＝余計なストレスのもとである場合が多いのだ。たとえば、その代表格が「時計」である。私もじつは、それほど高くない時計を集めるのを趣味にしていたことがあった。

自律神経にいい片づけ術において、ものを

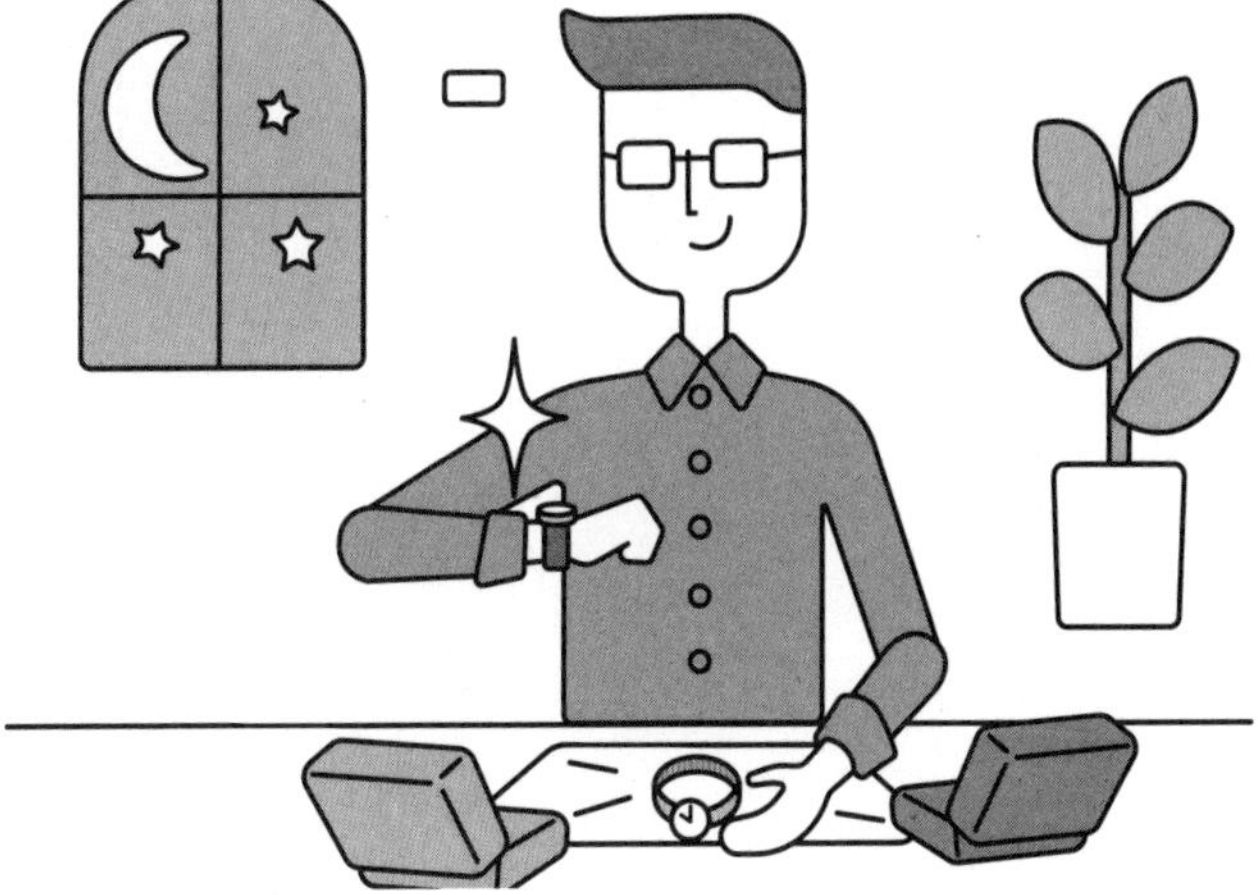

たくさん集めるというのは、好ましいことではないと言いながら、私も、もともとは、そういう嗜好の持ち主だったのだ。

コレクションといえるほどいいものではないが、大学時代からずっと、機会さえあれば、安いけれども高く見える時計を物色し、たくさん集めることを趣味にしていた。

自律神経　知っ得MEMO

余計な選択をなくすことで身も心も軽くなる

万年筆１本、財布一つに整理するだけでも、身の回りの環境がすっきりシンプルになって、身も心も軽くなった気分になる。それも、余計な「選択」をなくした結果、自律神経が整ったことで起こる素晴らしい効果の一つなのである。

引き出しで死蔵している時計にあるときふと思い当たる

時計を集めるのは、自分の特技でもあったのである。かつて、私の大学に、時計と万年筆のマニアの先生がいらしたのだが、ある日、その先生から、「小林くん、いい時計していいるね」と褒められたことがあった。

でも、その時計は、せいぜい1万3000円くらいのもの。「いえ、先生、これは、本当は1万円ちょっとの安物なんです」と答えると、「いやいや、僕の目はごまかせないよ」などと、さらに褒められて得意になったこともあった。

けれども、自律神経を整える片づけ術を追究していくうえで、そういった安いけれど高く見える時計を集めることにも、だんだん興味を覚えなくなっていった。

どんなに集めても、全部使うということはまずない。かといって、自分はマニアでもないから、しょっちゅう眺めて楽しむということもない。たくさんの時計を持っていても、いつも使う時計はせいぜい1、2本。

だとしたら、残りの時計は、結局、使われずに顧みられないまま、悲しい顔をして引き出しで死んでしまっていることになる。そういうことに、あるとき、はっと気がついてしまったのだ。

シンプルな暮らしとはいいものを大事に使うこと

現在の時点で、使わない時計は、どんどん処分している。売れるものは売り、人にあげられるものはあげる。誰も引き取り手のない

ビジネスシーンにも「ノームコア」ファッションを

アップル社を創業したスティーブ・ジョブズが実践していた「ノームコア（究極の普通）」ファッションが注目されたが、一般的な社会人はジョブズのようにブルージーンズというわけにもいかない。とはいえ、「いつも同じ」というスタイルは自律神経を整えるポイントとしても大いに注目すべきこと。スーツの色は黒、シャツの色は白などと決めておくことで、日々の服選びのストレスを片づけられる。

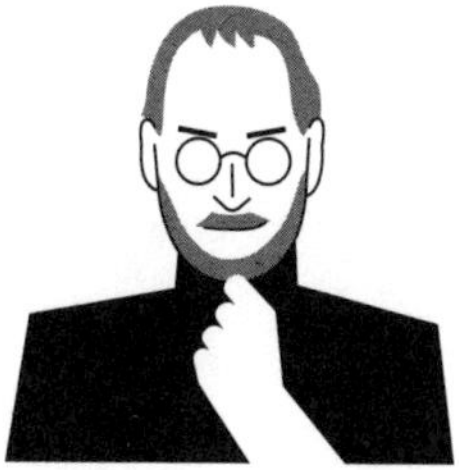

ものは、感謝して処分する。時計においても、その片づけを徹底した。

いま、私自身、時計というのは、本当にいいものを１本持っていればいいと思う。どんなときでも、その１本を身に着けていれば大丈夫というものを１本。もし、スーツ用、カジュアル用と分けたいなら２本。それで十分である。

ＴＰＯをわきまえるなら、せいぜい２本。ただし、時計だけは１年ごとに新しくする必要はないから、あくまで自分にとっての「本当にいいもの」を選んで、それを壊れるまで大事に使うというのがベストなのだ。本当にシンプルな暮らしというのは、物理的にものが少ないというだけではない。いま、あるものを使い切る。いま、あるものが喜ぶ使い方をするというのが最大のポイントなのだ。

KEYWORD 過去

結婚式のビデオ、昔の写真など過去にはいっさいとらわれない

自律神経を整え明日に向かうため気持ちよく使えるアイテムを配置

私の研究室にいらした方が、びっくりされるのは、「医学部教授の研究室らしくない」ということである。壁に飾ってあるのは、仕事で一緒になったサッカーのクリスティアーノ・ロナウド選手やネイマール選手のユニフォーム。あるいは趣味でつくった帆船模型。それは私にとって、「必要なもの」「気持ちよく使えるもの」であり、自律神経を整え、明日に向かうための心身のパフォーマンスを上げてくれるアイテムなのである。

「自律神経にいい」暮らしを送るためには、古い資料、文献、写真、結婚式のビデオなどの過去にとらわれないこと。私は古い資料、医学書、文献と一緒に、昔の写真もすべて処分した。留学時代の写真も全部捨てた。自分のいまの生活を見直してみると、まったく昔の写真を見ることがない。私にとって昔の写

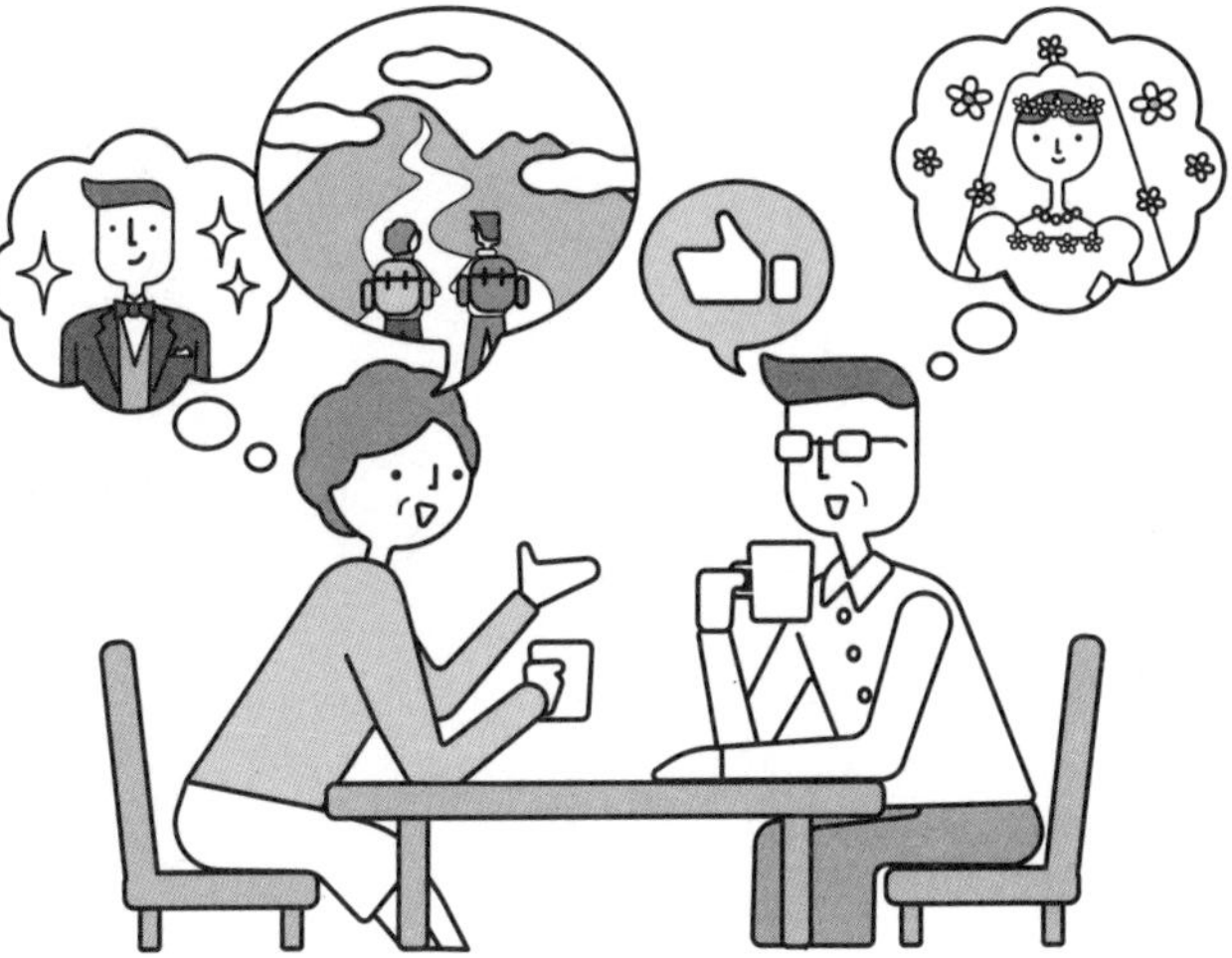

真は「使わないもの」だったからである。
また、結婚式のビデオも我が家にはない。なぜなら、夫婦ともにいっさい見返さないからである。もちろん結婚式の思い出は心のなかにあるが、それだけで十分。結婚式のビデオを見直して、思い出に浸るというライフスタイルは、我が家にとってあり得ない。

自律神経　知っ得MEMO

思い出の写真を処分できない場合は画像データで保存

思い出の写真をすべて処分するのは惜しいという人もいるだろう。そういう人はパソコン内にストックすることがおすすめである。何百枚、何千枚でも、パソコンを使えば、写真は画像データとして簡単に整理、ストックできるのだ。

30分早起きして余裕を持って行動すれば内面から「できるオーラ」が出てくる

KEYWORD > 余裕

イギリス、アイルランド留学時代に教授陣から学んだ素晴らしい教え

自律神経を整える秘訣は、朝の余裕を持つことである。朝食をゆっくり食べることが基本だ。朝、「今日は何をしようかな」とゆっくり座る時間をつくるのも重要である。

朝食の準備に時間がかかるといっても、前日にコンビニなどで買っておけば、さほど時間はかからない。30分早起きして、朝食をゆっくり食べて、朝の「余裕」の時間をつくれば、その日はずっと余裕をキープすることができるのだ。

私が30代の頃、イギリス、アイルランドの大学病院に留学していたときに痛感したことだが、「余裕」こそが外見的にもカッコよく見える秘訣である。朝からバタバタして余裕のない人には、どんなに見た目をつくろっても、「できるオーラ」も外見のカッコよさも出てこない。余裕と威厳に満ちた留学先の教

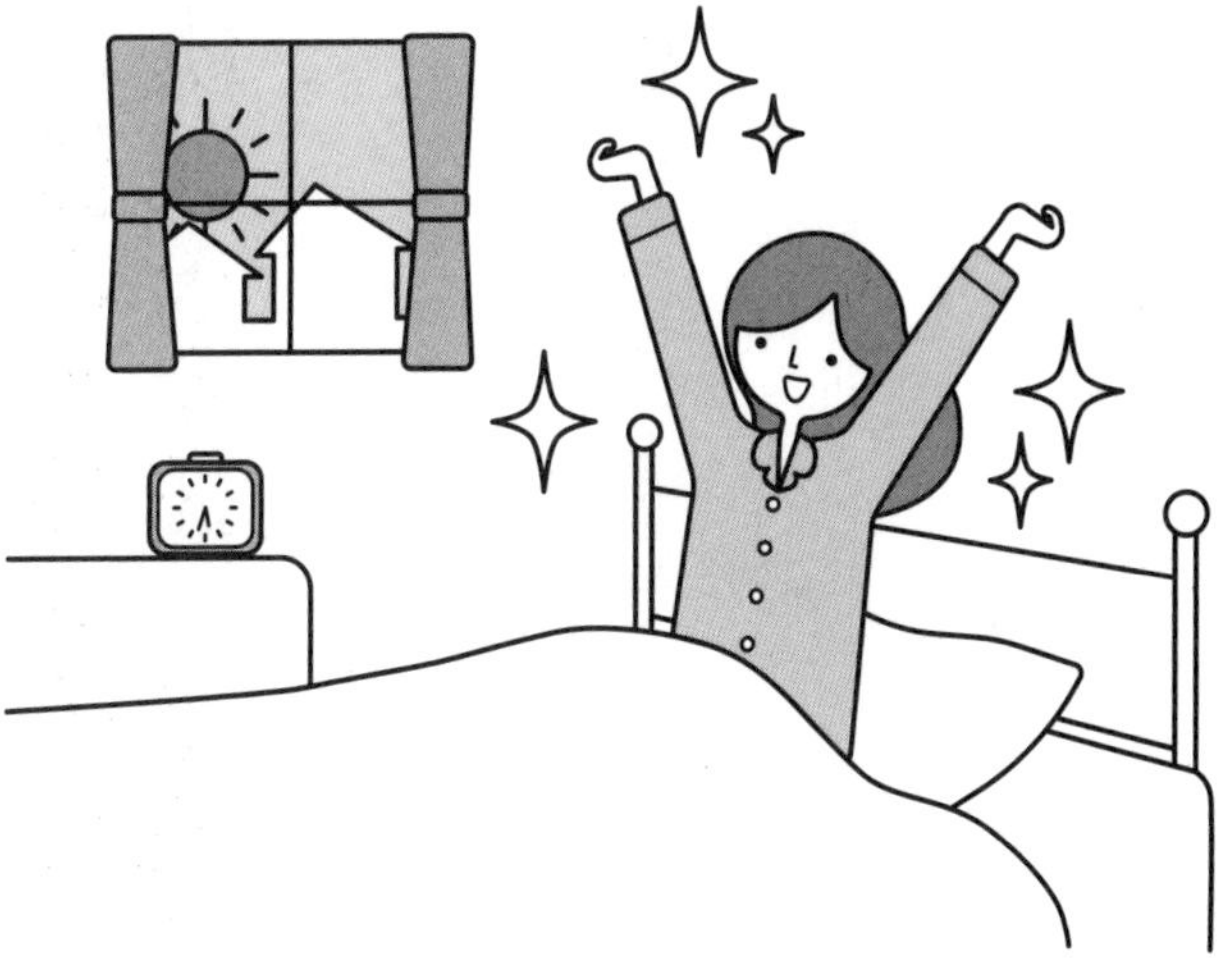

授陣から、私が学んだ教えの一つだ。
私も、朝はだいたい4時半か5時に起きている。朝一のオペがあるときはカンファレンスが7時から始まるので、6時20分には大学にいる必要がある。いつも5時に起きていれば、朝、ゆっくり「余裕」を持って出かけることができるのだ。

自律神経　知っ得MEMO

**朝、食前か食後に
ゆっくり座ると
余裕が出てくる**

食前でも食後でもいいから、ゆっくり座る時間をつくる。私も毎朝20分くらいは座って、ゆっくりテレビを見たりして過ごす時間をつくるようにしている。そうすれば、焦って忘れ物をすることもなくなるし、身だしなみも整うのだ。

不要な行動をそぎ落とせば時間を整理し有効利用できる

KEYWORD 時間

必要のないことは整理し決断のスピードを速める

1日24時間は、みんな平等だ。しかしながら、無駄な時間をシンプルに整理できる人にとって、その24時間はこれまで以上に意義のあるものに、かならず変わる。時間の使い方も片づけの一つ。そのためには、何事においても、「整理する」ということを頭に置くようにしよう。

とはいえ、いつもギチギチの使い方を推奨しているわけではない。何も考えないで、ゆったりリラックスする時間。それが、自分にとって必要なものであれば、思う存分、使い切ればいい。

つまり、「必要のないこと、考えてもしょうがないことは、すっきり捨てる」というふうに整理＝片づけを習慣にし、個々の仕事においては、その場その場で、判断、解決する。駄目だったら、それは自分に必要のない、縁

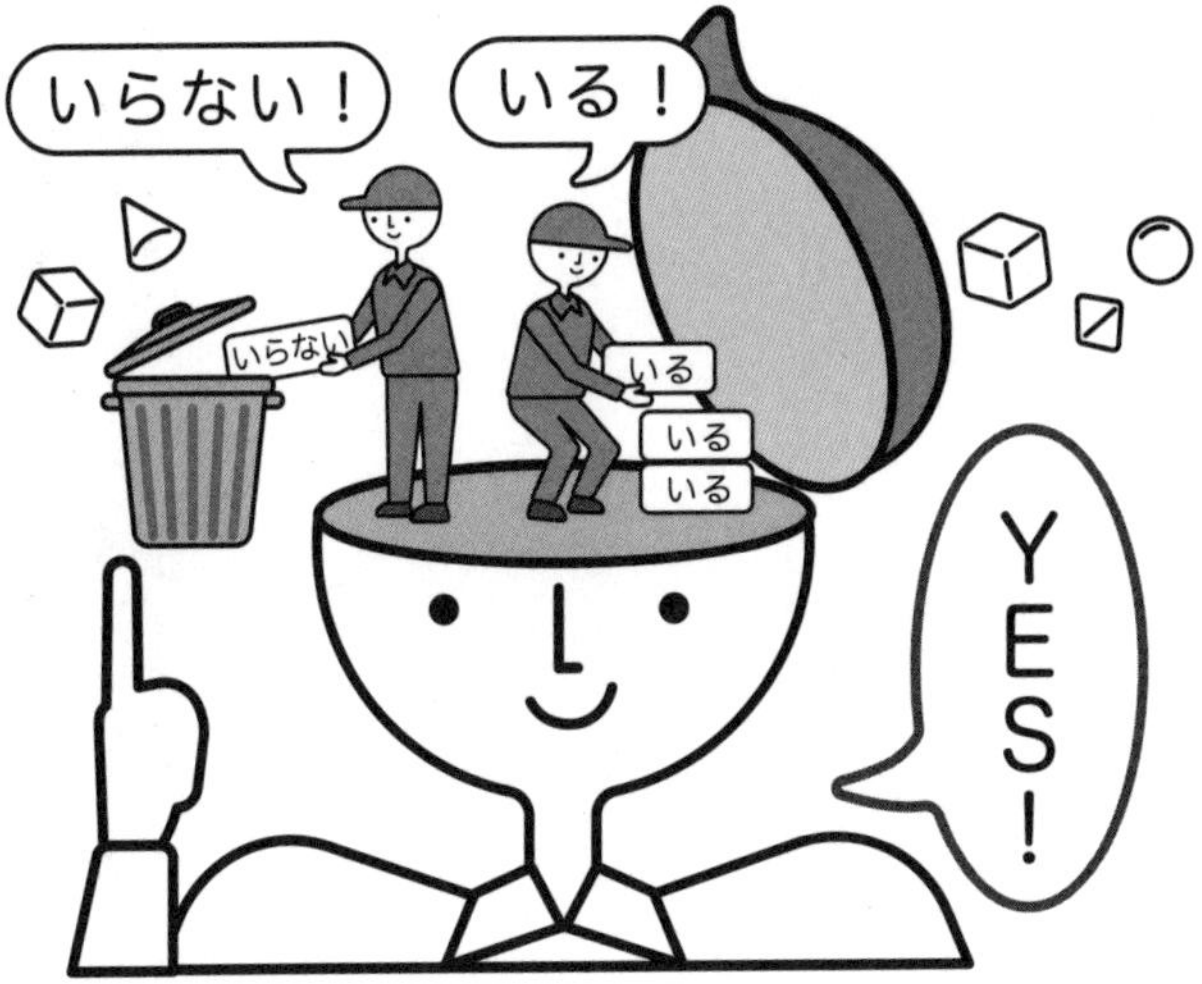

のないものなのだから、という発想になり、決断も早くなる。おのずと時間に余裕ができるので、本当に時間をかけて、じっくり集中して考えるべき仕事に意識を向けられる。それが、時間をコントロールするということ、すなわち「時間に追われない極意」だと、私自身も日々、実感している。

自律神経　知っ得MEMO

縁のないものを見極めて整理し時間を有効利用

人生は、仕事だけでなく、恋愛でも結婚でも駄目なものは駄目。縁があるものはうまくいくし、縁のないものは考えてもうまくいかない。縁のないものは、早めに整理＝片づければ、時間はかならず以前よりはるかに有効利用できるようになる。

人間関係に耐えられなくなったら「いつまで耐えるか」の時期を決める

KEYWORD 〉職場

本当に耐えられなかった場合はストレスを整理する行動を起こす

さまざまな立場の人が一緒になる職場の人間関係は、いくらストレスフルであったとしても簡単に決別することはできない。人間関係はゴチャゴチャしているけれど、自分のまわりだけは片づけて、すっきりさせておこう。つまり、片づけは人間関係のストレスの「解消技術」でもある。理不尽なことにも耐える力がついてきて、最終的には人間関係もよい方向に変わってくる。

世の中には、耐え切れないで心を病んでしまったり、自殺を選んでしまったりする人もいる。もちろん、死ぬほど耐える必要はない。もしも悩んだり、強くストレスを感じたりしたときは、「いつまで耐えるか」という時期を決めたほうがいいだろう。

片づけの設計図でも、1カ月とか2カ月とかの時期を決めるように、本当に苦しくてど

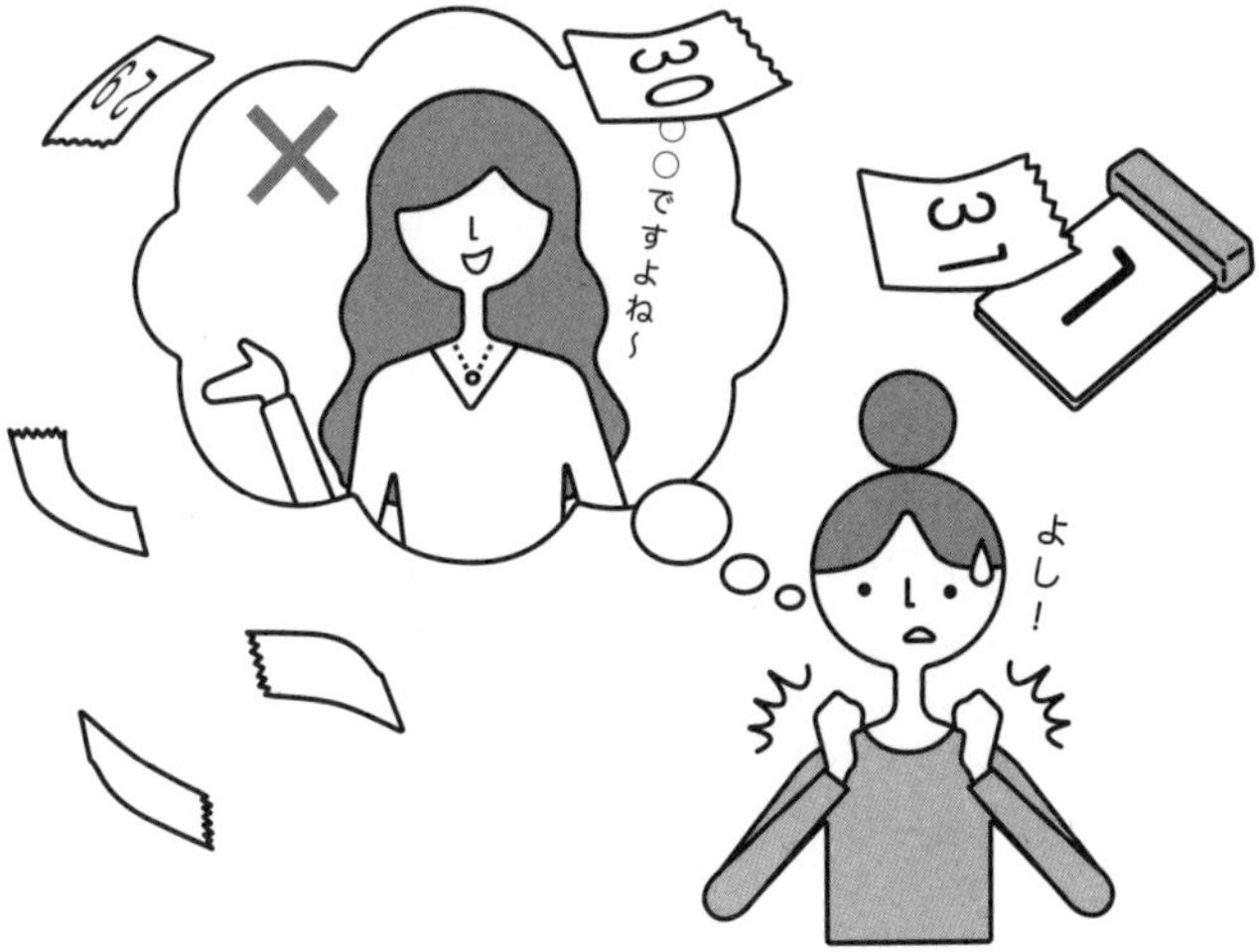

うしようもないとなったら時期を決めて、そのときになっても、まだ本当に苦しくて耐えられなかったら、仕事を変えるなり、意見書を提出するなり、そのストレスをすっきり整理するための行動を起こす。私自身の経験でも、それがいちばん失敗のない、後悔のない選択だと思う。

自律神経　知っ得MEMO

片づけをすると自律神経が整い前向きな気力が湧く

片づけをしていると、自律神経が整って、自然に「逃げ」ではなく、前へ向かう気力が湧くものだ。ストレスの９割は人間関係だけれども、残り１割のなかで、人生がときめくようなものを見出そうという気力が湧いてくるのである。

好奇心のアンテナが鈍ったときは「一日一片づけ」で感性を刺激する

KEYWORD ＞ 感性

発見や感動を積み重ねることで感性を磨き、自律神経を整える

私自身、ハードワーク、人間関係のストレスなどで自律神経が乱れ、好奇心のアンテナが鈍ってしまうことがある。悪循環の環境から抜け出す鍵は「片づけ」だ。「一日一片づけ」すれば、手軽に悪循環から抜け出し、好奇心がいきいきと輝きだし、好調を維持できるようになる。

「一日一片づけ」は、「感性」を刺激してくれる。「感性」というのは目に見えないし、データとして数字で計測することもできないものの、たしかに存在する。仕事でもなんでも、一つのことにしっかり集中する。あるいは、美しいな、おもしろいな、楽しいな、素晴らしいな、気持ちいいなというふうに、一日のうちに一つでも、新たな発見や感動を重ねていけば、私たちの感性はおのずと刺激され、磨かれていく。つまり、「感性」とは、言い

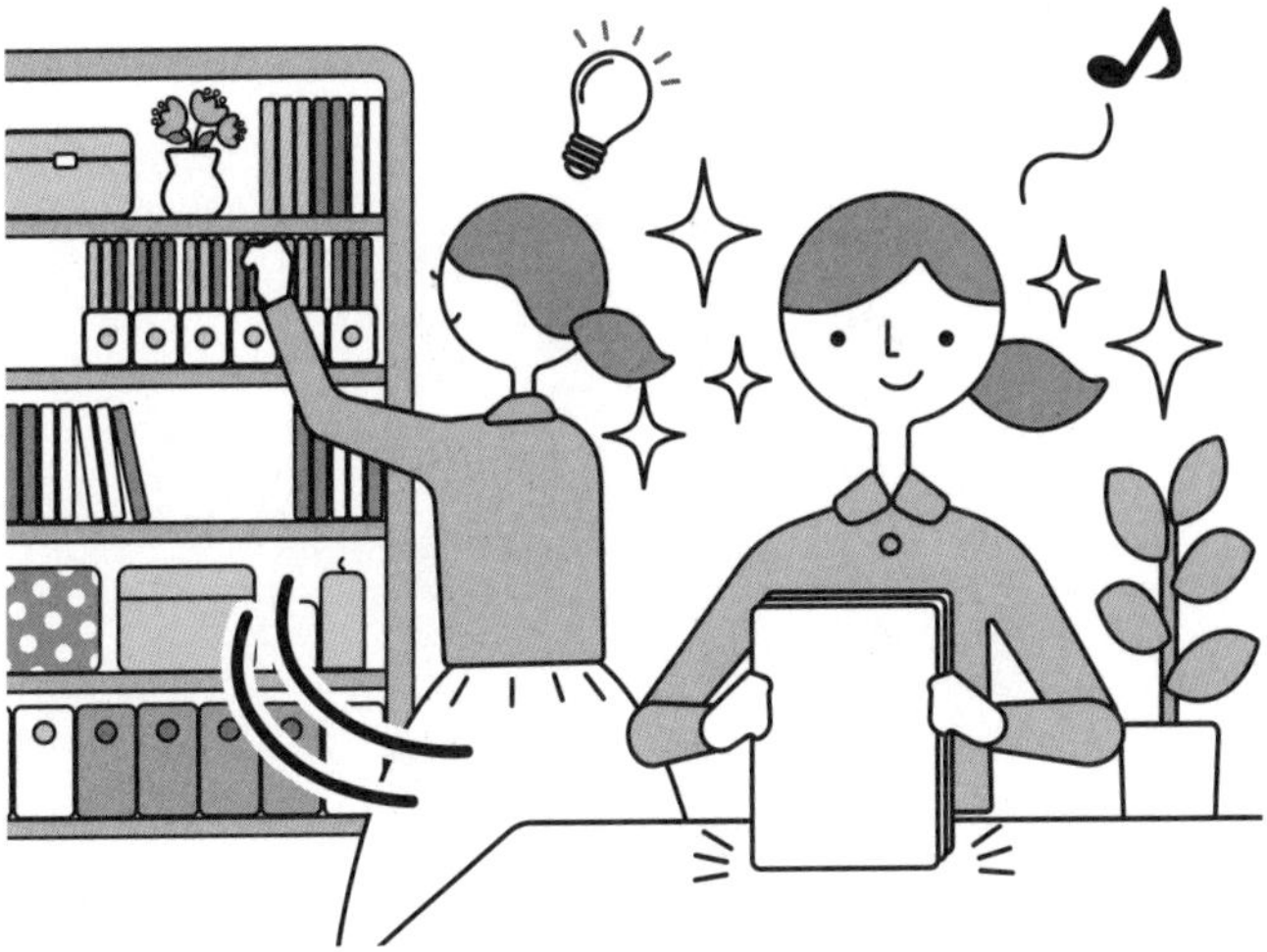

換えれば「感動する力」。一日にたった一つでもいいから、「小さな感動」＝「心の刺激」を積み重ねていくことで、豊かに磨かれていくものなのだ。

そんな「小さな感動」＝「心の刺激」を、日常のなかで、もっとも手軽に与えてくれるのが「片づけ」なのである。

自律神経　知っ得MEMO

老いないためには惰性のリセットを繰り返すのが効果的

老いないためには、「区切り」をつくること。惰性で、昨日と同じように生きていると自律神経が乱れ、老いは加速する。髪の毛を切るだけで、乱れた自律神経をリセットできることがある。人生というのは、リセットの繰り返しなのだ。

自律神経にまつわる名言

感染症との闘いは「自分との闘い」、すなわちメンタルケアそのものである

小林弘幸

順天堂大学医学部教授

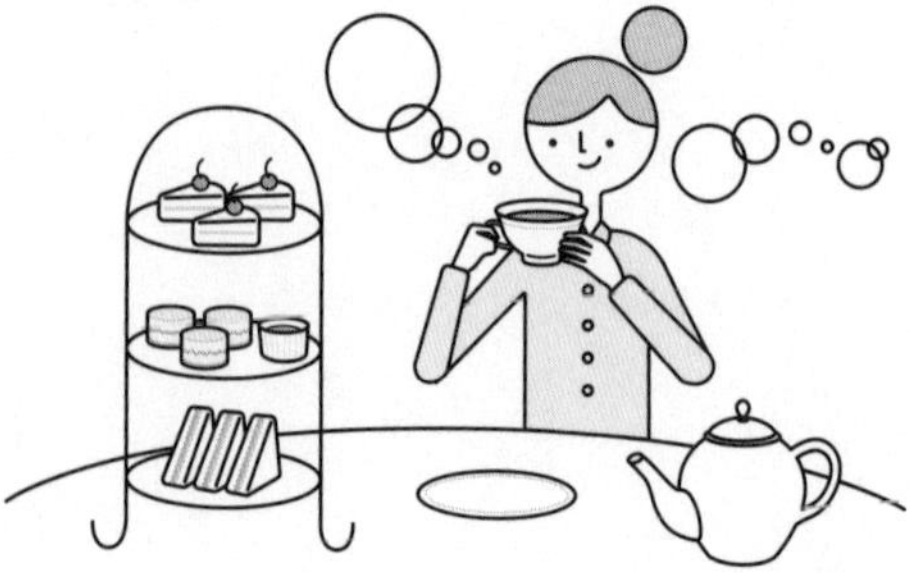

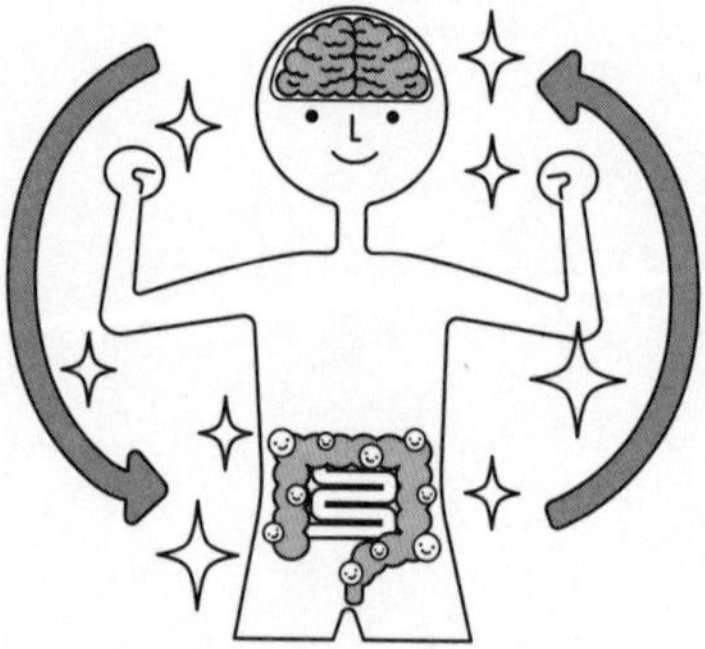

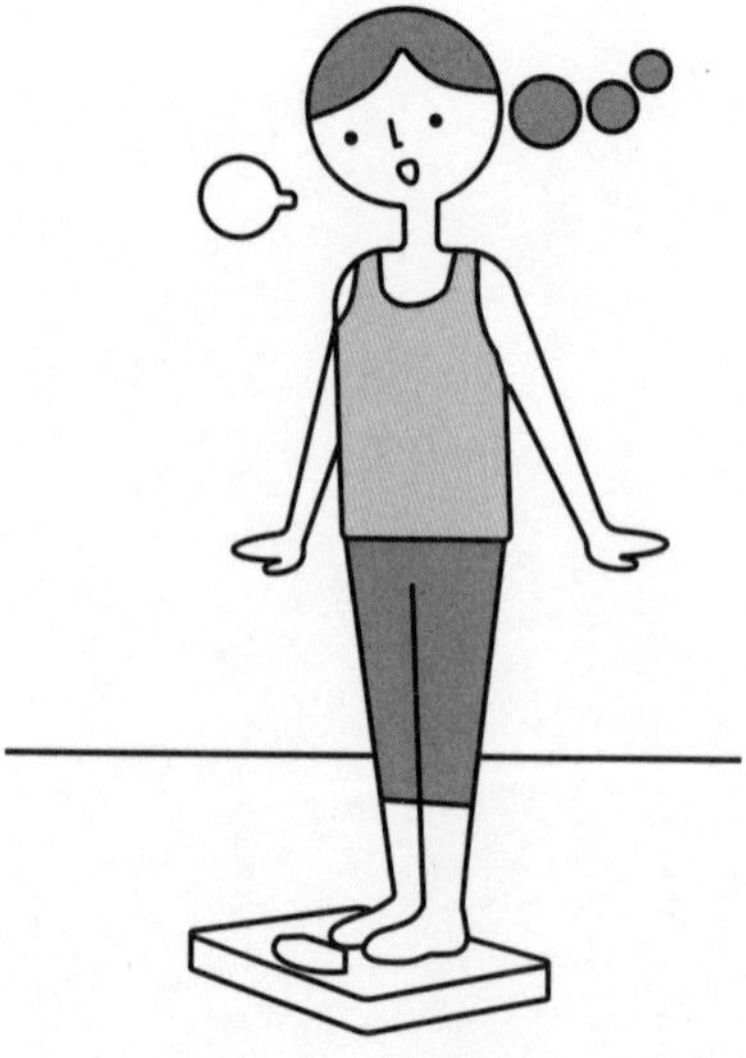

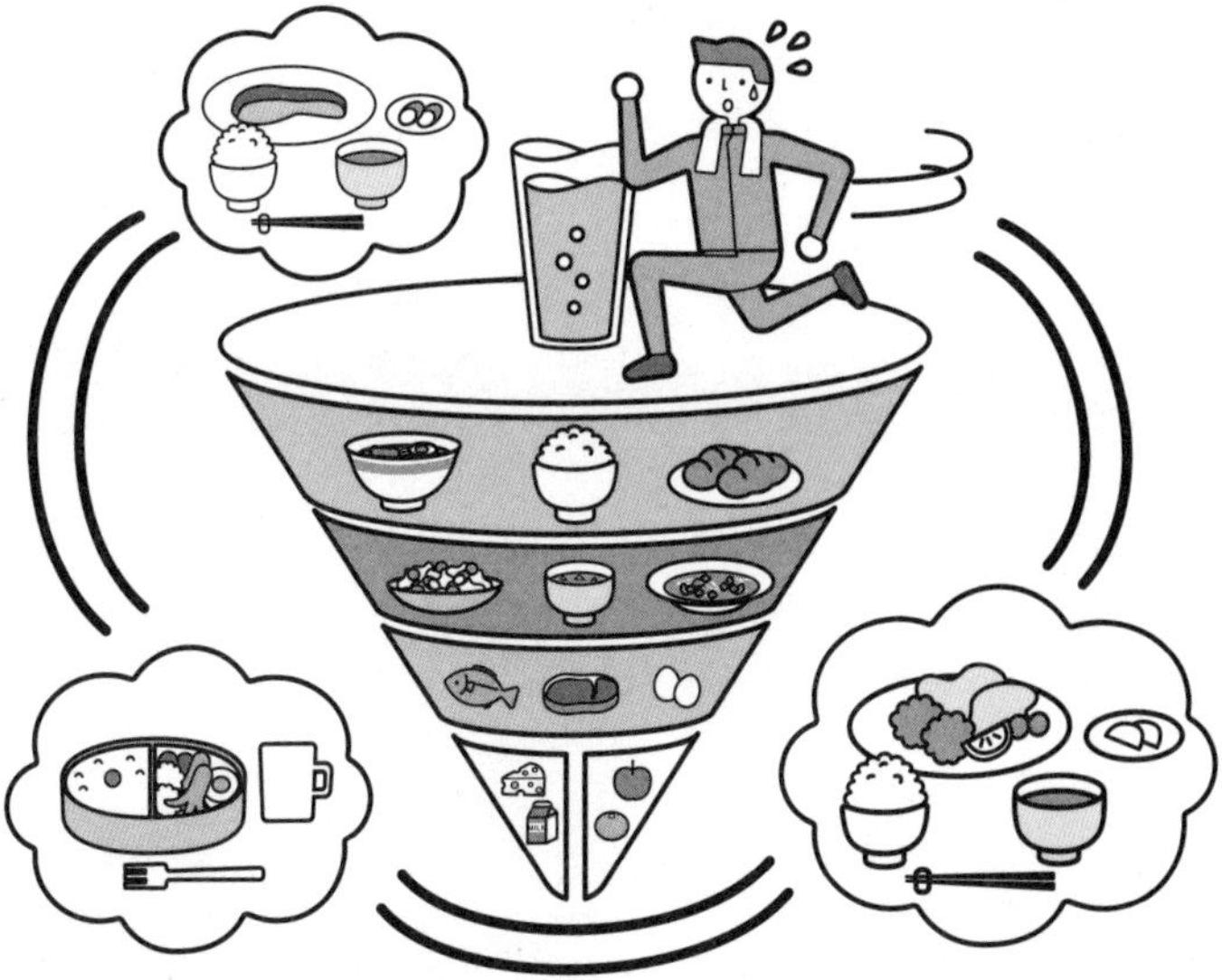

STAFF

編集　森本順子（株式会社G.B.）
デザイン　森田千秋（Q.design）
本文DTP　G.B. Design House、くぬぎ太郎（TAROWORKS）
イラスト　刈屋さちよ

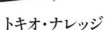

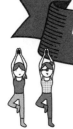

小林弘幸

Hiroyuki Kobayashi

1960年、埼玉県生まれ。順天堂大学医学部教授。スポーツ庁参与。自律神経研究の第一人者として、プロスポーツ選手、アーティスト、文化人のコンディショニング、パフォーマンス向上の指導に関わる。おもな著書に『なぜ、「これ」は健康にいいのか?』(サンマーク出版)、『自律神経を整えるぬり絵』『聞くだけで自律神経が整うCDブック』『医者が考案した「長生きみそ汁」』(すべてアスコム)など。

自律神経にいいこと超大全

2021年 6月10日 第1刷発行
2022年 2月 1日 第5刷発行

著 者 小林弘幸
発行人 蓮見清一
発行所 株式会社宝島社
〒102-8388
東京都千代田区一番町25番地
電話・営業 03-3234-4621
編集 03-3239-0926
https://tkj.jp

印刷・製本 サンケイ総合印刷株式会社

Printed in Japan
ISBN 978-4-299-01629-4